心灵花园·沙盘游戏与艺术心理治疗丛书

主编　申荷永

沙盘游戏疗法

Sandplay Therapy

高岚　申荷永／著

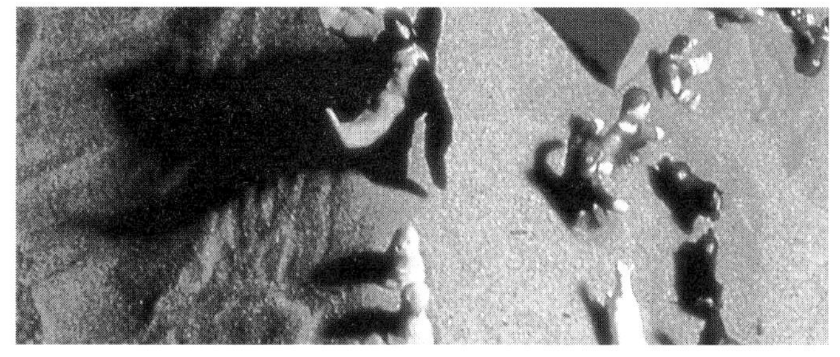

中国人民大学出版社

·北京·

“心灵花园：沙盘游戏与艺术心理治疗丛书”编委会

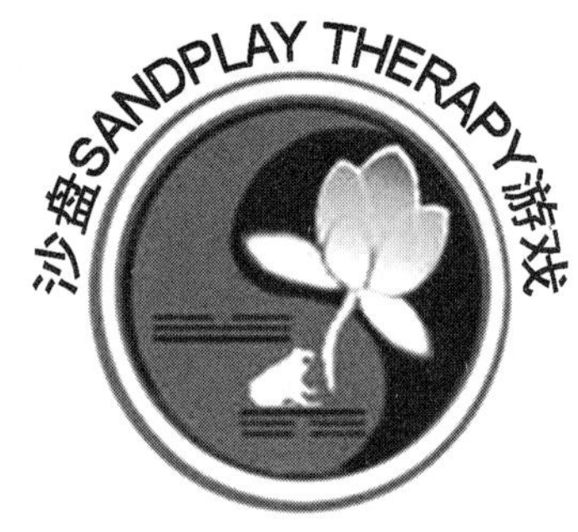

华人心理分析联合会
华人沙盘游戏治疗学会　　**策划出版**
广东东方心理分析研究院

澳门基金会（澳门城市大学心理分析与沙盘游戏研究项目）　　**资助与支持**
广州市教育科学“十一五”规划课题（项目编号10C034）

总　序

一粒沙是一个世界，反映着智者的思考和智慧；沙盘中展现出的美妙的心灵花园，则是沙盘游戏治疗的生动意境。把无形的心理内容以某种适当的象征性的方式呈现出来，从而获得治疗与治愈，创造与发展，以及自性化的体验，便是沙盘游戏的无穷魅力和动人力量之所在。

“心灵花园：沙盘游戏与艺术心理治疗”丛书是我们国内首次系统介绍沙盘游戏的著作，在国际分析心理学会（IAAP，the International Association of Analytical Psychology）、国际沙盘游戏治疗学会（ISST，the International Society for Sandplay Therapy）、华人心理分析联合会（CFAP）和广东东方心理分析研究中心的支持下完成。丛书的缘起始于2002年第二届“心理分析与中国文化国际论坛”，哈里特·弗里德曼（Harriet Friedman）和伊娃·帕蒂丝·肇嘉（Eva Pattis Zoja）等国际著名沙盘游戏治疗师以“沙盘游戏治疗”为主题，在广州珠岛宾馆做了三天的会前工作坊，开始了国际沙盘游戏治疗学会在中国的正式培训。

2003年，在美国西雅图第17届国际沙盘游戏治疗学会年会期间，国际沙盘游戏治疗学会以及美国沙盘游戏治疗学会（STA）的主要负责人专门组织了关于“沙盘游戏在中国发展”的研讨，其中就确定了“心灵花园”丛书的选题和工作计划，以及丛书编委会的组成。作为丛书的主编，很荣幸能有凯·布莱德威（Kay Bradway）、黑格曼（Gretchen Hegeman）、哈里特·弗里德曼、茹思·安曼（Ruth Ammann）、伊娃·帕蒂丝·肇嘉、瑞·罗杰斯·米切尔（Rie Rogers Mitchell）、巴巴拉·图纳（Barbara A. Turner）、乔西·考宁汉（Joyce Cunningham）、梁信慧和王浩威等加入我们的工作。

选入丛书的著作，都是沙盘游戏治疗的经典和最新代表之作，包括多拉·卡尔夫（Dora M Kalff）本人的《沙盘游戏：治愈心灵的途径》、哈里特·弗里德曼和瑞·罗杰斯·米切尔的《沙盘游戏：过去、现在与未来》、茹思·安曼的《沙盘游戏中的治愈与转化：创造过程的呈现》以及伊娃·帕蒂丝·肇嘉在2004年出版的《沙盘游戏与心理疾病的治疗》等。丛书的

著译者基本上由心理分析方向的博士和硕士组成，他们都具有沙盘游戏的实际体验，都曾参加过国际沙盘游戏治疗学会认可的专业培训。

沙盘游戏从创意的产生到正式的创建，到国际学会的成立及其在世界范围内的影响，几乎已有了百年的历史；百年的历程中也获得了自身的发展与成熟。在我们的理解中，沙盘游戏不仅是心理分析的重要方法和技术，而且也是心理分析理论的重要发展。我们曾把心理分析的目标阐释为三个层面：安其不安与心理治疗、安其所安与心理教育和安之若命与心性发展。三者合而为一始为完整的心理分析。沙盘游戏也是如此。它不仅仅是一种心理治疗的方法，能够广泛地适用于诸多心理疾病的工作；而且也是心理教育的一种技术，能够在培养自信与人格、发展想象力和创造力等方面发挥积极的作用；同时，以沟通与整合意识与无意识为目标的沙盘游戏，可以帮助我们自性的成长和心性的发展，以获得真实的自性化体验。

申荷永
于天麓湖洗心岛
华人心理分析联合会会长
华南师范大学暨复旦大学教授
国际分析心理学会心理分析师
国际沙盘游戏治疗学会沙盘游戏治疗师
2011 年 1 月

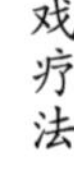

谨以此书，献给我们的沙盘游戏老师

凯·布莱德威（Kay Bradway）
哈里特·弗里德曼（Harriet Friedman）
茹思·安曼（Ruth Ammann）
瑞·米切尔（Rie Rogers Mitchell）
劳伦·考宁汉（Lauren Cunningham）
格瑞·黑格曼（Gretchen Hegeman）

序　言

凯·布莱德威
国际沙盘游戏治疗学会奠基者之一

我非常高兴来为高岚和申荷永合著的《沙盘游戏疗法》撰写序言，这是第一部由中国荣格心理分析家和沙盘游戏治疗师撰写的关于沙盘游戏治疗的书。申荷永教授已经为荣格分析心理学的发展做出了贡献，默瑞·斯坦（Murray Stein）曾为其《心理分析：理解与体验》一书撰写了序言。申荷永教授广博的知识和深刻的体验，以及他对于深度心理治疗的敏锐理解和把握，成功地把荣格心理分析和沙盘游戏治疗带到了中国。

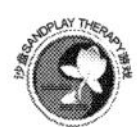

我很幸运认识了申教授，他在 2000 年至 2002 年的时候在美国旧金山荣格研究院做国际分析心理学学者。在那一段时期，他前来参加我的沙盘游戏讲座，我很高兴与他接触和交流。当时他一面继续他的荣格心理分析的研习，一面继续他的沙盘游戏治疗训练，目的是为了成为国际沙盘游戏治疗学会（ISST）和国际分析心理学会（IAAP）的会员。与国际分析心理学会合作，他在 1998 年和 2002 年组织了两次心理分析与中国文化国际会议。在 2003 年国际沙盘游戏治疗学会西雅图的年会上，他以其《易经与沙盘游戏治疗，沙盘游戏治疗与中国》的大会报告，做出了重要的贡献。从 2005 年开始，他策划与组织把沙盘游戏的经典著作翻译成中文。目前，他是华南师范大学的心理分析教授，广东东方心理分析研究中心的理事长。

显然，申荷永和高岚教授具备为中国的心理治疗师撰写一部关于沙盘游戏原创著作的卓越条件。本书的目录和内容便能表明他们对于沙盘游戏治疗领域全面而深入的理解与把握。

第一章是理解沙盘游戏治疗，他们简要介绍了沙盘游戏与心灵的治愈、沙盘游戏与中国文化的关系。

第二章是关于沙盘游戏治疗的历史背景，他们总结与分析了威尔斯、洛温菲尔德和卡尔夫的历史贡献。

在第三章中，他们提出并阐述了沙盘游戏治疗的三大理论基础：荣格分析心理学、东方哲学和卡尔夫在此基础上的发展。

申荷永和高岚教授在第四章中，阐述了沙盘游戏治疗的基本原则，如无意识的水平、象征性的意义、自由与保护的空间、深度治疗中非言语的作用以及共情等。同时他也阐发了中国哲学中的“感应”（让人联想到共时性的意义），以及中国道家哲学中的“无为”和“为无为”的意义和作用。

第五章介绍了如何建立沙盘游戏治疗室，包括其基本的“设置”和沙盘游戏微缩模型的收集等。申荷永和高岚教授同时也强调了在沙盘游戏治疗师的训练过程中，需要与国际沙盘游戏治疗学会会员一起研习的重要意义。

第六章集中在如何开始做沙盘游戏治疗，包括初始沙盘，沙盘游戏的过程，以及沙盘游戏的主题与分析等。

在第七章中，申荷永和高岚教授通过一个实际的个案，呈现了一个完整的沙盘游戏治疗过程。

我认为这是一部极其重要的著作，不仅仅是对于沙盘游戏治疗在中国的发展和运用，对于国际上的沙盘游戏治疗同样具有重要的意义。

Foreword to Shen Heyong's Book on Sandplay

by Kay Bradway

It gives me great pleasure to write a Foreword for Shen Heyong and Gao Lan's book *Sandplay Therapy: Theory and Practice*. It is the first book on Sandplay written by a Chinese Jungian analyst and Sandplay therapist. Professor Shen has already contributed to the literature on Jungian analysis in his book on analytical psychology for which Murray Stein wrote a Foreword. Professor Shen's depth of knowledge and width of experience together with his keen appreciation of dept therapy have succeeded in bringing both Jungian analysis and Sandplay to China.

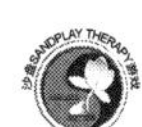

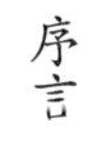

I have had the good fortune of knowing Professor Shen since he was an International Scholar of Analytical Psychology at the C. G. Jung Institute of San Francisco in 2000 to 2002. At that time I had the pleasure of becoming acquainted with him when he attended my seminars on Sandplay. Since then he has continued his studies in both Jungian analysis and Sandplay to the point of becoming a member of both the International Society for Sandplay Therapists (ISST) and of the International Association of Analytical Psychology (IAAP). Working with IAAP he organized two international conferences of analytical psychology and Chinese culture in 1998 and 2002. At the ISST conference in 2003 in Seattle, he made an important contribution with his paper "I Ching and Sandplay and Sandplay in China." In the last year he has been arranging for the translation of key books on Sandplay into Chinese. Currently, he is a professor of analytical psychology at the South China Normal University, and President of the Institute of Analytical Psychology in China.

It is clear that Professor Shen and Gao Lan are excellently equipped to write a seminal book on Sandplay for therapists in China. The contents of chapters attest to the comprehensiveness and thoroughness with which he covers the field of Sandplay therapy.

In the first chapter they briefly introduce the understanding of Sandplay therapy.

In the second chapter they introduce a historical overview of Sandplay therapy from H.G. Wells through Margaret Lowenfeld to Dora Kalff.

The third chapter introduces the three theoretical foundations of Sandplay: Jungian psychology, Eastern philosophy, and Kalff's development from these bases.

In the fourth chapter Professor Shen and Gao Lan discusses the basic aspects or ingredients of Sandplay, such as the unconscious level, symbolic meaning, the free and protected space, the value of the nonverbal in dept therapy, and empathy. He also includes the Chinese Daoist philosophy of Ganying (like synchronicity) and the meaning of "no-action" and "doing the no-action".

The fifth chapter describes how to set up a Sandplay room, including the basic "setting" and the collection of miniatures. Professor Shen and Gao Lan also emphasizes the importance of adequate training of a Sandplay therapist by studying with members of ISST.

The sixth chapter discusses how to start Sandplay: the initial tray, the process, the themes and the analysis.

In the seventh chapter Professor Shen and Gao Lan illustrates the Sandplay process by using a case study of their own.

I feel this is an extremely important book, not only for the development and use of Sandplay in China, but also for Sandplay in the international scene.

目　录

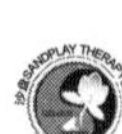

引论　沙盘中的世界

一粒沙是一个世界，这是智者的见地。沙盘中展现着一个奇妙的心理世界，这是沙盘游戏治疗的真实体验。把无形的心理内容以某种适当的象征性的方式呈现出来，从而获得治疗与治愈，创造与发展，以及自性化的体验，便是沙盘世界的无穷魅力和动人的力量所在。

沙子中凝聚着千百万年的时光，展现着“天行健”的理想；沙盘中承载着心理的无限，包含着“地势坤”的德行；沙盘游戏反映的是纯真和自然，在至诚中发挥着感应的作用。多拉·卡尔夫在创立沙盘游戏治疗体系的时候，为其注入了中国文化的内涵；我们同样是在中国文化的基础上，来阐述对于沙盘游戏治疗的理解，通过沙盘游戏治疗的实践来反映其目的和作用。

我们曾把心理分析的目标阐释为三个层面：安其不安与心理治疗、安其所安与心理教育和安之若命与心性发展。三者合而为一始为完整的心理分析。沙盘游戏也是如此。它不仅仅是一种心理治疗的方法，能够广泛地适应诸多心理疾病的工作，而且也是心理教育的一种技术，在培养自信与人格、发展想象力和创造力等方面发挥积极的作用；同时，以整合意识与无意识为目标的沙盘游戏，可以帮助我们自性的成长和心性的发展，以获得真实的自性化体验。

全书共分为七章。第一章为“理解沙盘游戏疗法”。我们借用国际沙盘游戏治疗学会对于沙盘游戏的定义，分析与阐释了其中的基本内涵，描述了其治愈心灵或心灵治愈的途径，并将其放在中国文化的基础上进行整合，介绍了中国沙盘游戏的发展和意义。

第二章为“沙盘游戏疗法的形成”，我们用“沙盘游戏的创意”，追溯了威尔斯的“地板游戏”在沙盘游戏治疗中的历史意义；用“沙盘游戏的框架”，总结了洛温菲尔德的“游戏王国技术”，这是沙盘游戏治疗的前身，对它的理解也是理解沙盘游戏治疗的必要组成。在此基础上，我们用“沙盘游戏的内涵”，阐述了多拉·卡尔夫创立沙盘游戏治疗的历史背景。

于是，有了一种“创意”，构建出其表现的框架，付诸其专业的内涵，通过沙盘游戏治疗历史上这三位前辈的持续努力，形成了我们今天所面对的沙盘游戏治疗。

第三章“沙盘游戏疗法的理论基础”，我们总结与阐述了三个方面的要点：荣格的思想、东方哲学、与卡尔夫的整合。卡尔夫是荣格的学生，在其创立沙盘游戏的过程中，荣格及其分析心理学始终都是重要的基础。荣格是崇尚游戏并且理解游戏意义的人，他对于石头的爱恋，以及从中感悟的心理的真实性，包括其积极想象的方法，都被卡尔夫融入了沙盘游戏治疗的体系中。荣格也是中国文化的忠实学生，卡尔夫本人自幼学习汉语，精通中国哲学尤其是周敦颐的思想，并且从中总结出了沙盘游戏治疗的重要原则。在此基础上，卡尔夫本人的工作与努力，则形成了今天沙盘游戏治疗的另外一个基础性的支柱。

在第四章“沙盘游戏治疗的原则”中，我们阐述了无意识水平的工作、象征性的分析原理、游戏的意义和治疗、共情的作用与治愈以及感应的力量与转化。在我们的理解中，心理分析与沙盘游戏治疗中的原则，不仅具有方法论的意义，而且也包含着具体的方法与技术的作用。实际上这也是心理学学科的特点，以及心理学理论与原理的重要价值。通过对无意识、象征性、游戏、共情和感应的理解，也将能够帮助我们理解沙盘游戏的运作机制，帮助我们实现沙盘游戏治疗与治愈的效果。

第五章是“沙盘游戏的基本设置”，我们从沙盘游戏治疗室的基本要求与布置开始，呈现与比较了几种主要的沙盘游戏室模式，包括对于团体沙盘游戏的考虑与要求。沙盘游戏模型的收集是沙盘游戏设置的重要特色，为此我们着重介绍了沙盘游戏模型的分类与象征，以及收集沙盘游戏模型的专业内涵。但是如何发挥这些设置的作用，则涉及沙盘游戏分析师的素质与培养。我们以沙盘游戏在中国的发展为基础，介绍了国际沙盘游戏治疗学会的基本要求，以及在国内完成沙盘游戏治疗专业培训的途径。

第六章的题目是“沙盘游戏的过程与分析”，从如何开始向来访者介绍沙盘、沙盘游戏治疗的“指导语”、沙盘的记录与拆除、沙盘游戏分析师的作用；到对初始沙盘的分析、初始沙盘中所反映的问题和初始沙盘中所包含的治愈线索，以及对沙盘游戏过程中的主题的解释，包括受伤、治愈与转化三大主题的分类及其象征性意义，组成了第五章“沙盘游戏的过程与分析”的主要内容。因而，这一章侧重于沙盘游戏治疗的实际操作，我们也列举了一些来自沙盘个案的实际例子，总结了我们在沙盘游戏治疗实践中所遇到的典型问题，经验与教训同在，可以为读者提供参考性的借鉴。

第七章“沙盘游戏的实践与体验”，是通过一个完整的沙盘游戏个案，来呈现沙盘游戏的理论、原则以及方法和操作的实际意义和作用。同时，也将展现沙盘游戏中所包含的安其不安与心理治疗，安其所安与心理教育，以及安之若命与心性发展的整合性意义与目的。我们用了这样一些分节的标题：初始沙盘：求其放心；分析与治疗：脚踏实地；孕育与培养：内在感召；治愈与转化：心神感应；结束沙盘：明心与见性；其中也包含了沙盘游戏过程的阶段与规律性的意义。但是，这种规律性的意义也正是通过真实的个人体验所展现的。心理分析以及沙盘游戏所追求的真实，首先便是个人体验的真实。

我们在进行个人心理分析的过程中，也都经历了自己的沙盘游戏过程，感受过无意识的真实意义，以及心理的真实性，有着自己的生动体验与内在感激。所以，我们的理解与理论，也是建立在这种真实体验基础上的。我们相信无意识，相信心理的真实性，相信心诚则灵以及感应的力量，也谨以此理解与体验与读者交流。

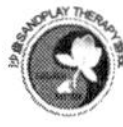

第一章　理解沙盘游戏疗法

沙盘游戏疗法（sandplay therapy）是荣格分析心理学的一种应用性发展，由瑞士荣格心理分析师多拉·卡尔夫（Dora Kalff）创立。荣格的分析心理学、洛温菲尔德的“游戏王国技术”，以及中国文化和中国哲学，是卡尔夫创立沙盘游戏疗法的三大基础。对此我们将在本书的前三章分别予以介绍与阐释。

一、沙盘游戏与治愈心灵

在我们的理解中，西方的心理治疗强调的是“治疗”（therapy），注重的是“症状”；而以中国文化为基础的分析性心理治疗，包括沙盘游戏疗法，关注的是“心灵”（psyche），强调的是“治愈”（healing）。卡尔夫将其沙盘游戏疗法的奠基性著作取名为《沙盘游戏：治愈心灵的途径》（*Sandplay：A Psychotherapeutic Approach to the Psyche*），其中已包含了理解沙盘游戏疗法的关键所在。

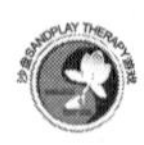

（一）沙盘游戏疗法的“定义”

人们对于沙盘游戏疗法的理解甚至是表述一向颇有差异，看似并不容易对此治疗体系做一个严格的定义。这也曾是2003年美国西雅图国际沙盘游戏治疗大会上的一个重要议题。此后经过两年多的讨论和酝酿，在2005年意大利罗马国际沙盘游戏治疗大会上，大家一致通过了以下对沙盘游戏疗法的表述：

沙盘游戏治疗是一种以荣格心理学原理为基础，由多拉·卡尔夫发展创立的心理治疗方法。沙盘游戏是运用意象（积极想象）进行治疗的创造形式，“一种对身心生命能量的集中提炼”（荣格）。其特点，是在医患关系和沙盘的“自由与保护的空间”（卡尔夫）中，把沙子、水和沙具运用于意象的创建。沙盘中所表现的系列沙盘意象，营造出沙盘游戏者心灵深处意识和无意识之间的持续性对话，以及由此而激发的治愈过程和人格（及心灵与自性的）发展。

以上的中文表述，既是对沙盘游戏疗法定义的翻译，也包含了我们自己的特殊理解。比如，强调沙盘游戏治疗的荣格分析心理学基础，意象及积极想象在沙盘游戏疗法中的重要作用，以及将沙盘游戏作为创造疗法等，都是我们与茹思·安曼（Ruth Ammann，国际沙盘游戏治疗学会主席）多次通信讨论沙盘游戏疗法定义时所特别关注的。我们也参加了2003年西雅图国际沙盘游戏大会的讨论，以及2005年罗马国际沙盘游戏大会的表决。以上定义中括号内的文字和注解是我们特意加上的。此外，其中作为沙盘游戏疗法基础的“荣格心理学”、意象与积极想象、身心生命能量、自由与保护的空间、意识和无意识、治疗与治愈，以及心灵与自性，同时也包括沙子、水和沙盘与沙具等，都是需要我们进一步思考与理解的重要内容。

（二）沙盘游戏疗法的内涵与理解

我们在讲解有关沙盘游戏疗法定义的时候，会展开阐释荣格分析心理学的基本原理，以及卡尔夫创立沙盘游戏疗法的基础，包括卡尔夫所依赖的中国文化基础，以及在这种基础上的创造性发展。卡尔夫自幼学习中文，在其成长过程中精读《易经》和道家哲学，精研周敦颐的哲学体系，并将其整合为沙盘游戏疗法的基石，以及其自性化发展的指引。

1. 积极想象与身心能量

“积极想象”（Active Imagination）是荣格心理分析的重要方法，同时也被称为一种接触无意识乃至自性化的基本态度。我们可以说，积极想象也正是沙盘游戏疗法的内涵技术，或者说，沙盘游戏疗法也正是积极想象的一种体现。因而，荣格的集体无意识思想、原型和原型意象的理论，以及对意象和象征的阐释，都属于沙盘游戏疗法的重要内涵。

荣格的分析心理学思想，包括其作为积极想象的技术，与中国文化有着密切的关系。在荣格与卫礼贤（Richard Wilhelm）合著的《金花的秘密》一书中（该书包括卫礼贤对道家文本《太乙金华密旨》的翻译和介绍，以及荣格从其分析心理学的角度对该文本的分析与评论），首次系统地阐释了其“积极想象”方法和技术的作用。借用卫礼贤所讲述的源自中国的“求雨者”故事，荣格将其积极想象的要义，以及对于身心生命能量的重视，予以充分的表达。

大部分心理咨询和心理治疗，只是以语言沟通和文本叙事为主要形式。但沙盘游戏疗法则同时重视身心两个层面，重视“身体”的表达和“手”的说话。当来访者将双手放在沙盘上，或轻轻抚摸沙子，或用力将沙子堆起，或选取不同材质和形状的沙具……这都已经是在“说话”，身心同时在感受，身心同时在表达，身心的生命能量获得提炼，心灵的治愈效果由此发端。我们常用中国文化中的“体认一体会一体现一体验一体悟”来描述沙盘游戏疗法的治愈过程。得之于心，应之于手，此之谓也。

2. 自由与保护的空间

对于卡尔夫来说，沙盘游戏疗法之所以会有治愈的效果，首先在于其“自由与保护”的空间。这既是沙盘游戏的临床治疗基础，也是其中的治愈和转化的条件。

自由与保护，看似简单的描述但却寓意非凡。自由，尤其是心灵的自由，是人类的不懈追求。可以这样说，许多心理疾病，其本身则正是缺乏了心灵与思想的自由而导致的。陈寅恪之“海宁王观堂先生碑文”中说：“士之读书治学，盖将以脱心志于俗谛之桎梏，真理因得以发扬。思想而不自由，毋宁死耳。”匈牙利诗人裴多菲的《自由与爱情》也被广为传颂：“生命诚可贵，爱情价更高，若为自由故，两者皆可抛。”心灵的自由，同样是沙盘游戏疗法的要义所在。

自由并且具有保护，我们还可以加上安全，组成了沙盘游戏疗法所强调的治疗师与来访者的基本关系。这种关系随时体现为治疗的工作气氛，转化为治愈的重要元素。需要指出的是，“自由与保护的空间”需要治疗师努力去营造，能够在你的工作室，在你和来访者之间，营造出这种“自由与保护的空间”和气氛，正是心理分析师的素质和功力体现。

3. 意识与无意识

沙盘游戏疗法的定义中，提到“心灵深处意识和无意识之间的对话”。若是对此做一个简要解读的话，那么其中则包含这样几个要点。

首先，在心理分析的临床观点来看，许多心理症状的背后，总是涉及意识和无意识之间的冲突。其次，若要有效地解决冲突，就需要沟通与对话，从某种程度上说，心理分析与沙盘游戏治疗，也就包含了这样一种意识与无意识的沟通与对话。再者，“意识与无意识”之间的沟通与对话，也是人的内在发展，以及创造与意义获得的途径。

荣格的分析心理学与经典的精神分析都重视无意识的意义，我们也知道，心理分析或动力取向的心理治疗，一向坚持在无意识水平上的工作。

但是，如何面对无意识，以及如何在临床治疗的水平来体现无意识水平工作的意义，弗洛伊德的经典精神分析与荣格的分析心理学则有所不同。对于弗洛伊德和经典精神分析学者来说，用意识整合无意识始终是工作要点所在。但无意识犹如海洋，而我们的意识只是小小的岛屿。这种整合可能吗？于是，对于荣格和分析心理学学者来说，则更加关注对无意识本身的尊重，关注我们如何能够学会在无意识的海洋中游泳的能力。

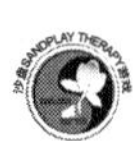

4. 心灵与自性化

若是问卡尔夫这样一个问题，沙盘游戏疗法的目的是什么，沙盘游戏疗法能够治疗什么样的心理疾病，那么，卡尔夫会告诉你：沙盘游戏疗法不仅能够起到基本的心理治疗的作用，其目的更是心灵的治愈，是为了“自性化”的过程。

我们已经知道，卡尔夫将其沙盘游戏疗法的奠基性著作取名为《沙盘游戏：治愈心灵的途径》，突出的是心灵。国际沙盘游戏治疗学会（the International Society for Sandplay Therapy，ISST）的另外一个主要奠基者凯·布莱德威（Kay Bradway）的代表作用的标题是：《沙盘游戏：心灵的默默耕耘》（*Sandplay— Silent Workshop of the Psyche*），而国际沙盘游戏治疗学会现任主席茹思·安曼的代表作：《沙盘游戏中的治愈与转化》（*Healing and Transformation in Sandplay: Creative Processes Become Visible*），均突出了“心灵”（psyche）的意义。

于是，沙盘游戏治疗与心灵有关，与自性化有关。这也是我们反复强调的，心理分析和沙盘游戏体验的过程，也是我们自我探索的过程；真正的治愈因素，存在于我们每个人的内心深处；真正的治愈力量，也存在于我们每个人的内心深处。

西方心理学的源头可以回溯到古希腊特尔斐神殿的箴言：“认识自己”。以此为基础，作为深度心理治疗的心理分析，可以加上对“自性”的体验，以及发挥自己的天赋与“成为自己”的自性化目标。自性化，实际上也就是成为与成就我们自己，这也是我们心灵的自由之道。

（三）理解与实践：包容与抱持、凝聚与体现

那么，作为沙盘游戏疗法的心理治疗师，应该如何将沙盘游戏疗法的定义和内涵，在实际的临床工作中予以体现，付诸实践呢？

首先，是将我们的理解，转化为一种专业的态度，并将其融入我们的工作和实践。在具体的临床工作与治疗实践中，可以把“包容”与“抱

持”、“凝聚”与“体现”作为重点。

“包容”包含了容纳与容器（contain and container），这是我们面对来访者时首先应该做到的。汉字“包”的古字形，外边是“勹”，中间是个“巳”，像人裹妊，“巳在中，象子未成形也。”《说文》接着注解说，“元气起于子”“又容也”。包含了容纳与容器的“包容”，正是我们工作的基础。这既是我们对待来访者的基本态度，也是面对来访者“症状”的基本态度。

“抱持”是在包容的基础上，把握住内在心理的涌现。英文的“hold on”看似简单，也已经被荣格分析心理学赋予了专业的内涵。“抱”之汉字原型为“褎”，与“包”本有类似的意境。《正字通》注释曰：“怀褎之褎亦作抱，转为去声，即怀抱之义。”“持”字在《说文》中注解为“握”，《广韵》释为“执也”。《诗·大雅·凫鹥序》中有“持盈守成”的诗句。《诗经·疏》曰：“执而不释谓之持，是手执之也。”在心理分析的临床实践中，当我们面对沙盘中涌现出来的忧郁、悲伤、情结、阴影，生长和希望的时候，便需要这种具有中国文化心理学意义的“抱持”。

有了“包容”与“抱持”，心理分析的容纳和容器，沙盘游戏的自由与保护的空间，内在的心理感受便能够“凝聚”，将其意义付诸沙盘中的意境和沙具。汉字的“凝”有“成”和“定”之义。正如《易·鼎卦》所言：“君子以正位凝命。”“聚”者“会（會）”也。《易·乾卦》曰：“君子学以聚之。”凝聚中包含了赋形和结晶，这也正是荣格之意象化工作的特征，即使是漫无边际的抑郁气氛，一旦凝聚在沙盘的意象之中，也便具有实际的治疗作用，成为沙盘游戏之积极想象的必然基础。

“体现”或意象体现，也即英文中的“embodiment”，则属于沙盘游戏治疗中的另一个要点，我们将其表述为一个系列，也即从“体认”到“体会”，再到“体现”和“体验”，以及“体悟”的过程。此一过程寓意特殊的身体认知与表达功能，正如沙盘游戏之得之于心而应之于手，也正是荣格所重视的“集中提炼身心生命能量”之沙盘游戏的实践和应用。

这样的一种理解与实践，所体现的也正是我们所理解的中庸之道：执其两端而用其中。我们也谨守老子和庄子的教诲，“和其光，同其尘”；“两行”而“自化”；也正如莲花之出污泥而不染，瑕不掩瑜、瑜不掩瑕；玄同之中已是包含着心理分析之治愈的关键。

二、沙子、水、沙盘、沙具及其象征

沙子和水都是沙盘游戏疗法中的操作性要素。看似简单，但包含着朴素与自然的心性，包含着原型意象及其象征。于是，对于沙子和水的认识和理解，也是理解沙盘游戏疗法的重要组成。

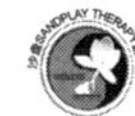

（一）一沙一世界

“沙”，汉字的构成为水少沙见，水中所见的细石。但我们也知道，犹如海边的沙滩，也正是潮涨潮落，大海千万年的冲刷所致。我们可以想象，本来是海边的巨石，经历千万年的电闪雷鸣、风雨交加，阳光与冰川的变化，在种种不可思议的自然力的作用下，留在我们的沙盘之中。于是，其中也就有了这历史与时间的承载。或许，在发明钟表之前流行的“沙漏”，其中也正是这种沙子特性的体现。

英国诗人威廉·布莱克曾用这样四行诗句作为其长诗《天真的预兆》（*Auguries of Innocence*）的开始：

To see a world in a grain of sand
And a heaven in a wild flower,
Hold infinity in the palm of your hand
And eternity in an hour.

翻译家王佐良先生将其翻译为：

从一粒沙看世界，
从一朵花看天堂；
把永恒纳进一个时辰，
把无限握在自己手心。
我们则更喜欢如下的翻译：
一沙一世界，一花一天堂；
手中拥有无限，此刻化作永恒。

看似普普通通的沙子，却包含着珍珠般的色彩，凝聚着历史心性的结晶。在许多文化传统中，沙子也被赋予神圣的意义，或作为神圣的用途，比如藏传佛教的坛城沙画。《佛说四十二章经》中有这样的阐述：“辞亲出

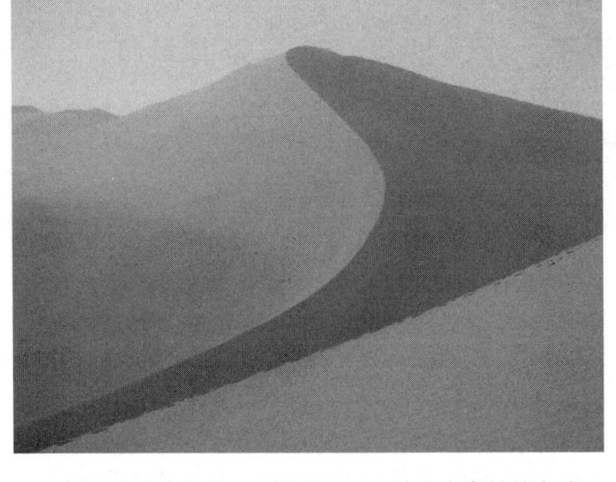

这是敦煌的鸣沙山，五彩的沙子总是发出奇妙的声响

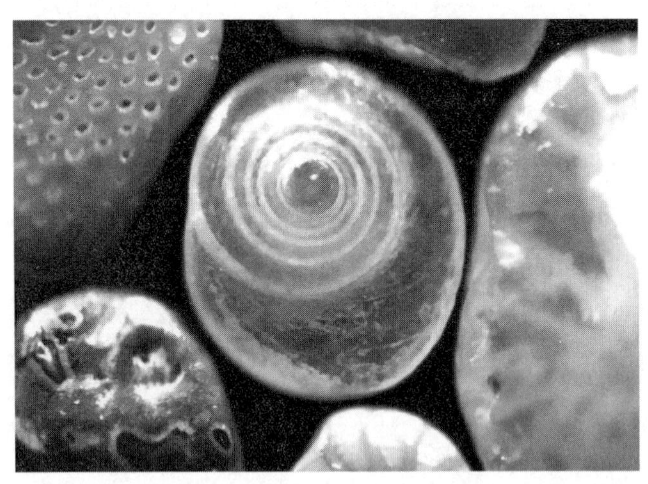

这是夏威夷海滩上的沙子，放大后呈现出不可思议的神奇

家，识心达本，解无为法，名曰沙门。”

我们常用“沙里淘金”来形容我们的沙盘游戏治疗。对于我们来说，沙盘中的粒粒沙子，便是我们心理分析炼金术的“原始物质”，而沙子中所包含的心性意义，也正是沙盘游戏治疗的追求。

（二）水中的文化蕴涵

在沙盘游戏治疗的基本设置中，“水”是其中的一项重要属性。标准

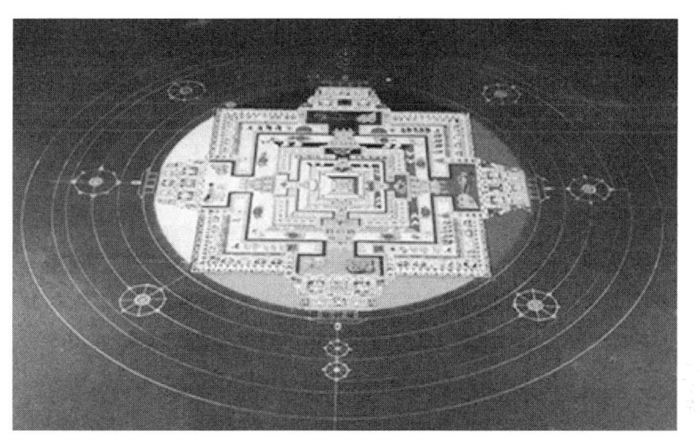

藏传佛教徒精心绘制的沙画曼荼罗，其中已蕴涵了自性的意义

的沙盘游戏治疗室总是配备两个沙盘：一个使用干沙的沙盘和一个可以用水的湿沙盘。一旦把水引入了沙盘，沙子的感觉也便随之而改变。我们也可以更方便地在沙盘里将沙子堆积塑形。

犹如沙子之朴素，水也十分的普通。但在我们汉语中，"水"被解读为"准（凖）"和"平"，天下莫平于水；也即我们平时所说的"水准"和"水平"的由来。《说文》："水，准也。北方之行。象众水并流，中有微阳之气也。"《白虎通》中说："水位在北方。北方者，阴气，在黄泉之下，任养万物。水之为言濡也。"

在《郭店楚简》中有轶文《大一生水》篇，盛赞"大一生水"，于是生成天地神明……是故，大一藏于水，行于时……这很容易使人想起《老子》中的三十九章句"昔之得一者"之"一"与此"水"的关系："天得一以清，地得一以宁，神得一以灵，谷得一以盈，万物得一以生，侯王得一以为天下贞。"《老子》说"上善若水"，此之谓也。

孔子逢水必观，逢大水必观，为我们留下"子在川上曰：逝者如斯夫，不舍昼夜"的千古绝唱。《孔子集语》中引有子贡为此的询问："君子见大水必观焉，何也?"于是我们有了孔子的回答："夫水者，启子比德焉。遍予而无私，似德；所及者生，似仁；其流卑下，句倨皆循其理，似义；浅者流行，深者不测，似智；其赴百仞之谷不疑，似勇；绵弱而微达，似察；受恶不让，似包；蒙不清以入，鲜洁以出，似善化；至量必平，似正；盈不求概，似度；其万折必东，似意。是以君子见大水必观焉尔也。"于是，在此水的意象中，也已经包含了心理分析与沙盘游戏之治愈的关键和根本。

在佛家中，有“六度若水”之说。水的意象也蕴涵与昭示着布施、持戒、忍辱、精进、禅定、般若之境界。布施若水，普润众生；持戒若水，水滴石穿；忍辱若水，清浊兼容；精进若水，奔流不息；禅定若水，万物静观；般若如水，海纳百川。

水是生命之源，水以及水之本色，水之原型意象，也正是心理分析与沙盘游戏工作的基本内涵。

（三）沙盘与沙具的构成

沙盘和沙具是沙盘游戏治疗的重要标志和特征。我们一般选用木质的沙盘，将底面和内框的四边都漆成蓝色，寓意天空和海洋的颜色，同时也是地球本身的蔚蓝色。

因而，沙盘的蓝色也与沙子和水有着自然的切合。进入蓝色，总是能给人带来一种宁静、广大与深远的感觉。于是，这种蓝色，也就成为了沙盘游戏治疗的一种底色和潜在气氛。

在沙盘中摆放的沙具，沙盘游戏治疗中所使用的物件模型，大多是我们精心设计和收集的。按照荣格的原型理论，以及无意识心理学的原型意象和象征，广东东方心理分析研究中心开发了系列的沙盘游戏沙具产品，完成了包括 48 类 1 800 个沙具的沙盘游戏技术表征系统，充分整合了东方和西方的特点，获得了国家专利和诸多知识产权的保护。

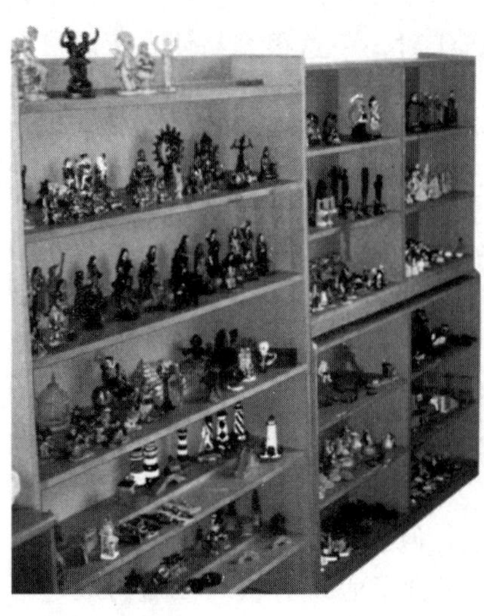

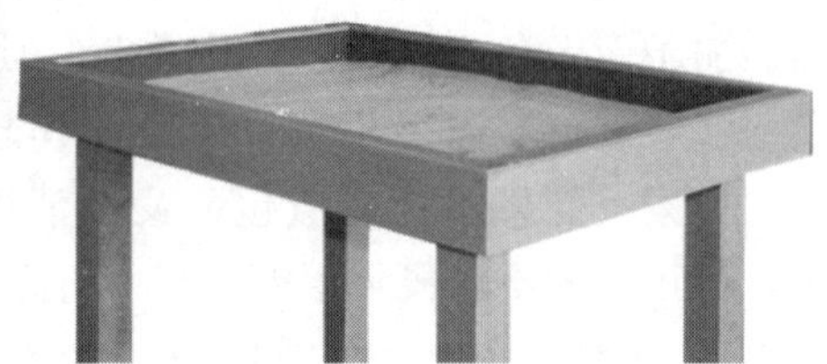

表达原型和原型意象的沙具，重要的文化象征以及神话题材的沙具，以及表示阴影和情结的沙具，是广东东方心理分析研究中心研制的重要考虑。从伏羲女娲、佛祖观音、宙斯和奥林匹斯的诸神，以及印度、埃及、巴比伦、阿拉伯和印第安等诸多文化意象，到大母神系列、魔法师系列、巫师系列、万圣节系列、修道院系列、死神系列，以及斯芬克斯、凤凰麒麟等，囊括各文化传统中的主要原型意象。在此基础上，我们也尤其重视基本的原始材料，比如普通的石头、贝壳，各种动物和植物，基本的交通工具和木制家具等，普通的人物和基本日常生活用品也都是必备的沙具。

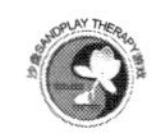

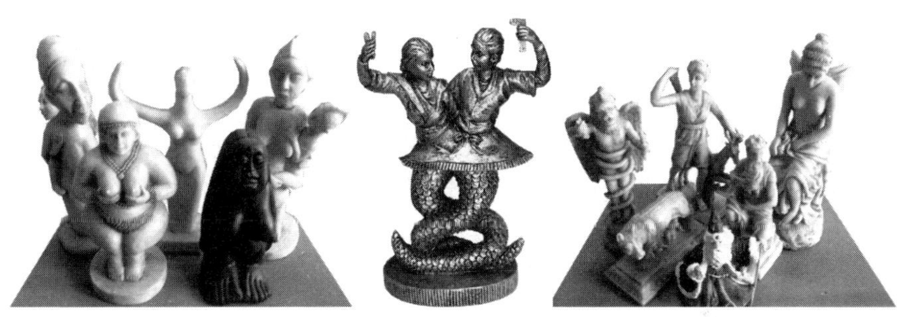

在沙具的设计和收集中，所体现的也正是我们在引论中表达的思想：把无形的心理内容以某种适当的象征性的方式呈现出来，从而获得治疗与治愈、创造与发展，以及自性化的体验，便是沙盘世界的无穷魅力和动人的力量所在。

三、沙盘游戏疗法与中国文化

正如国际沙盘游戏治疗学会对于沙盘游戏治疗的定义所言，沙盘游戏治疗技术以荣格心理学原理为基础。荣格分析心理学的重要基础是中国文化，沙盘游戏治疗的最重要基础也是中国文化。荣格以及卡尔夫本人，都对中国文化有着系统而深入的研究，并以此作为其心理学体系的最重要的哲学和方法论基础。

（一）沙盘游戏之中国文化基础

中国文化以及中国哲学思想，是沙盘游戏疗法的重要基础。卡尔夫创立沙盘游戏疗法的奠基性著作：《沙盘游戏：治愈心灵的途径》之第一章，用了“沙盘游戏：心灵之路”（Sandplay：A Pathway to the Psyche）这样一个标题。这也是沙盘游戏疗法的哲学基础所在，其中最为关键的，也正是中国文化和周敦颐的哲学思想。

卡尔夫自幼学习中文，在其成长过程中精读《易经》和道家哲学，精研周敦颐的哲学体系，并将其整合为沙盘游戏疗法的基石。在她的《沙盘游戏：治愈心灵的途径》一书所列举的 9 个个案中，我们随处可见卡尔夫运用中国哲学，比如《易经》和《道德经》，对沙盘游戏疗法之心灵治愈过程的发挥和阐释。同时，对于卡尔夫来说，中国文化不仅是其沙盘游戏治疗的重要指导，而且也正是其心理分析的自我追求，正是其自性化发展的内在指引。

实际上，中国文化和中国哲学，同样也是荣格分析心理学的重要基础。荣格自认为是中国文化的忠实学生，庄子的信徒和追随者。他在其传记的开始，将其自己的一生描述为无意识自我实现的故事。细心的读者可以发现，他的传记也正是由庄子的梦蝶开始，以老子的“恍惚”为结束。[①]而他与卫礼贤合著的《金花的秘密》中，借助中国文化和中国哲学，完成了其“积极想象”的表达和“自性化”思想的发展。

（二）沙盘游戏与箱庭疗法之比较

最近十余年来，沙盘游戏技术（Sandplay Therapy）在国内受到普遍的关注，也逐渐被引入学校心理教育领域，成为心理咨询和心理辅导的重要方式。在接触沙盘游戏技术的过程中，人们常会遇到“箱庭疗法”（Hako Niwa）的名称，在这里，仅将沙盘游戏技术与箱庭疗法的异同，以及其在学校心理教育中的应用性考虑略作比较与分析。

首先，就沙盘游戏技术的文化背景和哲学基础而言。由多拉·卡尔夫所创建的沙盘游戏治疗本来是以中国文化为基础的，而箱庭疗法则是日本学者河合隼雄（Hayao Kawai）将沙盘游戏技术介绍到日本，再用日本文化所改造了的一种临床治疗方法。可以说两者同源，但风格和内涵以及其生长的文化土壤不同。

现任日本箱庭疗法主席的樋口和彦（Higuchi Kazuhiko）曾在其有关

① 荣格在其自传《回忆·梦·思考》结束时作了这样一种表述：当老子说，“惚兮，其若海；恍兮，若无所止”时，他所表达的就是我在老年的现在所感觉到的。老子是个有着与众不同的洞察力的代表性人物，他看到并体验到了价值与无价值性，在其生命行将结束之际希望复归其本来的存在，复归到那永恒、不可知的意义里去……

“沙盘游戏在日本”的报告中（国际沙盘游戏治疗学会大会，日本京都，2009年），专门介绍了他与河合隼雄和山中康裕（Yasuhiro Yamanak）一起，最初如何将“源于瑞士卡尔夫的沙盘游戏治疗”，进行日本本土化的改造，最终形成“日本箱庭疗法”的过程。

这源于河合隼雄最初的敏感，面对一种他认为有效的西方治疗方法，一定要考虑它是否适合日本人的心理、日本人的社会和文化，以及日本人的心理学。对此，我们与河合隼雄、樋口和彦和山中康裕都有过个人的交流，他们都同意这样一种基本的理解：源于荣格心理分析师卡尔夫的沙盘游戏本来以中国文化为基础，而沙盘游戏治疗在中国的发展也必然要考虑中国文化和中国心理的需要，正如当年河合隼雄等将沙盘游戏引入日本并将其改造为适合日本人心理需要的箱庭疗法一样。在面对无意识和心灵探索的时候，最为重要的不是外在的理论和方法，而是我们自己的文化，我们自己的文化基础，我们自己心灵深处的实在。

其次，就沙盘游戏与箱庭疗法技术层面和操作实践而言。沙盘游戏治疗的内涵支持性技术，是荣格的“积极想象”（Active Imagination）。这是从“催眠”经由“自由联想”而后形成的心理治疗方法中的方法。而积极想象技术，其中所包含的也正是荣格所感悟的中国道家思想的心理学应用；其中所包含的关键是感应与转化，以及转化与心性发展的境界。

卡尔夫在设计沙盘游戏技术的时候，充分考虑了中国文化中阴阳和五行的哲学思想及其实际的心理学意义，以及中医的治疗原理和实践。阴阳的相辅相成以及五行运作与交互影响，心病还需心药医的中国传统，分析心理学会的原型与原型意象，都被内含在了沙具的制作、沙盘游戏治疗的设置，以及沙盘游戏治疗的技术与实践中。

因而，以中国文化和中国道家思想为基础，沙盘游戏的操作具有开放和自然与自由和保护相结合的风格。中国文化中的具象性思维与寓意性表达，正是沙盘游戏操作的要点和主要特征。

然而，经由日本本土化改造所形成的箱庭疗法则带有明显的日本文化的特质，凸现在其对于箱庭疗法的表述上：“箱子中的盆景小物件”。日本盆景和庭院别具一格，这也包括其居山环海的特殊国民心性。因而，熟悉与习惯日本文化的人都应该觉得箱庭疗法的亲切，正如中国文化之对于沙盘游戏治疗在中国的发展。

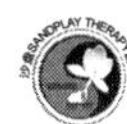

（三）沙盘游戏疗法在中国的发展

卡尔夫所建立的沙盘游戏治疗是在荣格分析心理学基础上的一种发展。国际分析心理学会（the International Association of Analytical Psychology，IAAP）1994 年对于中国的正式访问，同时也开启了沙盘游戏治疗在中国的发展。

与时任国际分析心理学会主席的托马斯·科茨（Thomas Kirsch）和国际分析心理学会名誉秘书长默瑞·斯坦（Murray Stein）一起前来访问的 Jean Kirsch（金·科茨）便是著名的沙盘游戏治疗师，而简·斯坦（Jan Stein）则既精通沙盘游戏，也是艺术治疗的资深学者。

这也是我们对于沙盘游戏治疗的最初接触。1995 年当我们前往瑞士苏黎世参加第 13 届国际分析心理学大会的时候，参加了美国沙盘游戏治疗学会主席哈里特·弗里德曼（Harriet Friedman）关于沙盘游戏治疗的工作坊，实地参观了瑞士沙盘游戏治疗师的工作室，带回了有关的专业资料和书籍，开始了沙盘游戏治疗的系统研究和学习。

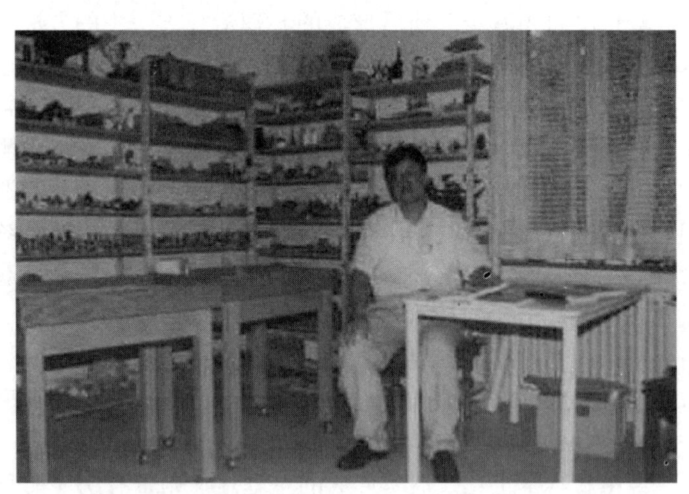

申荷永 1995 年在瑞士参加国际分析心理学会大会期间，正式开始了沙盘游戏治疗的专业学习和研究

1996—1997 年，作者在美国继续荣格心理分析与沙盘游戏治疗的学习和研究。1998 年受国际分析心理学会的委托，组织了第一届“心理分析与中国文化国际论坛”。一些国际著名的荣格心理分析师和沙盘游戏治疗师与会，在广州和肇庆举行了为期 5 天的专业研讨与学术交流。

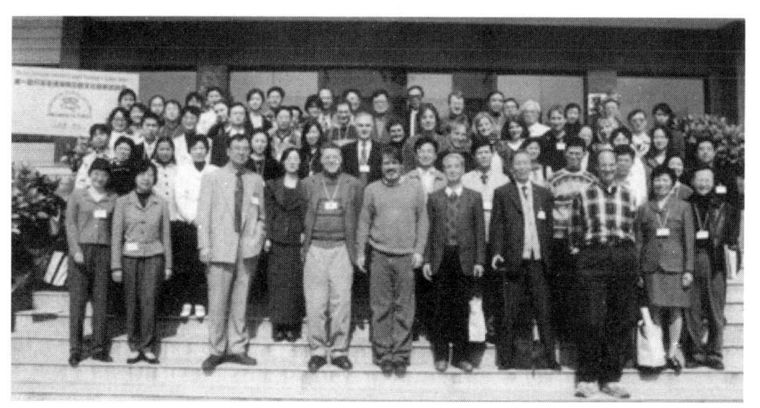

第一届心理分析与中国文化国际论坛与会者合影（1998 年）

北京师范大学儿童心理与发展研究所的张日昇教授，在赴日学习期间接触沙盘游戏治疗，曾于 1998 年撰文介绍日本的“箱庭疗法”［载《心理科学》1998（6）］。一些国外沙盘游戏治疗师和日本箱庭疗法学者曾于 1996 年陆续到国内做有关的介绍与讲座。山西大学心理学教授范红霞曾于 1997 年在《中国临床心理学杂志》上撰文介绍“沙盘游戏疗法”，并探讨其在中国发展的意义。

2002 年，在第二届心理分析与中国文化国际论坛期间，美国沙盘游戏治疗学会主席哈里特·弗里德曼和国际沙盘游戏治疗学会副主席瑞·米切尔（Rie Mitchell），国际沙盘游戏治疗学会秘书长伊娃·帕蒂丝·肇嘉（Eva Pattis Zoja）等，受大会主席申荷永的邀请前来进行沙盘游戏治疗的专业培训。

2003 年，我们受邀请参加了在美国西雅图举行的第 17 届国际沙盘游戏治疗大会，并作了“沙盘游戏与中国文化”的大会报告。会议期间，国际沙盘游戏治疗学会专门召开了“沙盘游戏在中国”的特别会议，由茹思·安曼主持，国际沙盘游戏治疗学会前任主席黑格曼（Gretchen Hegeman）、国际沙盘游戏治疗学会副主席瑞·米切尔、美国沙盘游戏治疗学会主席哈里特·弗里德曼，及高岚和申荷永等参加，商议制定了沙盘游戏治疗在中国发展的正式计划。

随后，在国际分析心理学会和国际沙盘游戏治疗学会的支持下，由广东东方心理分析研究中心组织，茹思·安曼、哈里特·弗里德曼、瑞·米

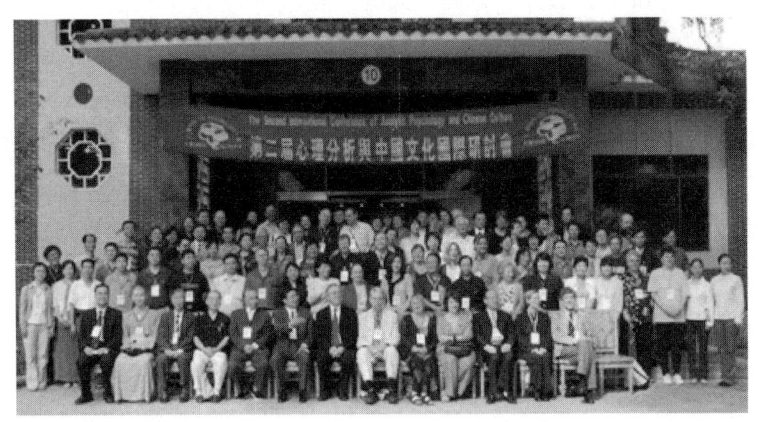

第二届心理分析与中国文化国际论坛与会者合影（2002 年）

切尔、伊娃·帕蒂丝·肇嘉、乔西·考宁汉和鲁伊基·肇嘉（Luigi Zoja）等，每年都会前来中国进行心理分析与沙盘游戏治疗的专业培训。在第 18 届国际沙盘游戏治疗大会期间（意大利罗马，2005 年），国际沙盘游戏治疗学会副主席瑞·米切尔介绍了沙盘游戏治疗在中国的发展，高岚作了“沙盘游戏治疗在中国”的大会报告，申荷永向国际沙盘游戏治疗学会理事会做了沙盘游戏治疗在中国及其发展的特别报告。

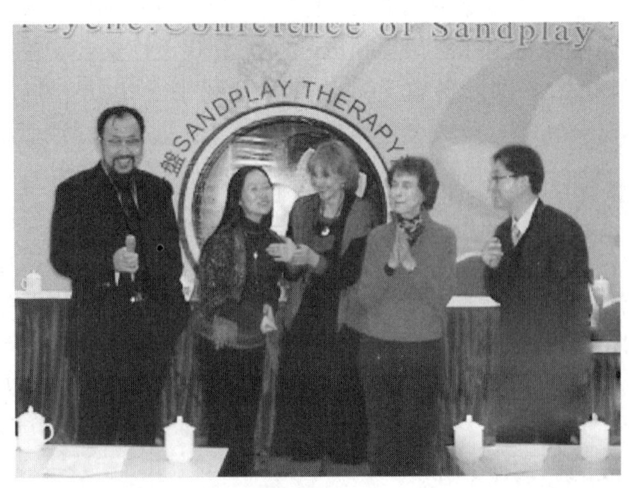

（左起）申荷永、高岚、瑞·米切尔、哈里特·弗里德曼、黄崇坚

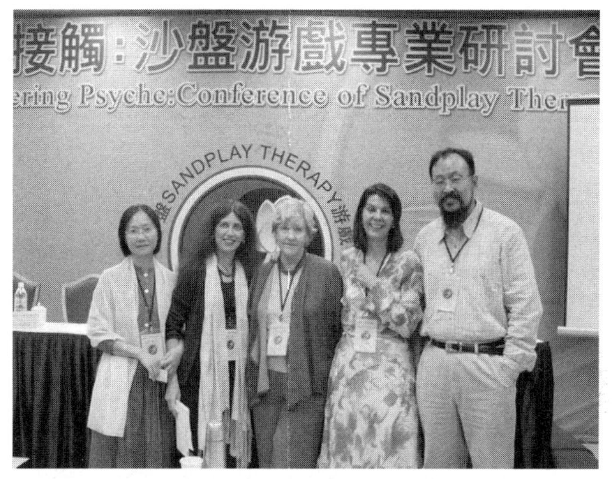

（左起）高岚、乔西·考宁汉、茹思·安曼、
伊娃·帕蒂丝·肇嘉、申荷永

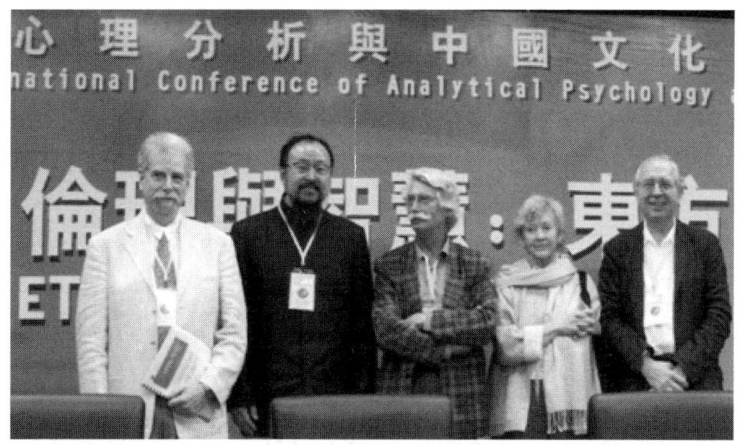

（左起）乔·凯布雷、申荷永、克里斯琴·盖亚尔、
茹思·安曼、默瑞·斯坦

2006 年，国际分析心理学会与国际沙盘游戏治疗学会，共同参与了第三届心理分析与中国文化国际论坛的组织与策划。国际分析心理学会前后四任主席：克里斯琴·盖亚尔（Christian Gaillard）、默瑞·斯坦（Murray Stein）、鲁伊基·肇嘉（Luigi Zoja）和乔·凯布雷（Joe Cambray），国际沙盘游戏治疗学会主席茹思·安曼以及 200 余位学者与会。大会以“灵性：

伦理与智慧”为主题，探索心理分析与沙盘游戏之治愈心灵与自性化发展。

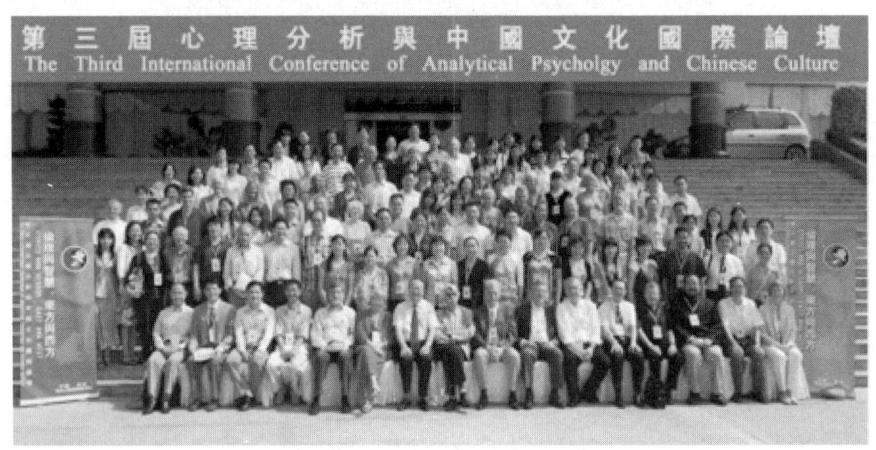

第三届心理分析与中国文化国际论坛与会者合影（2006 年）

在北京大学举办的第一届“中国荣格学术周”（2006 年）和在复旦大学举办的第二届“中国荣格学术周”（2008 年），都把心理分析与沙盘游戏作为主要的专业培训内容。2009 年，第四届心理分析与中国文化国际论坛在复旦大学召开，心理分析与沙盘游戏治疗仍然是大会最吸引人的内容。

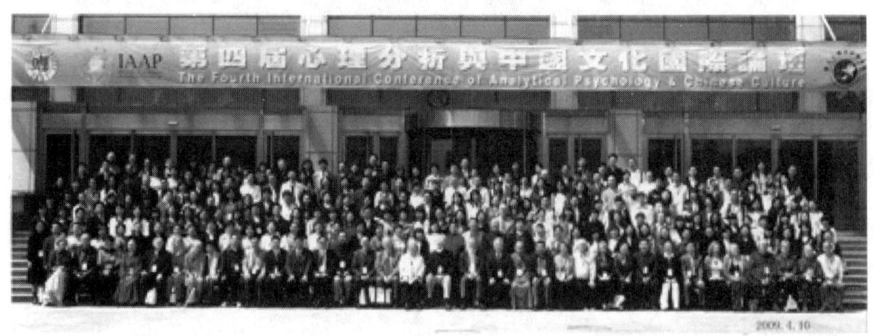

第四届心理分析与中国文化国际论坛与会者合影（2009 年）

国际沙盘游戏治疗学会主席茹思·安曼在写给第四届心理分析与中国文化国际论坛的信函中说：“国际沙盘游戏治疗学会为拥有申荷永和高岚作为沙盘游戏治疗在中国的如此优秀代表而感到骄傲……感谢申荷永教授为国际沙盘游戏治疗学会和沙盘游戏治疗所作出的努力和贡献。”

为了配合沙盘游戏治疗在中国的发展，华人心理分析联合会与广东东方心理分析研究中心，共同组织策划了《心灵花园：沙盘游戏与艺术心理治疗丛书》，申荷永任丛书主编，凯·布莱德威、茹思·安曼、伊娃·帕蒂丝·肇嘉、哈里特·弗里德曼等为丛书顾问，梁信惠、高岚、芭芭拉·图纳（Babara Tuner）、乔西·考宁汉等为编委会成员。入选的沙盘游戏治疗专著，包括卡尔夫的《沙盘游戏：治愈心灵的途径》、瑞·米雪尔和哈里特·弗里德曼和瑞·米切尔的《沙盘游戏：过去、现在和未来》、茹思·安曼和伊娃·帕蒂丝·肇嘉主编的《沙盘游戏与心理疾病的治疗》等，涵盖了目前国际沙盘游戏治疗领域的经典和主要代表著作。

（四）沙盘游戏疗法与心灵花园

2008年"5·12"汶川大地震，震撼了整个中国，震撼了亚洲，震撼了世界，震撼着所有人的心灵。华人心理分析联合会成都负责人雷达，在当天下午便已赶往都江堰参加救援。由会长申荷永带队的心理分析志愿者团队一行12人，在大地震后的第一周便赶赴汉旺和德阳震区一线，先后建立了7个心灵花园工作站，以心理分析和沙盘游戏为主要工作形式，动员了数百位专业志愿者，一直坚持工作至今。

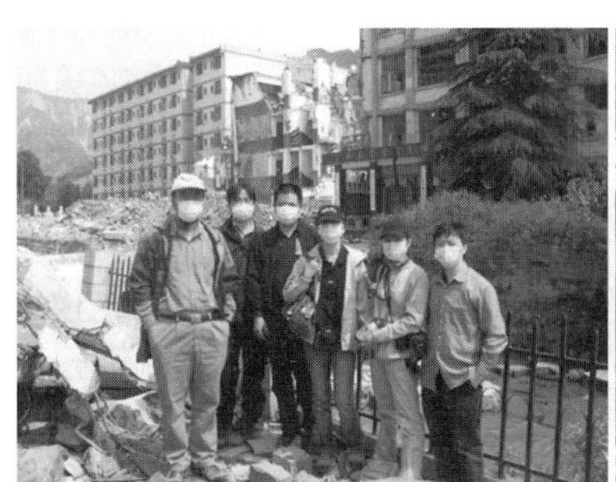
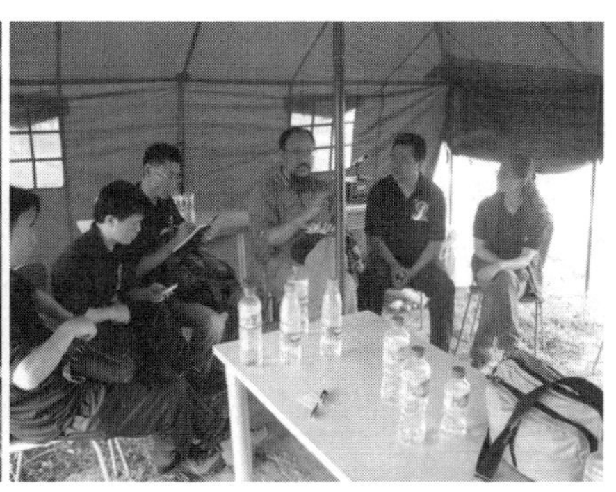

2008年5月18日，华人心理分析联合会一行12人赶赴汶川震区一线

这是以心理分析与中国文化，以及心理分析与沙盘游戏专业学者们组成的志愿者团队，我们的工作技术可以归纳为如下的要点：

首先是建立有效的工作关系。所有的心理辅导和心理治疗都会强调"医患关系"的意义。但是，建立怎样的关系却并没有共识。我们以心理分析与中国文化为基础，突出了"容纳"（contain）、"抱持"（hold on）、

“共情”（empathy），以及“自由与保护的空间”（free and protected space）等意义，尤其重视“安全感”和“现实感”的建立。我们将这些要点称作为建立有效关系而打下的基桩。

那么接下来，便是如何才能建立这种有效的工作关系。我们采用了心理分析与沙盘游戏之“共鸣”和“感应”的技术，采用了音乐、绘画和身体工作的形式。比如，由于我们的工作对象多是羌族，我们便采用了羌族音乐和羌族的舞蹈，借以发挥心理分析和沙盘游戏之“集中提炼身心生命能量”的意义和作用。

其次是象征性的寓意表达。在建立有效的工作关系的基础上，我们采用了以心理分析与中国文化为基础的沙盘游戏治疗和意象体现技术，发挥的是感应心法中的寓意表达，注重守护与陪伴、陪伴与倾听，以及主动倾听（active listining）和积极想象（active imagination）中的表达及呈现。

寓意表达在注重意象以及意象工作的基础上，更注重于“得意忘言”和“得意忘象”，注重于治愈意义的传达与获得。我们一向认为，医者意也，梦者意也，易者意也；这也是“得意忘象”的深入与体现。

因而，不仅是心理分析与沙盘游戏以中国文化为基础，我们心灵花园的心理援助工作也始终以中国文化为基础。以我们所提倡的主动倾听为例，其心理意义也体现在我们汉字的“听”中。“听”之繁体为“聽”，在左边有“耳顺之圣”的意象，右边可谓“十目一心”，顿现“听”之极深心意。同时，听也有不同的水平，正如庄子“心斋”所述，若一志，既可以听之以耳，也可以听之以心，亦可以听之以气……由此可获得那天籁之音的消息。

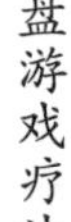

最后是心灵花园与心理重建。我们强调以心为本，强调来访者的内在主动效应，用慈悲与创造转变创伤，发挥文化原型（命名—驯养—转化）的治愈与转化作用。

我们在汶川大地震后的第一周，便用“心手相牵在一起”的标语，放在了我们“心灵花园”的帐篷边上，其中正是“爱”的体现，犹如汉字“愛”的意象中所包含的诚信与感应、保护与滋养、友谊与支持，以及正心与诚意。汉字的“慈悲”，以及佛家的“慈悲行”，也是我们工作的基础与指引。

三川之间不仅有大禹的故里，也留有神农和伏羲的足迹。其中也包含着三种文化原型：大禹与命名和启蒙（naming and initiating）、神农与驯化和滋养（taming and nurturing），以及伏羲与时机和转化（timing and transforming)。正是由于此文化原型的鼓舞与激励，我们才获得心灵花园之心理重建的信心和努力。

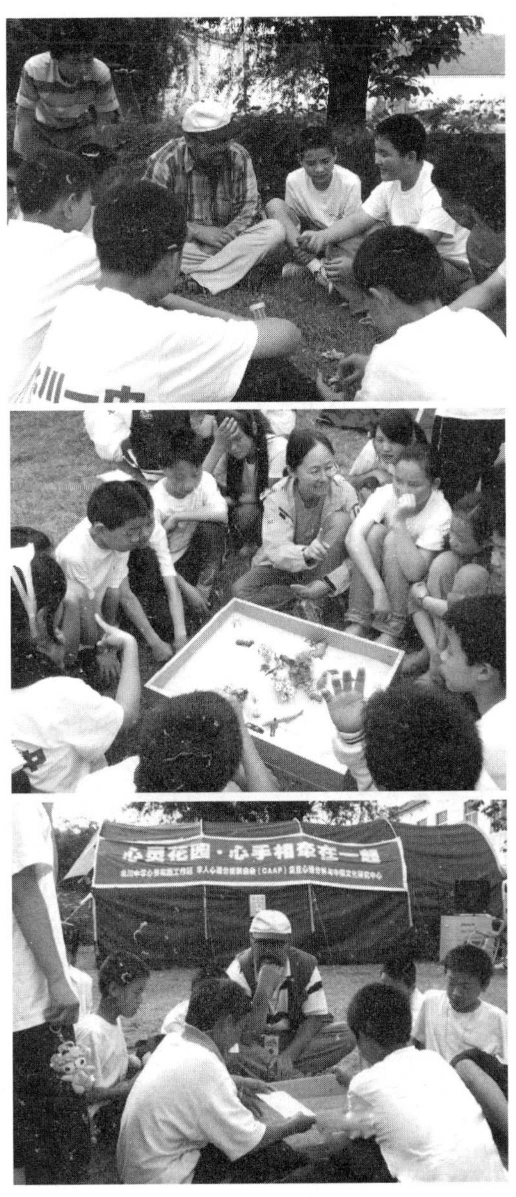

作者在四川震区心灵花园工作现场

“心灵花园”最初是我们出版“沙盘游戏系列丛书”选用的名字。2007 年开始，我们着手在全国范围的孤儿院建立心理辅导中心，也使用了“心灵花园”，用我们的专业能力来帮助我们孤儿的心理成长。

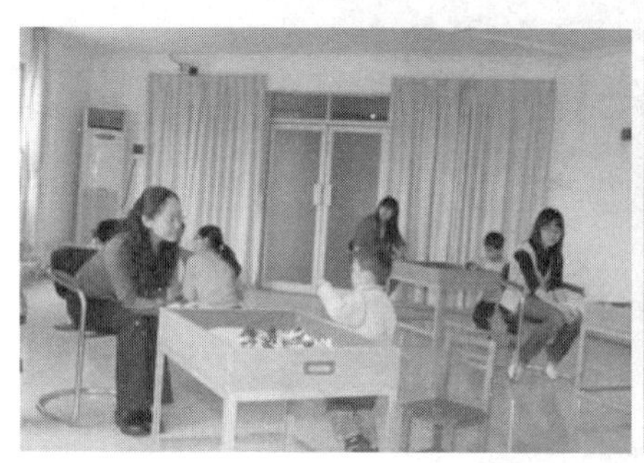

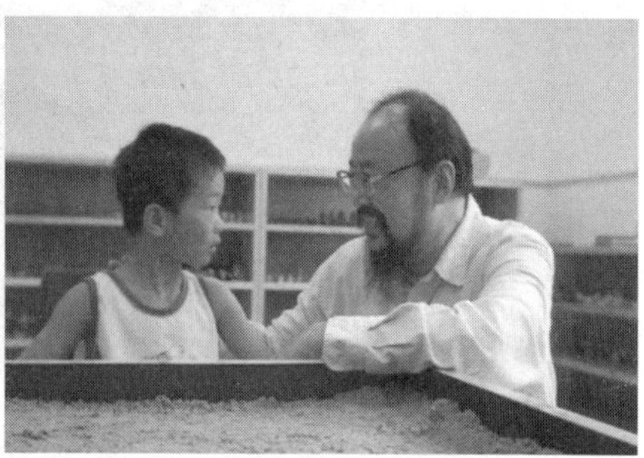

作者在孤儿院心灵花园工作站工作

由于种种原因，我们国家目前有 100 万左右的孤儿。尽管我们能对抛弃了孩子的父母表示某种程度的“理解”，若不是万般无奈哪个父母又舍得扔掉自己的亲生骨肉呢，但是，从整体来说，我们中国人不能扔掉自己对于孩子的责任，不管这孩子是由于疾患还是由于性别。于是，我们建立心灵花园的最初考虑，便是为拾起被扔掉的责任尽我们力所能及的努力。所有的孤儿都与我们有关，他们也都是我们的孩子；正如所有的震区受难同胞都与我们血肉相连，他们也正是为我们受难，为我们中华民族受难。

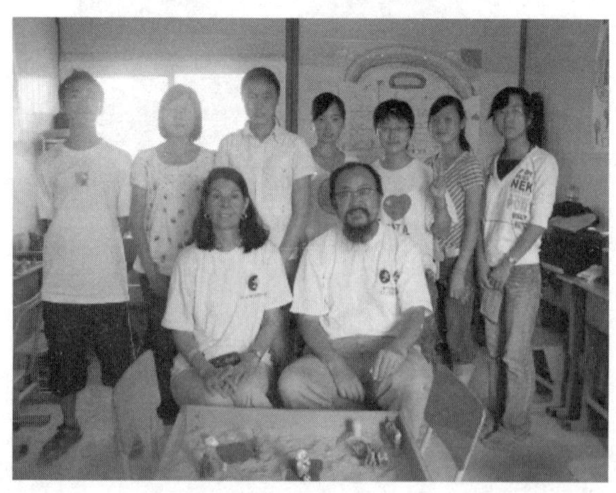

伊娃·帕蒂丝·肇嘉和鲁伊基·肇嘉赶来四川震区，直接参与心灵花园的心理援助工作

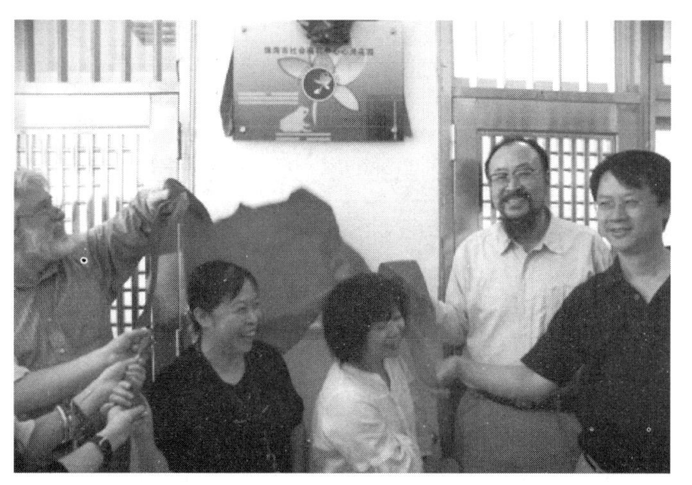

国际分析心理学会秘书长 Paul Kugler 参加珠海孤儿院心灵花园的启动

我们曾在《三川行思：汶川大地震中的心灵花园纪事》的前言和后记中这样写道：

> 2008，我们的生活和我们的生命，注定要被“5·12”汶川大地震所改变，挥洒为震区的风风雨雨，凝聚为三川的日日夜夜。我们的心理分析志愿者团队，在第一时间赶赴震区一线，直到今日仍然坚守在震区的心灵花园……
>
> ……我们是志愿者，当国家需要的时候，我们共赴国难，义无反顾，无怨无悔；若是再逢需要，我们仍将一如既往，依然前行；遵从命运的呼唤，追求生活的意义，探索心灵所能达到的境界。

（五）洗心岛与中国沙盘游戏

在广州北郊龙洞凤凰山的幽深处，有宁静怡人的天麓湖。天麓湖汇集自然山泉，形成了一个自然的湖心岛，那就是华人心理分析联合会和广东东方心理分析研究中心所在地的洗心岛。

“洗心岛”之名源自《易经》。我们当初与友人来到此处，但见氤氲交融之山泽气象，竹林环绕的松莲意境，于是撰写了这样一副对联：“洁静精微以洗心，退藏于密以咸脢”。《易经·系辞》中称易之能说诸心，能研诸侯之虑。《易经·说卦传》释坎时说，坎为水，为隐伏……其与人也为加忧，为心病……那么，在我们看来，这流传千古之《易》，本身便包含

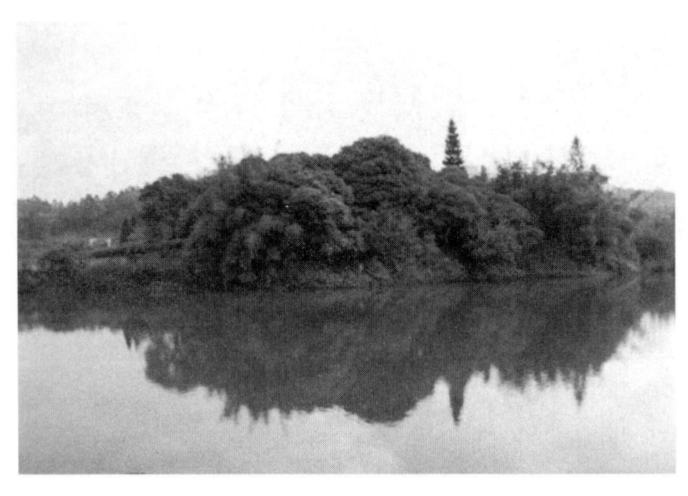

天麓湖洗心岛

了医治心病治愈心灵之“心药”，包含着人性所能达到的心灵境界。

第三届心理分析与中国文化国际论坛便在这洗心岛畔召开，来自世界各地的心理分析师和沙盘游戏治疗师，关注心理分析与中国文化事业发展的学者们再度聚会于此，如切如磋，如琢如磨，极深而研几，探索治愈心灵的途径和自性化的道路。既吸纳了这凤凰山和天麓湖的氤氲交融、山泽与天地一色的灵气，也把源于五湖四海的智慧留住于此，留给了洗心岛的美丽。

美在其中，而畅于四支，发于事业，美之至也。

这里被称之为世界上最美丽的心理分析学苑，也被称之为中国沙盘游戏治疗师的摇篮。

国际分析心理学会和国际沙盘游戏治疗学会的数任主席，以及诸多资深的心理分析师和沙盘游戏治疗师，都曾前来洗心岛传授经验，交流心得，共同探索心灵治愈的途径。

当被问及如何做好心理分析和沙盘游戏治疗，在心理分析和沙盘游戏治疗的过程中，主要的治愈因素是什么的时候，时任国际分析心理学会主席的默瑞·斯坦回答说，“治愈的因素源于一种德性的力量，正如求雨者的故事所寓意的一样。”默瑞·斯坦接着说，身在洗心岛，更能让人感受那本来源自中国的求雨者故事的意境和神奇。在这求雨者的故事中，包含着荣格积极想象技术的秘密，也包含着心理分析所追求的自性化的要义。

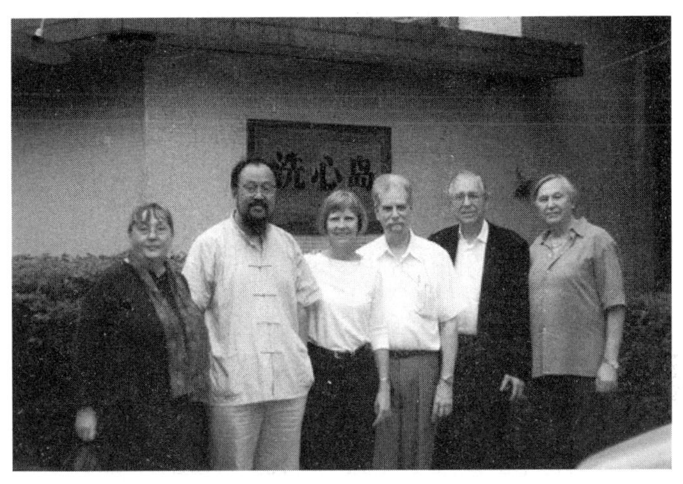

（左起）Katica Pasic、申荷永、琳达·凯布雷（Linda Cambray）、乔·凯布雷、默瑞·斯坦、Josip Pasic

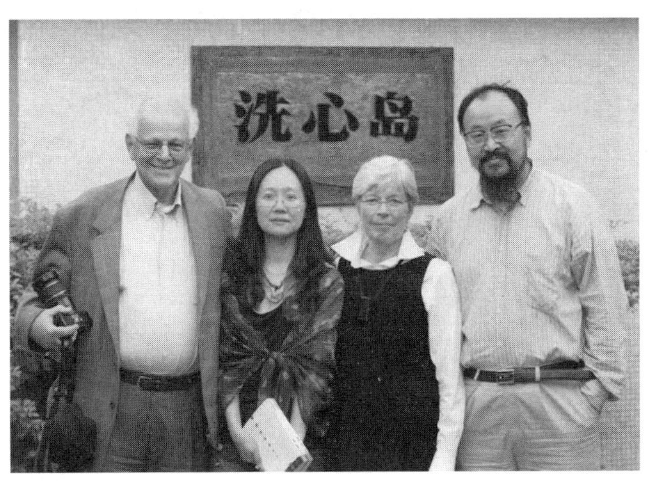

（左起）托马斯·科茨、高岚、金·科茨、申荷永

我们也曾向托马斯·科茨和金·科茨请教心理分析和沙盘游戏的治愈因素。托马斯·科茨的回答是："治愈的力量源于原型……你不是说'荣格说汉字是可读的原型吗'？其中也就包含了治愈的道理。"

托马斯·科茨是国际分析心理学会的前任主席，曾有机会与荣格做个人的心理分析，他也曾与约瑟夫·汉德森（Joseph Henderson，1904—

2007）保持了 40 余年的心理分析关系，为心理分析史上留下了充满传奇的篇章。对于他的回答我们心领神会，这也正如孟子的主张："吾知言，吾善养浩然之气……"这也正是洗心岛自然气息中的蕴涵。

托马斯·科茨和金·科茨都是卡尔夫的好朋友，金·科茨曾与卡尔夫一起做沙盘，并且发展了沙盘游戏治疗的技术和理论。她对于治愈因素的回答是"爱"，她自信而坚定地说："爱能治愈"。

或许，这也正是告诉我们，如何才能够营造出沙盘游戏治疗的"自由与保护的空间"。我们汉字"爱（愛）"的意象，其中至少包含了这样五种要素：诚信或信服、保护或陪伴、滋养与守护、友谊和支持以及正心和真诚。于是，这也便是对金·科茨所强调的"爱能治愈"的自然注解。

正是托马斯·科茨的母亲希尔德·科茨（Hilde Kirsch）把卡尔夫的沙盘游戏治疗奠基著作翻译成了英文，并且突出表达了其对于沙盘游戏作为心灵镜子的理解。而托马斯·科茨在撰写其经典著作《荣格心理分析史》的时候，也特意将沙盘游戏治疗作为其中的一章。

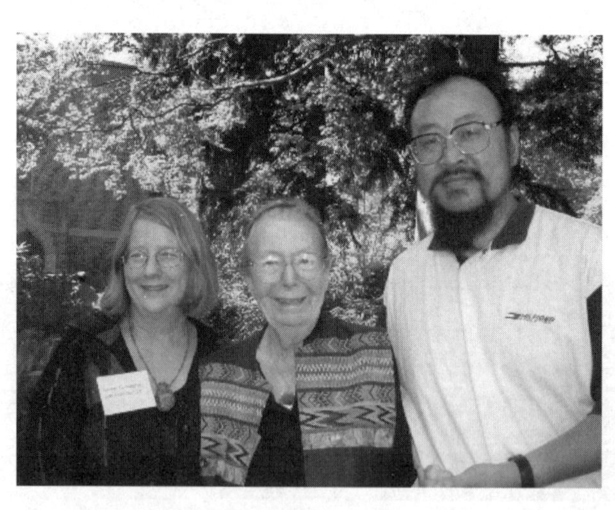

申荷永与其沙盘游戏老师凯·布莱德威和劳伦·考宁汉（Lauren Cunningham）

凯·布莱德威是我们的沙盘游戏老师（国际沙盘游戏治疗学会主要奠基者），当我们问她有关沙盘游戏治疗的治愈因素的时候，凯·布莱德威回答说："共情，一种包含了移情和反移情的共同移情……"

1907 年，荣格从苏黎世前往维也纳与弗洛伊德第一次会面，二人一口气畅谈了 13 个小时。其间，弗洛伊德问荣格，你怎样看待移情。荣格回答说，我们的心理分析自始至终都必然涉及移情，这是其中的关键所在。听到荣格的回答，弗洛伊德感叹不已，深情地表示，你已经把握了精神分析的精髓。

我们把凯·布莱德威老师的“共情”，既理解为包含了移情和反移情的共同移情，也将其融会于曾被翻译为“神入”的“empathy”。这也正是我们从老师的言传身教中所领会的内容。

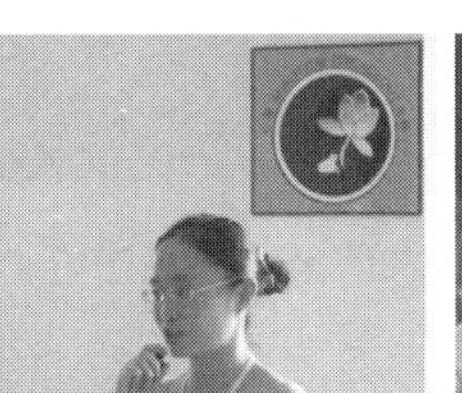

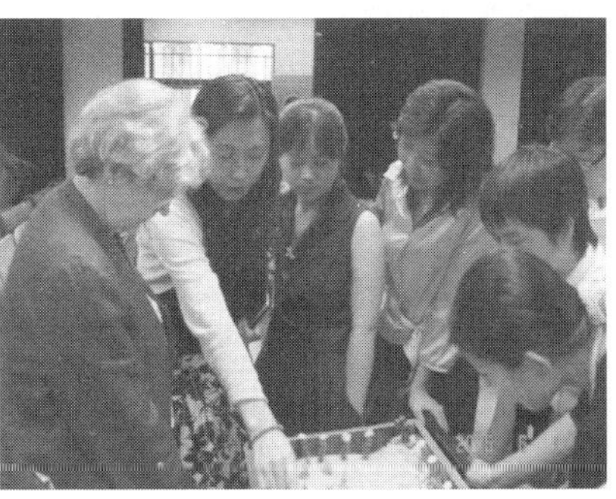

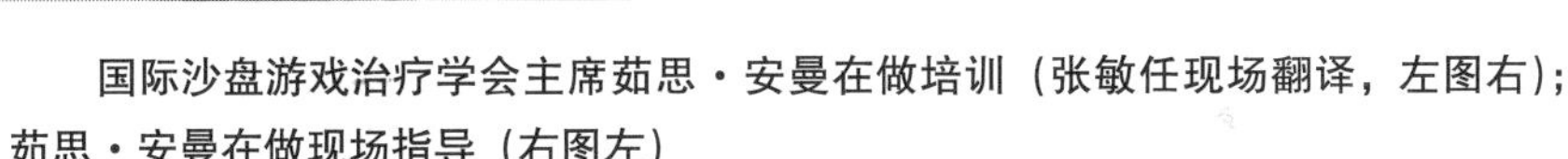

国际沙盘游戏治疗学会主席茹思·安曼在做培训（张敏任现场翻译，左图右）；茹思·安曼在做现场指导（右图左）

国际沙盘游戏治疗学会主席茹思·安曼多次在洗心岛进行心理分析与沙盘游戏专业培训，当被问及沙盘游戏治愈因素的时候，她的回答是“共鸣”。茹思·安曼认为，我们沙盘游戏过程中的许多元素，如声音、色彩，我们的沙具和工作气氛，以及大自然和工作环境中的许多内容，都与“共鸣”有关。俄耳普斯（Drpheus）用其音乐挪动石头，便是他能将其自己内心的振动传达给了石头的“心”。去移动来访者内心深处的石头，感动人类的心灵，正是我们沙盘游戏治疗的奇迹所在。

哈里特·弗里德曼和瑞·米切尔多次前来洗心岛进行心理分析与沙盘游戏专业培训。她们是经典著作《沙盘游戏：过去、现在和未来》的作者，两人合作默契，教学培训充满智慧。

刘建新（心理分析博士，北京师范大学珠海分校心理学系主任）曾问哈里特·弗里德曼，沙盘游戏对她本人意味着什么。哈里特回答，“对我来说，沙盘游戏为我打开了通往无意识的窗口。”由此，便可着手建立意识与无意识之间的桥梁，也便是建立通往治愈的途径。

瑞·米切尔将沙盘游戏的治愈元素比喻为炼金术：从原始物质中发现金子的过程。这也正是我们常说的沙盘游戏之“沙里淘金”的过程。一粒

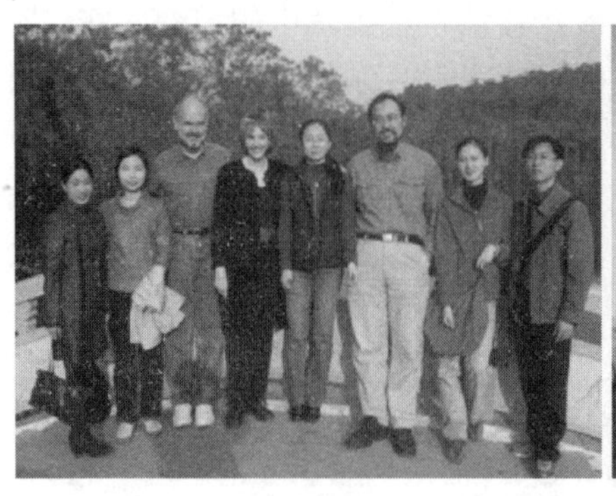
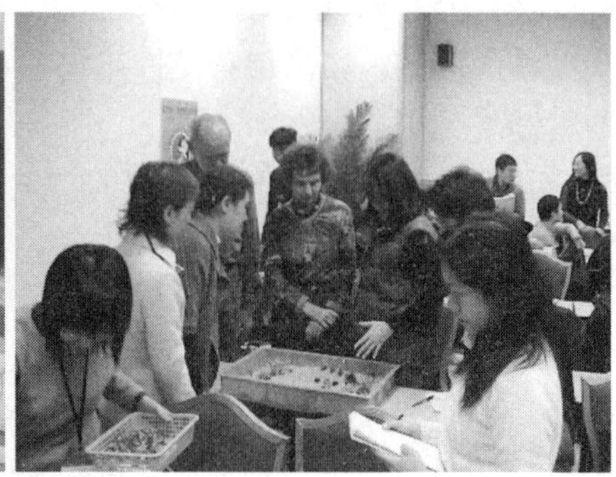

哈里特·弗里德曼和瑞·米切尔多次前来洗心岛进行心理分析与沙盘游戏专业培训

沙一世界，其中所充满的正是那种炼金术所称的原始物质。得之于心应之于手，沙盘中亦有披沙见金的效应，那便是来访者心性的呈现和心灵治愈的收获。

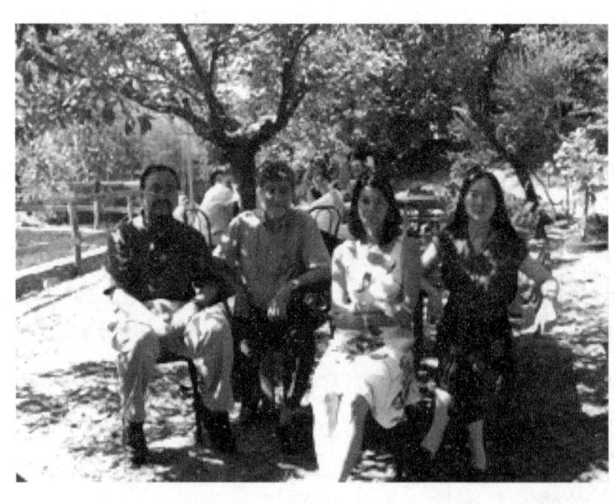

（左起）申荷永、鲁伊基·肇嘉、伊娃·帕蒂丝·肇嘉、高岚

从 2002 年起，国际分析心理学会前任主席鲁伊基·肇嘉和国际沙盘游戏治疗学会秘书长伊娃·帕蒂丝·肇嘉每年都前来洗心岛进行心理分析与沙盘游戏专业培训。我们也曾前往罗马和米兰对他们几度拜访。当讨论起心理分析和沙盘游戏的治愈因素时，鲁伊基·肇嘉说：“我认为，最重要的因素是自性化……”对此伊娃·帕蒂丝·肇嘉也表示赞同。治愈是个体发展的需

要，每个来访者内心深处的需要，正是我们沙盘游戏治愈的基本考虑。

同样的问题，我们还问过许多资深的心理分析师和沙盘游戏治疗师，包括约翰·比贝（John Beebe）、克莱格（Adolf Guggenbuhl-Craig）、罗伯特·伯尼克（Robert Bosnak），我们的心理分析师马里奥·雅各比（Mario Jacoby）、鲁西克（Louis Vuksinick），以及日本箱庭疗法学者河合隼雄、樋口和彦和山中康裕。看似遗憾，我们所得到的答案总是不同的。但也正是我们的幸运所在，心灵的治愈需要心灵的探索，需要我们每个人持续不断的努力。

2006 年 9 月，国际分析心理学会和国际沙盘游戏治疗学会在广州天麓湖洗心岛共同举行一次特别高峰会议，参加人员有国际沙盘游戏治疗学会主席茹思·安曼，秘书长伊娃·帕蒂丝·肇嘉，国际分析心理学会主席克里斯琴·盖亚尔，秘书长乔·凯布雷，国际分析心理学会/国际沙盘游戏治疗学会中国发展组织负责人申荷永等。此次会议达成了一项重要决议，国际分析心理学会正式将沙盘游戏治疗列为分析心理学的应用分支，这对于分析心理学和沙盘游戏在 21 世纪的发展都至关重要。

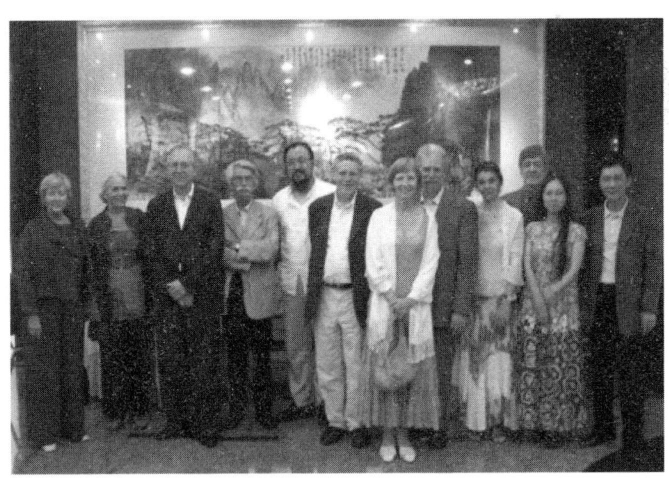

国际分析心理学会/国际沙盘游戏治疗学会广州天麓湖洗心岛高峰会议（2006 年），会议确定了将沙盘游戏作为荣格分析心理学应用分支的决议

此次会议重申与强调了荣格分析心理学作为沙盘游戏治疗技术的基础，以及国际分析心理学会和国际沙盘游戏治疗学会共同致力于在中国的整合性发展。洗心岛也因此被写进了荣格心理分析和沙盘游戏治疗的历史。

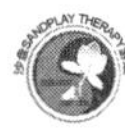

第二章　沙盘游戏疗法的形成

瑞士荣格分析心理学家多拉·卡尔夫（Dora Kalff）是沙盘游戏疗法的正式创立者。在心理分析之无意识理论的基础上，在“沙盘”（sandtray）中发挥原型和象征性的作用，实现心理分析的治疗效果，便是沙盘游戏疗法的基本特征。1985年国际沙盘游戏治疗学会成立，也标志着沙盘游戏治疗体系的成熟，其中已经是包含了数十年的积累与准备，对此我们可以通过三位主要奠基者来回溯其历史演变的过程。

一、沙盘游戏的创意：威尔斯与《地板游戏》

就卡尔夫所建立的沙盘游戏而言，其最初的创意，不仅仅是受荣格和洛温菲尔德的影响，而且可以追溯到威尔斯的“地板游戏”。尽管威尔斯并非专业的心理学家，但是通过沙盘游戏的发展，他也为当代心理学尤其是临床心理学的事业作出了重要的贡献。

（一）《地板游戏》

威尔斯（H. G. Wells）曾以其《时间机器》（1895）一书而成为有名的作家，同时也曾以其《世界史纲》（1920）而奠定了在思想界和学术界的地位和声誉，但是人们一般却并不太注意他在1911年出版的《地板游戏》。而正是此书，开始了有关“沙盘游戏治疗”的历史。

在《地板游戏》一书中，威尔斯描述了他和他的两个小儿子的游戏过程，尤其是他们所玩的“地板上的游戏”，用各种各样的玩具，在地板上搭建不同的游戏内容。孩子们玩得开心而投入，表现出了令人兴奋的想象力和创造性。威尔斯在其书中曾描述道：就在这地板上，不断涌现着数不清的富有想象力的游戏内容，它们不但使孩子们每天都在一起玩得高兴，而且还为他们以后的生活建立了一种广阔的、激励人心的思维模式。任何一个人都可以从这幼儿游戏的地板上获得启发与力量。

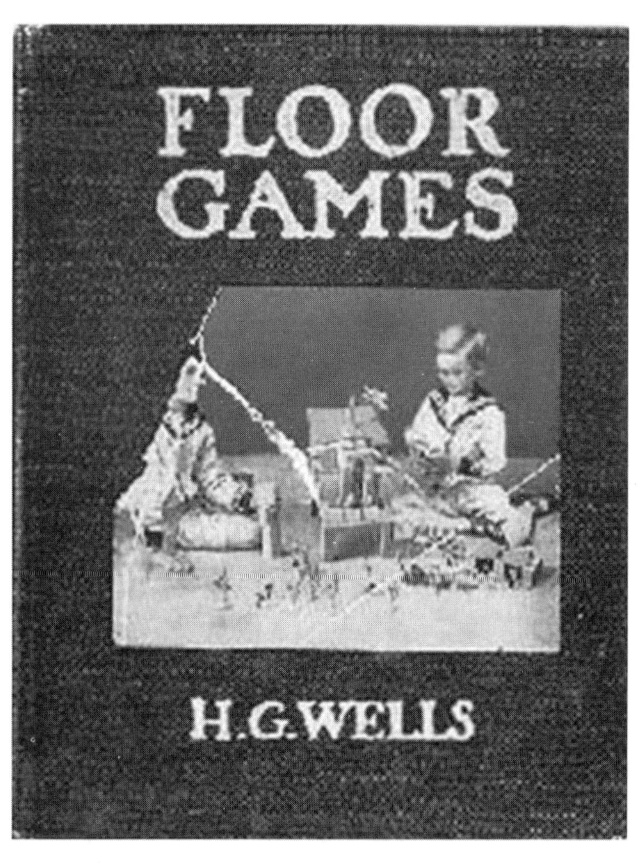

《地板游戏》封面

《地板游戏》的初版（1911）是一种大开本的较为原始的印刷，直接使用了威尔斯自己勾画的许多图案，以及他儿子在玩地板游戏时的实际照片。就当时的情形来说，这地板游戏也具有一个容纳性的空间，地板和地毯，并且具备了装有房屋、人物、建筑建材、交通工具和各种动物模型或玩具的许多箱子。于是，一旦这地板游戏发生，也就把一个普通的“地板空间”，转化成了探险的岛屿和想象的城堡。而岛屿与城堡，也正是威尔斯在其《地板游戏》中所侧重介绍的两类游戏主题：“神奇岛屿游戏”和“城市建筑游戏”。在介绍其地板游戏的过程中，威尔斯还对游戏中所涉及的历史背景、各类城堡、发生过的战争、使用的玩具模型、游戏环境本身等许多细节作了独到的描述与分析，甚至还阐述了自己鼓励孩子们玩这些游戏的理由。

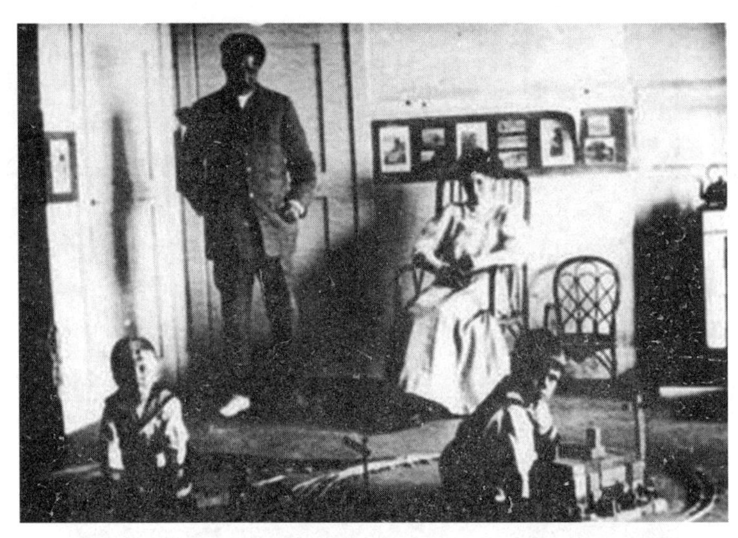

威尔斯与妻子简，观望两个儿子在玩地板游戏

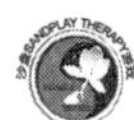

《地板游戏》出版的时候，威尔斯的大儿子吉波（George Philip）10岁，小儿子弗兰克（Frank Richard）8岁。如此生动的亲子活动与心理游戏，应该对当事者产生了深远的影响。实际上，两个儿子在成长的过程中始终都与陪同他们玩地板游戏的父亲保持着亲密的关系。吉波后来成为专业的动物学家，在伦敦的一所大学任教多年。弗兰克则成为专业的电影人士。回忆其亲身经历的童年游戏，两人都给予深切的怀念，深感欣慰和幸运。

（二）《小小战争：男孩的游戏》

就在威尔斯出版其《地板游戏》两年之后，他还有另外一部富有创意的作品，那就是《小小战争：男孩的游戏》。在该书的扉页上，出版商介绍威尔斯的时候称其为《地板游戏》的作者，并且为这《小小战争：男孩的游戏》作了这样一个解说："这是男孩的游戏，适合12岁到150岁的年龄，也适合喜欢男孩游戏和男孩书的高智商的女孩。"

实际上，《小小战争：男孩的游戏》更是具备了"沙盘游戏"的雏形，包括从"地板"移到了"桌面"，游戏中的"模型"更像以后使用的沙盘玩具。威尔斯曾在其作品中表达过这样的信息："形成与顺利发展，或者是痛苦与忍受现状（shape up or suffer）。"当威尔斯的"游戏"演化为治

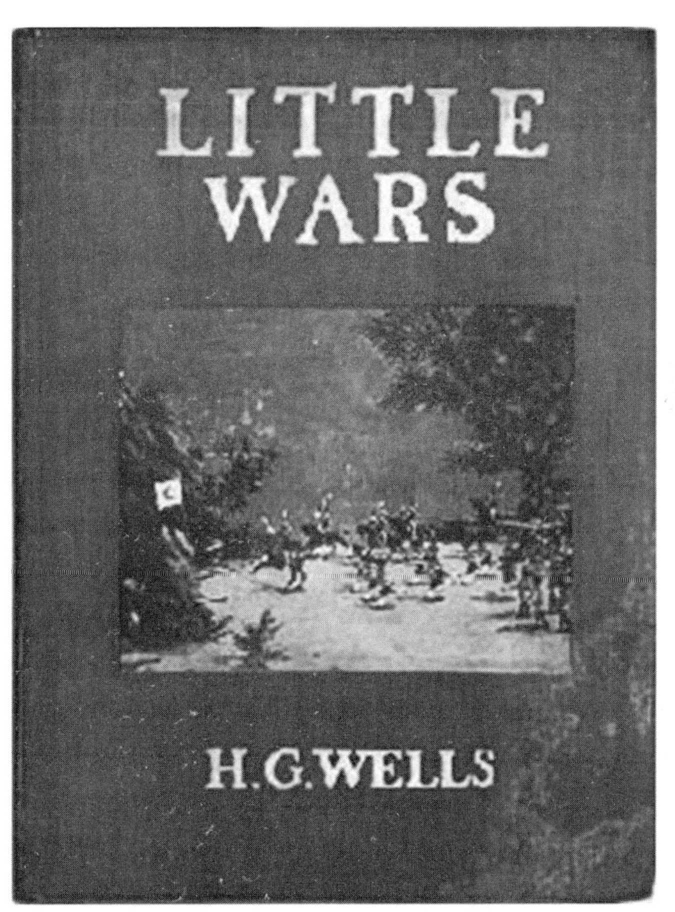

《小小战争：男孩的游戏》封面

疗工具的时候，这简单的话语便具有深刻的心理分析的内涵。

尽管威尔斯并非专业的心理学家，但是他对于幼儿自发的游戏和创造性想象很感兴趣，并且付诸了大量的考察与研究。他在其独立的研究中发现，荣格的集体无意识和原型理论，能够提供对于他所感兴趣的研究问题的合理解释。而通过他自己的独立研究，也能提供许多支持荣格分析心理学理论的依据。1923 年，荣格在英国讲课的时候，曾与威尔斯共进晚餐，一起分享与探讨了有关的研究与思想，彼此都有着很深的印象与启发。于是，30 年后作为分析心理学学生的卡尔夫再度发现威尔斯的意义，本来也是有着内在的学术上的渊源的。

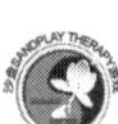

LITTLE WARS

A GAME FOR BOYS

FROM TWELVE YEARS OF AGE TO ONE HUNDRED AND FIFTY AND FOR THAT MORE INTELLIGENT SORT OF GIRLS WHO LIKE BOYS' GAMES AND BOOKS

WITH AN APPENDIX ON KRIEGSPIEL

BY

H. G. WELLS

THE AUTHOR OF "FLOOR GAMES" AND SEVERAL MINOR AND INFERIOR WORKS

WITH MARGINAL DRAWINGS BY J. R. SINCLAIR

《小小战争：男孩的游戏》扉页

（三）威尔斯传奇

赫伯特·乔治·威尔斯（Herbert George Wells）1866年9月21日出生于英国肯特郡的布罗姆利，自幼聪慧好学，一生勤奋著述。除了《地板游戏》和《小小战争：男孩的游戏》之外，他还有《时间机器》（*The Time Machine*）、《隐形人》（*The Invisible Man*）、《人类复制岛》（*The Island of Doctor Moreau*）、《大战火星人》（*The War of the Worlds*）和

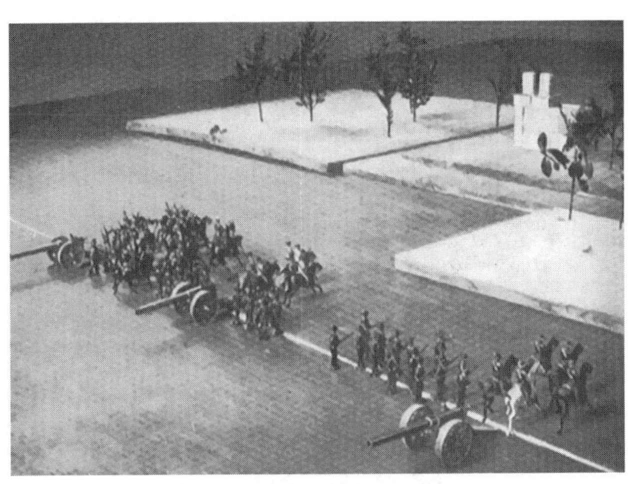

《小小战争：男孩的游戏》中的插图

《月球上最早的人类》（*The First Men in the Moon*）等传奇佳作，而且还给我们留下了堪称学术经典的《世界史纲》（*The Outline of History*）。他也曾参与起草《人权宣言》，那是今天联合国《世界人权宣言》的蓝本。

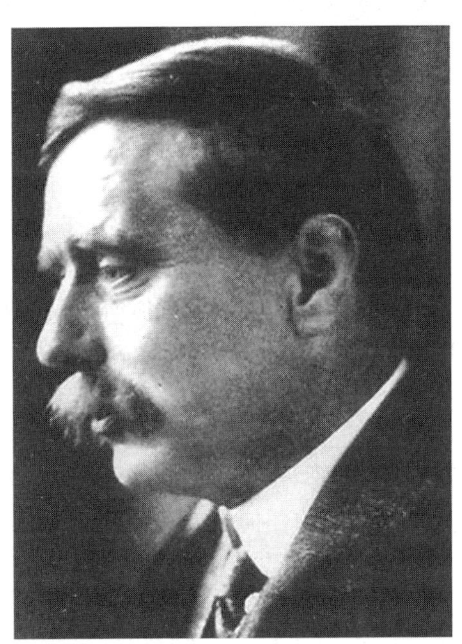

威尔斯，1866—1946

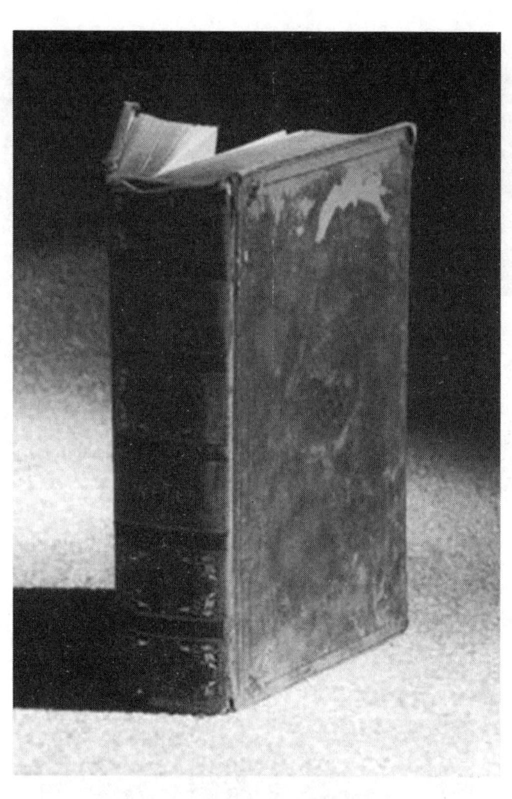

威尔斯的《世界史纲》

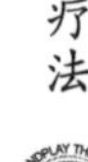

威尔斯曾随赫胥黎（Thomas Henry Huxley，1825—1895）治学，并深受其影响。赫胥黎是近代杰出的进化论学者，素有“达尔文斗士”之称。“我是达尔文的斗犬，我准备接受火刑，如果必要!”这便是世人永远不能忘却的赫胥黎。1897—1898年严复所翻译出版的《天演论》，便是赫胥黎的名作：《进化论与伦理学》（*Evolution and Ethics*，1894）。该书被康有为推崇为“中国西学第一者”，对于中国的学术和社会发展都产生了极为深远的影响。

“在事实面前要像小孩子那样老老实实地坐下来，准备放弃一切先入之见，谦卑地追随大自然引向的任何地方和任何深渊，否则，你什么也学不到。”这是赫胥黎的教诲，也是达尔文的精神，我们也可以在威尔斯身上看到这种精神的发扬。威尔斯本身在晚年享有极高的声誉，被称为“英语世界的智者”、“人类进步的探索者”和“时代进步的代言人”等，着实度过了充满传奇的一生。

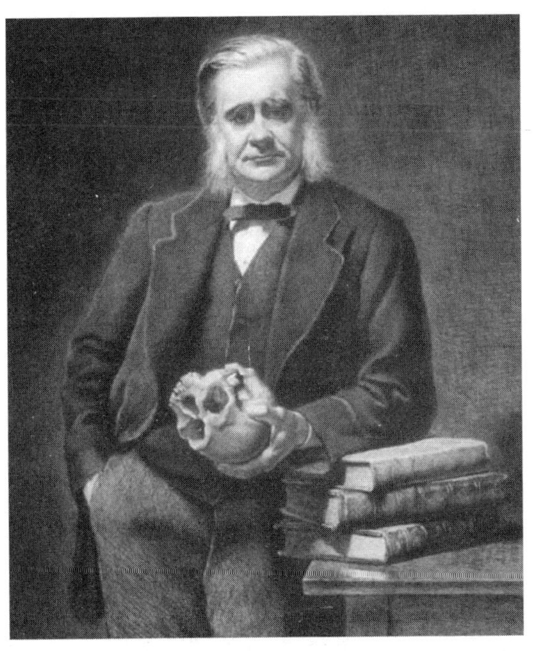

赫胥黎，1825—1895

二、沙盘游戏的框架:洛温菲尔德与“游戏王国技术”

玛格里特·洛温菲尔德（Margaret Lowenfeld，1890—1973）自幼喜欢读威尔斯的作品，尤其是那本《地板游戏》。1928 年当洛温菲尔德建立了自己的儿童诊所，准备开始儿童心理治疗的时候，威尔斯的《地板游戏》体现出了新的意义和作用，沙盘游戏治疗有了基本的架构。

（一）发现童年的意义

玛格里特·米德称洛温菲尔德为“发现童年意义的伟大先驱”，并且认为，“这发现本身，儿童心智与情感探索的追求，便是 20 世纪人类与科学的重大事件”[①]。在这种发现与探索的先驱者队伍中，还有安娜·弗洛伊德、克莱因、艾里克森和皮亚杰等。

---

① Lowenfeldm，*Play in Childhood*，London：Victor Gollancz，1935，序言.

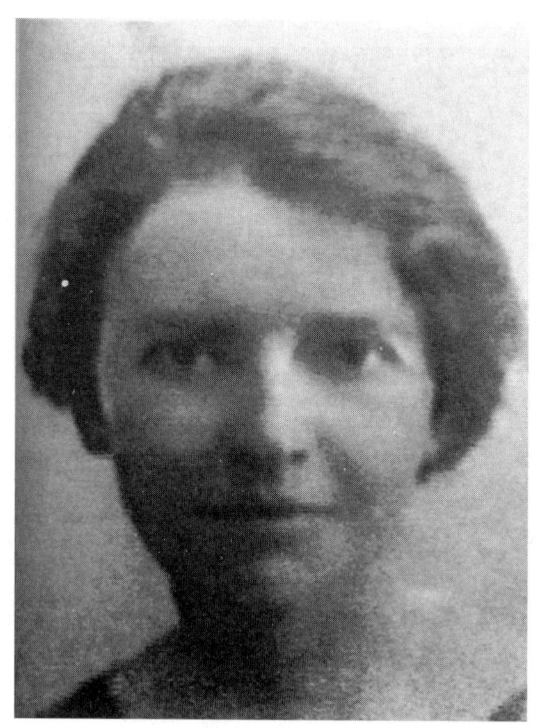

玛格里特·洛温菲尔德，1890—1973

玛格里特·洛温菲尔德1890年出生于英国伦敦，小的时候身体多病，在其童年的经历中伴随着许多痛苦与孤独的体验，养成了吮咬手指的习惯。13岁的时候父母离婚，对她更是沉重的打击。这种童年的不幸与经历，促使成年后的洛温菲尔德探索童年的意义。

1918年洛温菲尔德从医学院毕业，随后曾在几个不同的医疗单位服务，包括军队和战俘管理处。自己童年的苦楚，以及所面临的战争的困难，成为洛温菲尔德致力于理解儿童内心世界的背景。战争期间那充满恐惧与无助气氛的生活，加深了洛温菲尔德对不幸儿童的同情与理解；悲惨的战俘的生活，也让洛温菲尔德联想到被抛弃的儿童的抑郁。洛温菲尔德自己曾把战争带给她的特殊体验，比喻为最初心理分析的效果："这就像是最初心理分析所能带给心理治疗师的，也就是说，打开了通往某种内在世界的大门；不然我是根本不会有机会进入的。"①

---

① Lowenfeldm, *The World Technique*, London: Geoge Allen&Unwin, 1979, p. 1.

第一次世界大战结束之后，洛温菲尔德投入研究生的学习，以儿童发展研究为方向，并且获得了护理营养不足或先天疾病婴幼儿的经验。1923年她获得了研究资助，以儿童急性风湿病为研究内容。洛温菲尔德首次发表的学术论文便是："组织管理与风湿病儿童"（1927）。1928年，洛温菲尔德创建了自己的儿童心理诊所，专门为"神经症和困难儿童"服务。在威尔斯"地板游戏"的启发下，洛温菲尔德找来各种各样的玩具、积木、游戏材料，来"儿童心理诊所"寻求帮助的孩子们，兴奋地称装有这些玩具的箱子为"奇妙箱"。

1929年，洛温菲尔德在自己新的诊所，添置了两个盘子，一个放沙，一个盛水；但是，在这之前，孩子们主要还是在地板上摆放那些玩具和模型来游戏，直到有一天，来洛温菲尔德诊所的孩子们自发地把玩具和模型放到了盛有沙和水的两个盘子中，于是，一种影响深远的心理治疗技术从此诞生了。

顺着孩子们的称呼，洛温菲尔德也把这种新的治疗技术称为"游戏王国"，这也便是后来的"游戏王国技术"或"世界技术"（The World Technique）。

（二）游戏中的沟通：《童年游戏》

洛温菲尔德所面对的问题，是如何与那些患有神经症的孩子们有效地沟通。她需要一种表达与沟通的中介或载体，患病的儿童既可以通过这中介来表达，治疗者也可以由此载体来观察与诊断。

儿童自发地游戏，自发地创造，同时，也自发地给予了一个名称："游戏王国"（The World）。被父母送来"医治"的孩子在这"游戏王国"中得到了他们所需要的东西，自然地游戏并自发地表达；洛温菲尔德也从中得到了她一直在寻找的东西，一种与前来看病的孩子们沟通的有效工具。它之所以有效，首先是孩子们喜欢。同时，它能够作为一种"语言"，来表现孩子们的"问题"，起到交流与沟通的作用。孩子们就在这样有沙有水的盘子里，摆放着他们喜欢的各种玩具与模型，"表现"着他们的情绪与心理状态，"表达"着他们所遇到的问题以及应付问题的方式。

1935年，洛温菲尔德出版了自己的第一部专著：《童年游戏》（*Play in Childhood*）。洛温菲尔德认为游戏对于童年是至关重要的，涉及儿童的适应过程，与一个人的成长与发展密切相关。童年的游戏，将深深地影响着人们适应现实生活的能力。在洛温菲尔德看来，童年游戏至少有着这样

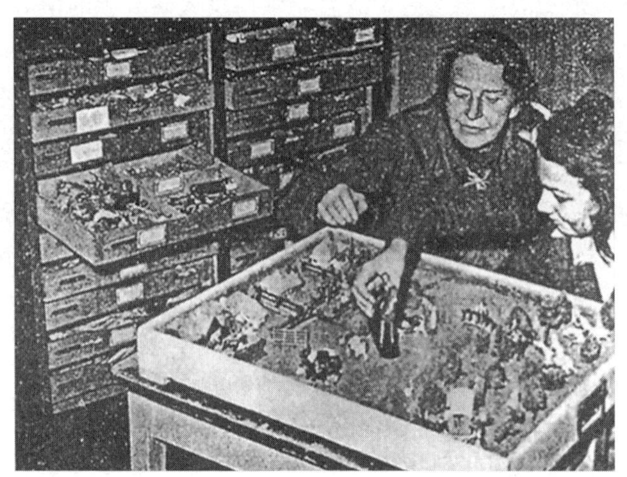

洛温菲尔德在工作

四种功能性目的：

（1）游戏是儿童接触与适应环境的手段。童年的游戏同成年人的工作一样，在本质上具有类似的社会功能。

（2）游戏能够沟通儿童的意识与情感体验，包含着哲学与宗教之对于成年人的意义。

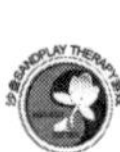

（3）游戏让儿童把自己的情感生活作外部表现，如同艺术之对于成年人的作用。

（4）游戏能够使孩子得到愉快和轻松的体验……

在《童年游戏》结束的时候，洛温菲尔德十分肯定地说："若是没有充分游戏的机会，那么就不会有正常与和谐的情感发展。"① 把游戏本身作为心理治疗与治愈的因素与源泉，这是洛温菲尔德的洞见与贡献。

（三）沟通中的治疗：《游戏王国技术》

《游戏王国技术》（*The World Technique*）一书是洛温菲尔德的第二部专著，出版于1979年，玛格里特·米德（Margaret Mead）为它作序，那是在洛温菲尔德去世的6年之后。该书的撰写是在1956年，洛温菲尔德获得波林根基金会的资助后开始的，全面而系统地总结了她关于游戏王国技

---

① Lowenfeldm, *Play in Childhood*, London: Victor Gollancz, 1935, p. 321.

术的理论与实践。

洛温菲尔德建立儿童心理诊所的初衷之一，是要“找到一种与儿童沟通的媒介，这媒介本身必须能够对儿童有持久的吸引力，能够为儿童和观察者提供一种可描述的语言，能够建立一种沟通与交流的途径。更进一步，一旦这样的一种媒介被发现和证明有效之后，也就有可能产生出对所使用材料进行研究和评估的方法”①。进一步，也就能够获得治疗或治愈的效果。

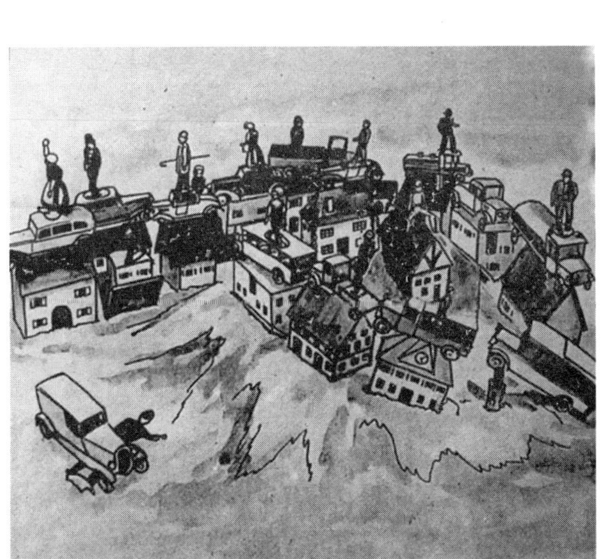

图示 1　“现实的模型被以非现实的方式来使用”

图示 1 是洛温菲尔德在其《游戏王国技术》中所使用的个案，摆此沙盘的是一个 13 岁的男孩，被诊断为恐惧症。从这沙盘图画中我们可以看到，该男孩在沙盘的前面堆起了一个小山坡，沙盘的中间呈现出一个山谷，山谷里有一栋房子，有个人不是在房子里面，而是坐在房顶上；在这房子的周围还有一些其他的房子；围绕着房子的是拥挤的交通，从沙盘图画的右上方开始，围着山谷中的房子绕了一圈后朝向了左边，开车的人都站在了车顶上；在沙盘图画的左下方，有一个人正被车压住……

洛温菲尔德称其为“现实的模型被以非现实的方式来使用”（real objects are put together in an unreal fashion）。在完成沙盘之前，该儿童并不

① Lowenfeldm，*The World Technique*，London：Geoge Allen&Unwin，1979，p281.

知道自己要做什么；当完成的时候，实际上是该儿童有了完成的感觉的时候，似乎松了一口气，并且说："我完成了!"但当问他摆的是什么的时候，他却说："我不知道它是什么意思，但我觉得就是这样子。"

如图示2所示，这是洛温菲尔德游戏王国分类中的"完成的表现性王国"(a complete representational world)。摆此沙盘的是一个11岁的男孩。他在沙盘中表现的是一个城市的场景：近似于现实生活中的街道、交通、铁路、火车站和房屋等。在这种"完成的表现性王国"分类中，摆沙盘者所表现的是他所知或想象的世界；在其中，所有的模型，都具有实在的或客观的意义。

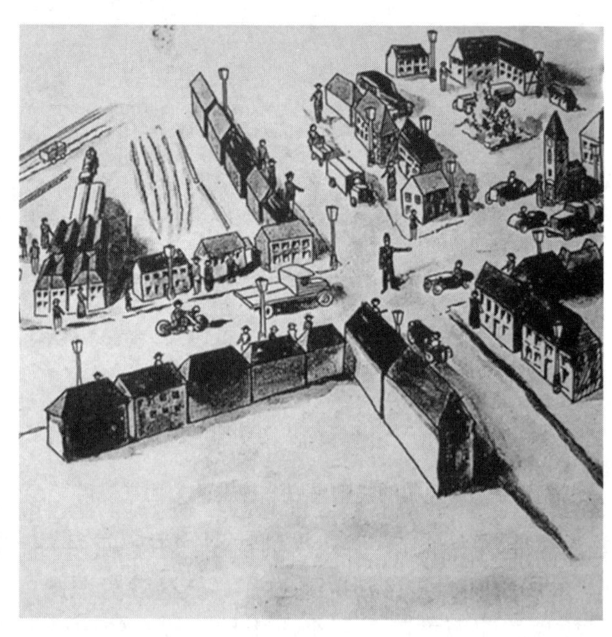

图示2 "完成的表现性王国"

"幻想性表演"(demonstration of a phantasy)是洛温菲尔德游戏王国的第三种分类。重点是在这样的沙盘游戏中，游戏者是受某种"幻想"支配的，而完成的沙盘又是该幻想的表现，或者是该幻想的表演。

图示3是一个17岁的女孩做的沙盘图画。她本来是音乐专业的学生，由于行为异常而被迫中断了学习。在这次的游戏王国图画中，她表现的是"蛇的一天生活"。在左下角，几位重要人物在听蛇对着麦克风唱歌。在左上方，是一个委员会在讨论蛇的生日礼物。在右下方，一只乌龟邀请了它的音乐朋友。在右上方，蛇正经过一个“恐惧”居住的树林回自己的家。

THE COMMITTEE
DEBATING THE
SNAKE'S BIRTHDAY
- PRESENT -
THE HORROR
IN THE WOOD
THE SNAKE
GOES HOME
THE TORTOISE
IS AT HOME TO
HIS MUSICAL
- FRIENDS -
IMPORTANT PEOPLE
LISTEN TO THE
SNAKE SINGING INTO
THE MICROPHONE

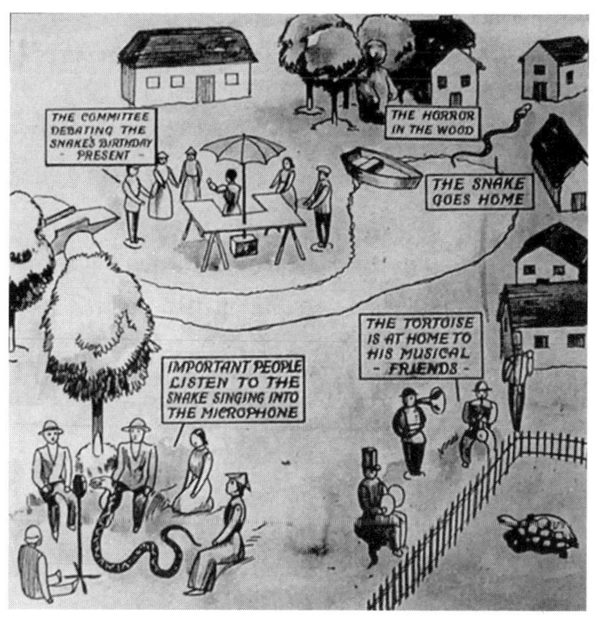

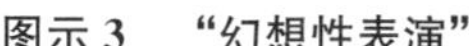
图示 3　“幻想性表演”

当儿童在沙盘里面摆放玩具和模型的时候，实际上他们也就是在表达和呈现他们的情绪和心理状态；通过他们所使用的沙盘和玩具模型，儿童的心理或内在世界就有了客观记录和分析的条件。有了这样的方法，洛温菲尔德也就能够有效地开始她探索儿童心理过程的研究和儿童心理治疗的工作。

1931 年，洛温菲尔德曾在英国心理学年会上提交了一篇论文，介绍了自己儿童诊所的工作，以及所使用的新的游戏王国技术。她为自己对于儿童的心理治疗确定了这样三个工作目标：“我们首先通过提供安全感来降低来访儿童的焦虑，通过对儿童所有表现的接受可以使儿童获得这种安全感；其次，我们通过象征性的游戏，引发儿童神经症背后所阻碍的情绪能量……第三，我们为儿童提供一个有助于他们通过自己的努力来获得内在稳定的框架，使得他们能够来处理自己的攻击性冲动。”①

① Lowenfeldm, *A new approach to the problem of psychoneurosis in childhood*, British Journal of Medical Psychology, 1(3), pp. 194-227.

在这篇提交大会的论文中，洛温菲尔德不仅明确地表达了其儿童心理治疗的工作目标，而且表达了她对于传统精神分析儿童治疗的不同观点。她认为，游戏本身便是重要的治疗因素和治愈的途径，传统精神分析所强调的移情和解释并非特别重要。游戏本身，即使没有解释，也能够起到有效的治疗作用。

1937 年，洛温菲尔德在巴黎国际心理学会议上首次公开演示她的“游戏王国技术”，她所做的工作坊的题目是：“客观直接记录儿童幻想的价值”（The value of direct objective record of children's phantasies with special reference to ideas of movement）。荣格也出席了那次会议，并且对洛温菲尔德的报告还进行了分析和评论。根据洛温菲尔德妹妹的回忆，从那之后，洛温菲尔德与荣格多有交往，常常去苏黎世访问荣格。

洛温菲尔德在其《游戏王国技术》的引论中说，这种技术是 1929 年开始的，从 4 岁的儿童到成年人都曾使用过它，尤其适合那些患有身心失调疾病，面临教育、工作或生活困难，人格失调或社会交往困难的来访者。

洛温菲尔德曾有这样一种观点，就儿童与成年人之间的交流而言，总是存在某种障碍的，包括语言能力方面的障碍。因而，她提出了“图画思维”（picture thinking）的概念，认为儿童的“手”上存有丰富的心智、情感和体验，但并不能用语言来表达。同时，在面对儿童的时候，或在与儿童交流的时候，用图画和动作，也就往往要比语言更有效。于是，这游戏王国技术中，也包含了让儿童的手来说话的意义。儿童在“游戏王国”中表现了自己，透过这种表现也发现了“自己”，透过那丰富的象征体验着自己的情感，自己的忧伤和自己的喜爱……于是，他们也就赋予了这游戏王国以特殊的意义，甚至是赋予了它以生命。任何富有生命的存在，总是会成长与发展的，也会在发展中获得新的形式与新的意义。

三、沙盘游戏的内涵：多拉·卡尔夫与“沙盘游戏”

有了威尔斯《地板游戏》的创意，也就有了洛温菲尔德《游戏王国技术》的儿童心理治疗运用，这便是“沙盘游戏”的前身。当多拉·卡尔夫在这“游戏王国”的基础上，注入了荣格分析心理学的思想，以及东方传统的哲学之后，沙盘游戏也就有了新的内容和新的意义。

（一）卡尔夫与荣格

多拉·卡尔夫 1904 年 12 月 21 日出生于瑞士。1944 年，通过孩子们之间的交往，卡尔夫结识了荣格的女儿格莱特（Gret Jung-Baumann），并保持着终生的友谊。

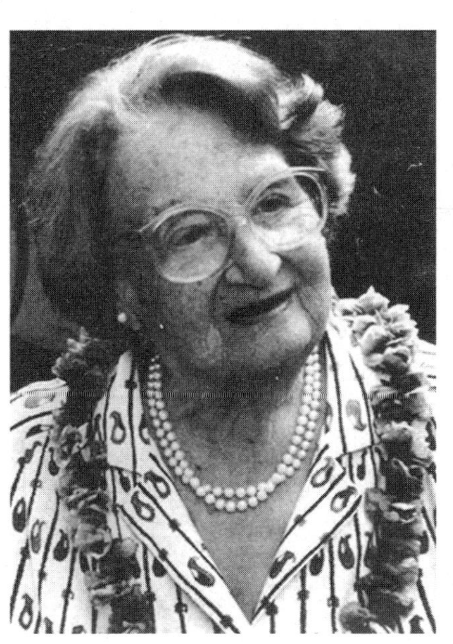

多拉·卡尔夫，1904—1990

格莱特的孩子曾去卡尔夫家里玩耍，回来后总是显得格外的高兴与欢快，这使得作为母亲的格莱特十分好奇，促使她自己前去拜访卡尔夫。而通过孩子交往的这一偶然事件，成了卡尔夫一生的转折点。在格莱特的介绍与安排之下，卡尔夫认识了荣格夫妇。

1949 年，作为两个孩子的单亲母亲，经历了自己的生活困苦与心理危机之后，卡尔夫开始了她在瑞士苏黎世荣格研究院 6 年的学习，并由荣格的夫人爱玛·荣格为其进行心理分析。为了靠近研究院方便学习，她买下了昭里孔（Zollikon）的一栋古老的房子。该房子始建于 1485 年，庭院中有着美丽的喷泉，“沙盘游戏”有了一个理想的出生地。卡尔夫让荣格的儿子皮特·荣格来帮助装修这房子。皮特是建筑师，并带有心理分析的灵感。装修后的房子让荣格本人都十分羡慕，并开玩笑地说要用他在库斯纳赫特的大屋和卡尔夫交换。

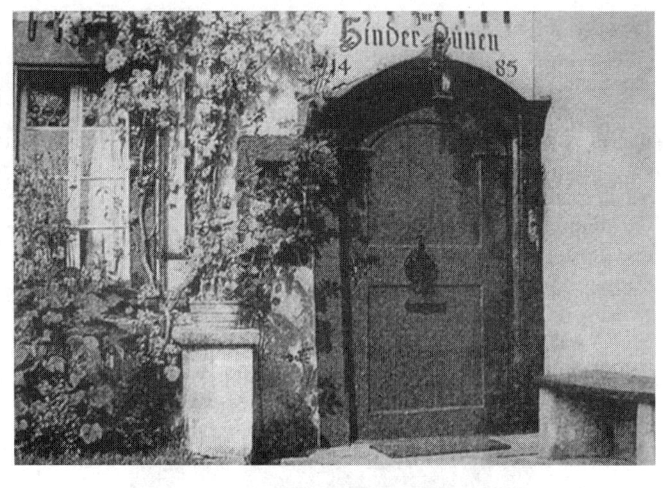

卡尔夫在瑞士昭里孔的房子，始建于**1485**年，被认为是沙盘游戏治疗的诞生地

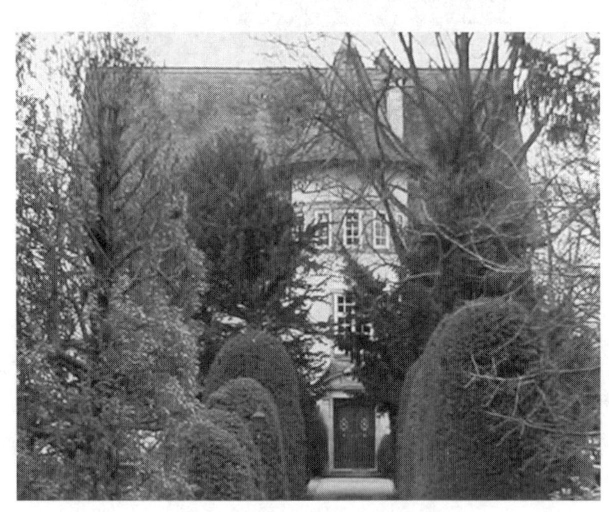

荣格在库斯纳赫特的房子

1954年，卡尔夫参加洛温菲尔德在苏黎世的讲座，深受启发，也由此引发了一种内在的梦想，寻找一种能够有效帮助儿童进行心理分析的方法与途径。于是，卡尔夫决定去伦敦跟随洛温菲尔德学习其“游戏王国技术”，并把自己的想法告诉了荣格。荣格回忆起他自己曾在1937年听过洛温菲尔德的有关报告，并且同样有着深刻的印象，于是便对卡尔夫的计划给予了鼓励和支持。

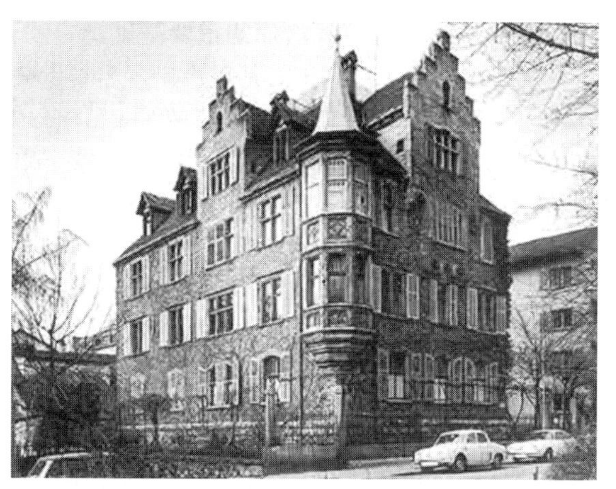

瑞士苏黎世荣格研究院，1948—1979 年间位于苏黎世格梅德大街 27 号

1956 年，完成了苏黎世荣格研究院所有课程与要求的卡尔夫，由于没有大学的文凭，不能获得荣格心理分析家的资格。于是，卡尔夫写信给洛温菲尔德，前往英国伦敦洛温菲尔德的诊所开始了她的“游戏王国技术”的学习。爱玛·荣格让麦克尔·弗德汉姆（Michael Fordham）在伦敦接待卡尔夫，并帮助安排与洛温菲尔德会面。麦克尔·弗德汉姆是荣格的学生，以其分析心理学的儿童发展研究和理论而著称。在这期间，卡尔夫还师从维尼考特（D. Winnicott）一段时间。

一年后卡尔夫从英国返回瑞士，开始了她把洛温菲尔德的“游戏王国技术”与荣格分析心理学相结合的努力与工作。同时，也致力于把东方的思想融会在更为有效的儿童治疗实践中。于是，在威尔斯的创意中，在洛温菲尔德的架构上，注入了荣格分析心理学和东方思想，便丰富了沙盘游戏的内涵，使其获得了新的意义。为了与洛温菲尔德“游戏王国技术”相区别，在征得洛温菲尔德的同意之后，卡尔夫用了“沙盘游戏”来命名自己的理论与实践。

（二）梦中的启迪

根据卡尔夫的儿子，同为出色的沙盘游戏治疗师的马丁·卡尔夫（Martine Kalff）的叙述，有两个与中国有关的梦，对于他母亲建立沙盘游戏治疗体系有着深远的影响。他在为卡尔夫经典著作《沙盘游戏：治愈心灵的途径》（1980）的新译新版撰写前言的时候（2003），也把这两个与中国有关的梦作为卡尔夫创立沙盘游戏治疗的重要启迪，并且十分肯定地表示，中国文化和东方哲学是沙盘游戏治疗的重要基础。

第一个梦是在1950年前后，在卡尔夫开始其在苏黎世荣格研究院的学习后不久，她梦到自己来到了中国西藏。在西藏的高山上，有两位和尚过来送给她一个金色的矩形工具。当她舞动这工具的时候，顿时，大地裂开了一扇门，呈现出两边的世界，并且在西方出现了太阳。荣格的太太爱玛·荣格是卡尔夫的心理分析师，在帮助卡尔夫分析此梦的时候，明确地鼓励卡尔夫追寻中国文化的智慧与启迪。

第二个梦是在1961年，就在荣格去世的当天，卡尔夫已经获悉荣格去世的消息，梦到荣格邀请自己吃晚饭。在梦中，荣格指着餐桌上的一堆大米说，你应该继续努力探索中国文化的意义。

瑞·米切尔（Rie Mitchell）和哈里特·弗里德曼（Harriet Friedman）在其《沙盘游戏：过去、现在和未来》一书中，曾把卡尔夫的这两个梦作为沙盘游戏治疗诞生于荣格心理分析与中国文化之结合的象征。“卡尔夫长期以来深受亚洲哲学思想的吸引，这与她把沙盘游戏治疗发展为一种心理分析的工具密切相关。在她创立沙盘游戏的关键时刻，她对于亚洲的兴趣和意义通过两个梦而得以呈现。”①

在2003年8月美国西雅图第17届国际沙盘游戏治疗会议上，申荷永曾以“沙盘游戏与中国文化”为题目作大会的报告，并且用中文的象征性和《易经》的卦象来分析卡尔夫的这两个梦。在第一个梦中，当把这梦境翻译成“中文”的时候，几个“关键词”格外引人注目：“西藏”（梦发生的地方）、“和尚”（梦中的主要人物）和“规矩”（梦中获得的金色的矩形工具）。

西藏有世界屋脊之称，有世界上最高的山峰，在那里能够获得一种“天在山中”的意象和体验，其中也就应和了“大畜”的卦象。

《周易·大畜》之卦辞曰：“大畜，利贞，不家食吉，利涉大川。”《程氏易传》中阐释为：“莫大于天，而在山中，艮在上而止乾于下，皆蕴畜至大之象也。在人为学术道德充积于内，乃所畜之大也。”卡尔夫梦中的意象，正包含了《易经·大畜》的启示。

卡尔夫梦中的“金色的矩形工具”曾让我思索良久，直到那思绪与“伏羲女娲”手中的规矩联系在了一起。

---

① Mitchellrr，Friedmanhs，*Sandplay*：*Past*，*Present and Future*，NewYork：Routledge，1994，p.50.

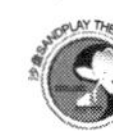

（卦象）

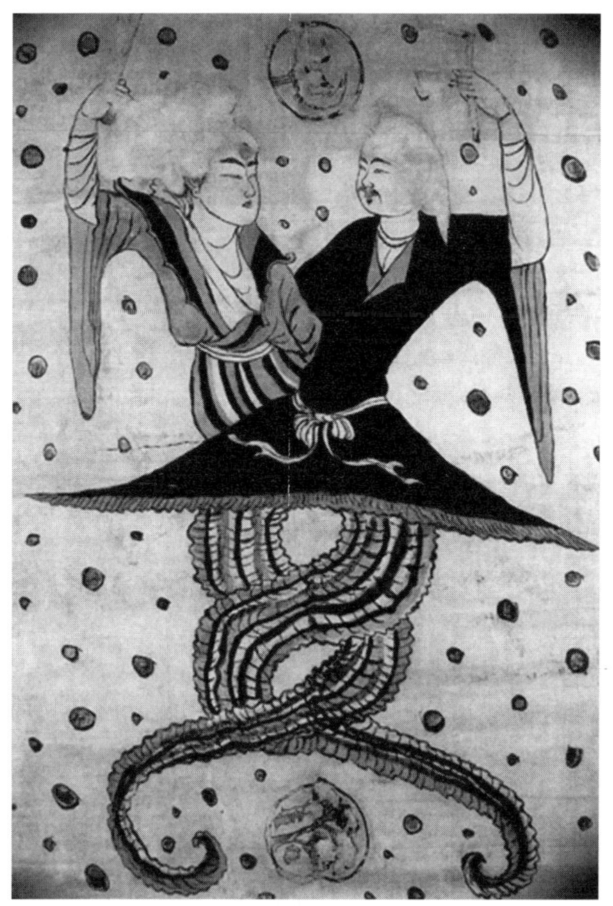

伏羲女娲图

中国有古语："没有规矩不成方圆"，或许也正是卡尔夫梦中金色矩形工具的寓意和内涵。观看这栩栩如生的伏羲女娲图，也给人以"和谐而尚行"的生动意象。

卡尔夫在荣格去世的当天所获得的第二个大梦，也包含了《易经·颐》的卦象：

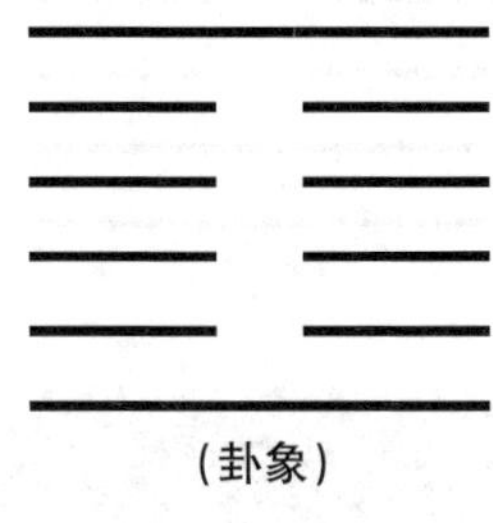

（卦象）

颐卦上艮下震，如同张开的口形，以饮食寓心性。《周易》之颐卦紧随大畜，卦辞曰："颐，贞吉，观颐，自求口实。"所包含的是观人之所颐与其自求口实之道。卡尔夫在获得此梦之后正式提出其沙盘游戏治疗的思想与体系，也是"自求口实"与"观其自养"之寓意的印证。

（三）整合性的工作

1956年，在伦敦跟随洛温菲尔德学习"游戏王国技术"一年以后，卡尔夫回到瑞士，继续她与荣格和爱玛·荣格的心理分析研习，并且开始了在东方哲学以及荣格分析心理学的基础上整合"游戏王国技术"的工作与实践。尽管这在当时的分析心理学领域中并没有引起太多的关注，但是荣格夫妇一直支持卡尔夫的努力和探索，他们也把自己家里的孩子送去卡尔夫那里做"沙盘游戏"。

卡尔夫在其为凯·布莱德威（Kay Bradway）的专著：《沙盘游戏研究：起源、理论和实践》一书作序的时候说，她1956年去伦敦跟随洛温菲尔德学习游戏王国技术的时候，主要的兴趣就是在于把这沙盘技术作为探索无意识的中介或工具。在卡尔夫看来，当一个人开始其沙盘构建的时候，也就可以观察到由潜在的无意识心灵所引导的一种心理过程的开始与发展。于是，分析心理学的自我发展及其自性化过程理论，便成为卡尔夫沙盘游戏体系的重要支撑。

1962年，在瑞士苏黎世第二届分析心理学国际会议上，卡尔夫提交了关于"原型作为治愈的因素"的论文。在这篇论文中，她运用了荣格的学生，著名分析心理学家诺伊曼的自我发展阶段理论，并且发挥了中国哲学家周敦颐的太极图思想，结合自己的两个沙盘个案，在沙盘游戏这种特殊的形式中表现了自我发展的无意识进程，以及沙盘游戏中原型和原型意象

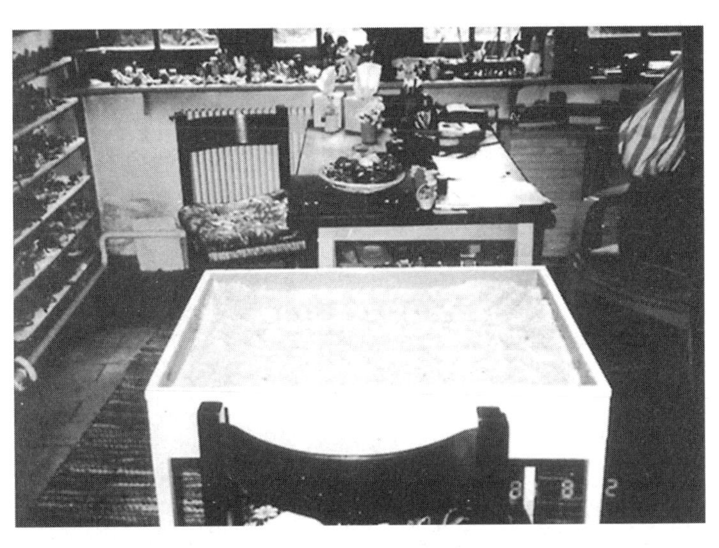

卡尔夫在昭里孔家中的沙盘室

的象征性表现。同年，她也在美国旧金山作了相同内容的报告，引起了普遍的关注。

在这篇报告的基础上，实际上也是这篇报告发表的同时，她也完成了自己关于沙盘游戏治疗的唯一专著：《沙盘游戏》(1966)。该书1971年由洛杉矶荣格研究院的奠基者之一，希尔德·科茨（Hilde Kirsch）翻译成英文出版，书名用的是《沙盘游戏：儿童心灵的镜子》(*Sandplay: Mirror of a Child's Psyche*)。1980年被重新翻译，改用书名为《沙盘游戏：治愈心灵的途径》(*Sandplay: A Psychotherapeutic Approach to the Psyche*)。2003年，该书再被重新翻译出版。

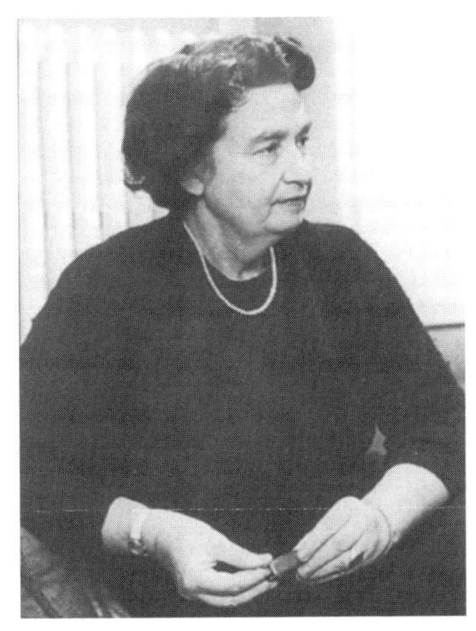

卡尔夫著作2003年再版时使用的照片

卡尔夫的《沙盘游戏》在1971年和1980年两次被翻译出版的时候，都是这样介绍作者的："多拉·卡尔夫是荣格分析心理学家……她对于音乐和东方思想的兴趣，深深地影响了她的工作，也丰富了她的沙盘游戏理论。”而这也正是卡尔夫整合性工作的意义。在书的开始，她用荣格的自性化理论来展开沙盘游戏的篇章，阐述了诺伊曼的自我发展理论，随即便介绍了周敦颐的太极图思想。在此基础上，她展开了自己用沙盘游戏做的9个个案，并且在介绍个案的过程中发挥了她关于沙盘游戏治疗的思想和理论。于是，当卡尔夫把荣格分析心理学和东方哲学注入洛温菲尔德的“游戏王国技术”中去的时候，整合性的沙盘游戏便获得了新的生命。

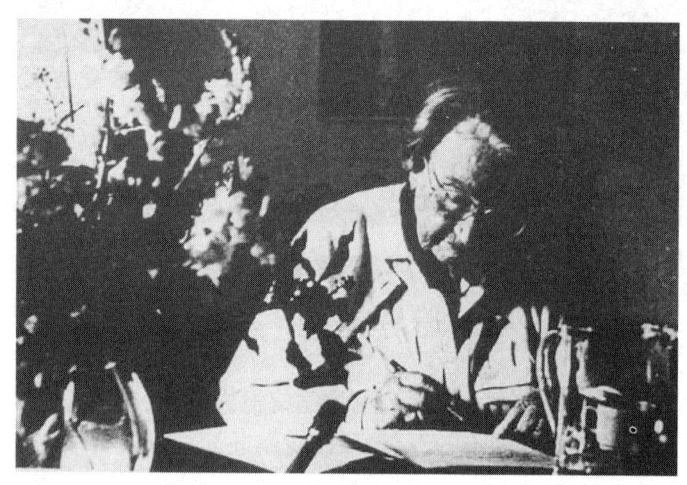

卡尔夫在书房工作

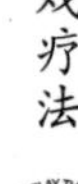

第三章　沙盘游戏疗法的理论基础

卡尔夫所创立的沙盘游戏疗法包含着对于三种理论和思想的整合，其一是荣格的分析心理学；其二是卡尔夫所理解的东方哲学和文化，尤其是周敦颐的思想；其三是她本人对于洛温菲尔德游戏王国技术的改造和发展。这三个方面也是我们理解和把握沙盘游戏疗法的最重要的理论基础。

一、沙盘游戏与荣格思想

卡尔夫是荣格的学生，曾在苏黎世的荣格研究院进行了六年的分析心理学研习，并接受荣格的夫人爱玛·荣格的个人心理分析。卡尔夫自己认为，在其发展“沙盘游戏疗法”的过程中，“荣格的指导与帮助最为重要”。

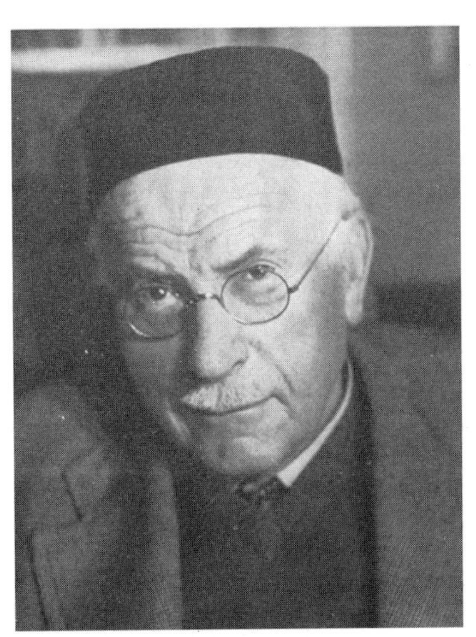

卡尔·古斯塔夫·荣格，1950

（一）荣格分析心理学的要点

荣格分析心理学的要点，在于其“集体无意识”（collective unconscious）、“原型”（archetype）和“原型意象”（archetypal images）的概念，“情结”（complex）和人格类型等的理论，词语联想、梦的分析和积极想象（active imagination）的临床方法，以及作为心理分析目的的“自性化过程”（individuation process）等，这些也都是沙盘游戏治疗运作的重要基础。

“集体无意识”既是对弗洛伊德“个体潜意识”（personal unconscious）的发展，也是荣格的一种创造。荣格用它来表示人类心灵中所包含的共同的精神遗传。或者说，集体无意识中包含着人类进化过程中整个精神性的遗传，注入在我们每个人的内心深处。荣格自己在给“集体无意识”下“定义”的时候曾经这样说：“集体无意识与个人无意识截然不同，因为它的存在不像后者那样可以归结为个人的经验……个人无意识主要是由各种情结构成的，集体无意识的内容则主要是原型。”[①]

荣格把“原型”看作是“集体无意识”的主要内容，认为“原型是人类原始经验的集结，它们（荣格往往把原型作为复数）像命运一样伴随着我们每一个人，其影响可以在我们每个人的生活中被感觉到”[②]。根据荣格分析心理学的理论，集体无意识是通过某种形式的继承或进化而来，是由原型这种先存的形式所构成的。原型赋予某些心理内容以其独特的形式。同时，荣格还提出，主要是由原型所构成的集体无意识，具有一种所有地方和所有个人皆符合的大体相似的内容和行为方式。由于集体无意识具有这样一种普遍的表现方式，因此它就组成了一种超个人的心理基础，普遍地存在于我们每个人身上，并且会在意识以及无意识的层次上，影响着我们每个人的心理与行为。在这种原型心理学的意义上，荣格认为，历史中所有重要的观念，不管是宗教的，还是科学的、哲学的或伦理的观念，都必然能够回溯到一种或几种原型。这些观念的现代形式，只是其原型观念的不同表现，是人们有意识或无意识地把原型观念应用到了生活现实的

① Jung，C. G.，*Archetype sand the Collective Unconscious*，Princeton：Princeton UniversityPress，1977，p. 30.

② Jung，C. G.，*The Structure of the Psyche*，In：The Collected Works of C. G. Jung：Vol. 8，Princeton：Princeton University Press，1977，p. 342.

结果。

如同道之存在与道之体现的不同，在荣格的分析心理学中，我们很难对原型本身直接认识，于是他又引入了“原型意象”的概念，认为这是原型将其自身呈现给意识的主要形式。荣格认为，集体无意识的内容一旦被觉察，它便以意象的象征形式呈现给意识。象征性便是无意识的主要语言，这已经是所有从事心理分析者的基本共识。诺伊曼在其名著《大母神》中，对于原型以及原型意象，有着出色的阐述与解析。在诺伊曼看来，源自无意识的象征性意象，是人类精神在其全部表现中的创造性源泉。不仅意识及其对世界进行哲学理解的概念起源于象征，而且宗教、仪式和崇拜、艺术和习俗等等，也都起源于象征。由于无意识的象征形成过程是人类精神的源泉，所以语言，其历史几乎与人类意识的发生发展同步，也永远开始于某种象征性。在荣格分析心理学的观点来看，一种原型内容，首先和最重要的是在意象中表现其自身。荣格曾根据自己的分析与体验，以及自己的临床观察与验证，提出了“阿尼玛”、“阿尼姆斯”、“智慧老人”、“内在儿童”、“阴影”和“自性”等诸多分析心理学意义上的“原型意象”。这些原型意象存在于我们每个人的内心深处，在意识以及无意识的水平上影响我们每个人的心理与行为。

就心理分析的目的来说，荣格用自性化这一概念所要表达的是这样一种过程：一个人最终成为他自己，成为一种整合性的，不可分割的，但又不同于他人的发展过程。安德鲁·塞缪斯（Andrew Samuels）在其《荣格心理分析评论词典》中，在比较了“自性化”与“自性”（self）、“意识自我”（ego）和原型（archetype），以及意识性（consciousness）和无意识（unconscious）等概念的关系与整合意义之后说：“自性化过程是围绕以自性为人格核心的一种整合过程。换句话说，使一个人能够意识到他或她在哪些方面具有独特性，同时又是一个普普通通的男女。”①

荣格在许多不同的背景中对自性化现象的描述，都与他个人的体验有着密切的关系，包括他对炼金术以及炼金术者心理状态的研究，尤其是他自己的“曼荼罗”体验。对于荣格来说，“曼荼罗”就是自性的显现，“曼荼罗”也包含着自性化的发展。于是，荣格分析心理学中的“自性化”或“自性化过程”，也就带上了某种宗教性的色彩。荣格在一次回答提问时曾

① Samuelsa, *A Critical Dictionary of Jungian Analysis*, London and NewYork: Routledge, 1997, pp. 76-79.

这样说：“自性化是一种神性的生活，正如曼荼罗心理学清楚地表现的那样。”①

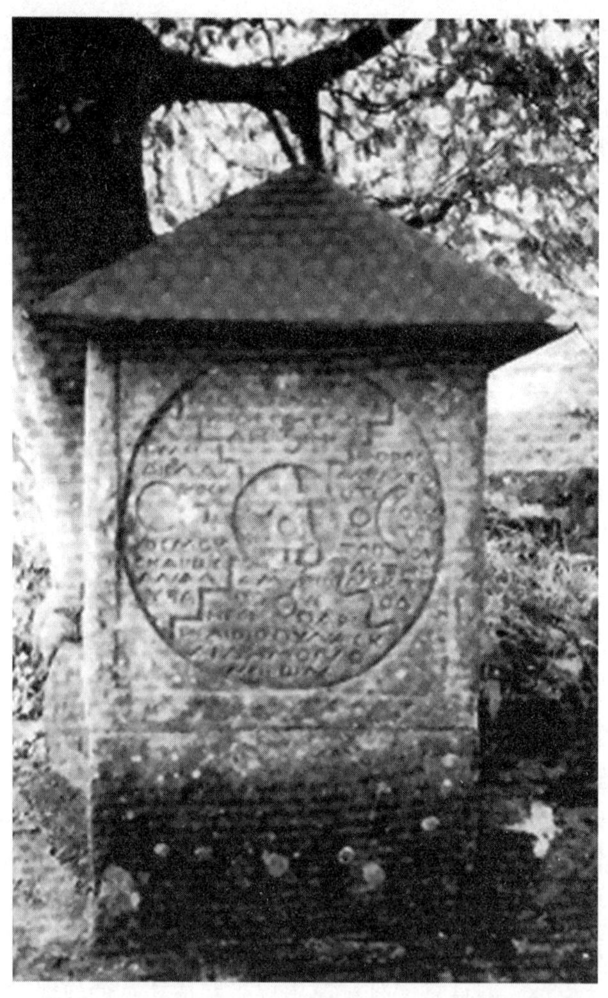

荣格留在波林根的石刻，已经成为荣格分析心理学的象征

下图是荣格所绘制的第一幅曼荼罗（1916），在此图画的背后，荣格用英文这样写道：“这是我在 1916 年所绘制的第一幅曼荼罗，完全是无意识的自发表现。卡尔·荣格。”

① Jung, C. G. *The Collected Works of C. G. Jung*: *Vol*. 18, Princeton: Princeton University Press, 1977, p. 1624.

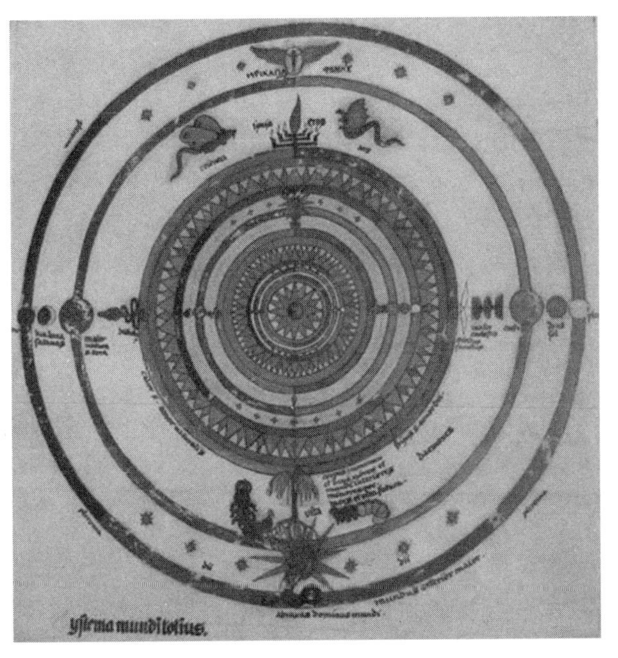

荣格所绘制的第一张曼荼罗（1916）

（二）童年游戏与无意识体验

在荣格的传记《回忆·梦·思考》的“接触无意识”一章的开始，他叙述了自己与弗洛伊德分裂之后所陷入的低谷，一种无所适从之感，甚至是深深的抑郁。这无所适从和抑郁，正是他所面临的危机，也是在危地中逢遇的机会：善射者师弓不师羿，善学者师心不师圣；失去弗洛伊德的理论支持而转向面对无意识本身。

荣格正是这样做的。在当时的状态下，不管是对于梦的分析还是治疗的方法，所有的书本和理论都不能给他满意的解释或帮助。于是，他也就对自己说：“既然我什么也不懂，那就做点心中能想到的事情。”于是，荣格自己说，他也就有意识地让自己服从于无意识的指引。

最初浮现出来的是 10 岁或 11 岁时的一个童年的记忆。荣格说：“那时候，我非常喜欢玩积木。我仍然清楚地记得自己如何用积木搭起小房子和城堡，用瓶子架成门框和拱顶。后来我用普通的石头来代替，并用泥浆取代灰泥。我沉迷在这些建筑结构里很长一段时间。”在跟随无意识的指引，让自己重新体验这童年记忆的时候，使荣格感到惊奇的事情发生了，与那

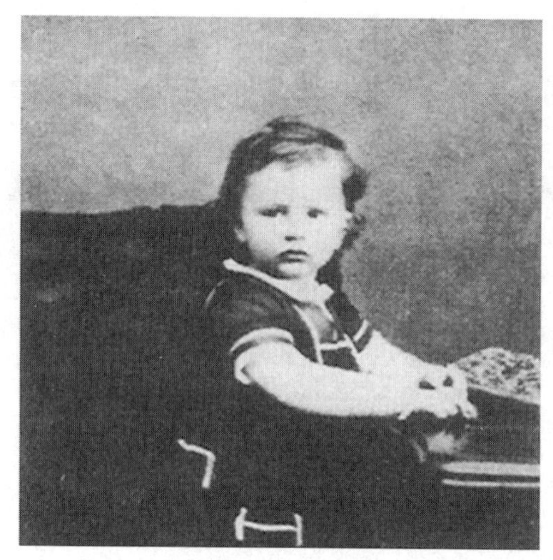

孩童时的荣格

童年记忆涌现出来的，还有很多生动的情绪和感触。“‘啊哈!’我对自己说，这些东西是仍然具有生命力的。那个小孩就在附近，具有我所缺乏的创造性生命。但是我怎样才能找到通往这创造性生命的路呢?”①

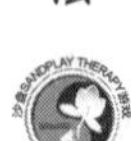

已经是成年人的荣格，感到在成年的自己与这 11 岁孩子之间搭起一座桥来似乎是很难的。于是，他想：“如果我想与那童年重新建立联系的话，我只能是重返过去，去玩那童年的游戏，重新体验那童年的生活，除此之外别无选择。”② 进入“儿童”的世界，去感受那世界中包含的创造。有了这样一种思想，也就有了后来整个荣格分析心理学的最重要的特色。荣格十分肯定地说：“这一刻是我命运的转折点。”③

于是，荣格开始了他自己的“沙盘游戏”：他开始收集各种石头和建筑材料，有些石头是从湖边捡来的，有些则是从湖里捞起来的。然后就开始建造别墅、城堡、村庄……“但是还没有教堂，于是我就建造了一个长方形的建筑物，顶部有个六角形的鼓和一个圆顶。教堂还得有个祭坛，但在动手的时候我却有所犹豫……”荣格在其自传中记述道：“每天午饭后，我就外出做我的建筑游戏，不管天气如何。一吃过饭即刻就开始游戏，一直玩到病人来的时候。若是下午的工作结束得早些，我也会再继续我的建筑游戏。在这建筑游戏的过程中，我的思想变得清新，我竟能把握住隐隐

①②③ [瑞士] 荣格：《回忆·梦·思考》，294 页，沈阳，辽宁人民出版社，1988。

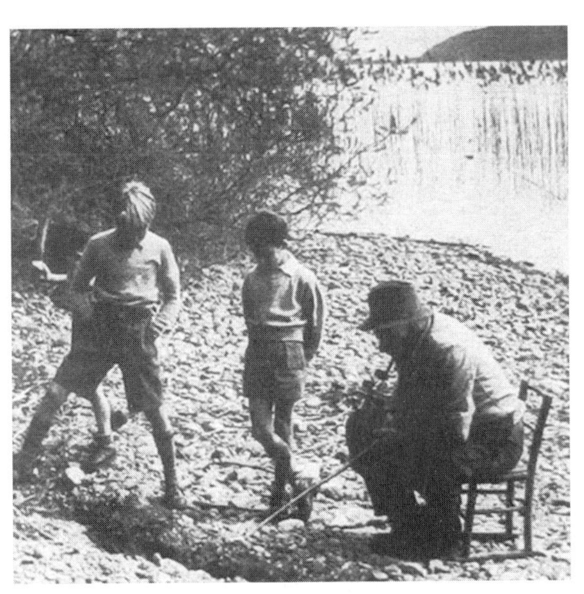

荣格在与孙子们做游戏

约约出现在脑海中的种种幻想的含义。我自然想到了自己做的事情的意义，我自问：‘说实在的，你现在到底在做什么呢？建造一个小城镇，仿佛在举行祭礼似的。’我没有回答这个问题，但我内心确信，我正走在发现自己的神话的途中。这个建筑游戏只是开端，释放出来一系列的幻想和思绪，我后来全部都仔细地记下来了。”① 而记录下来的这些想法，也就成为荣格著述的最重要的资源，因为它们来自于无意识。

在许多著名沙盘游戏治疗师的著述中，如茹思·安曼（Ruth Ammann），都把荣格通过童年游戏来与无意识的接触，作为沙盘游戏之荣格分析心理学起源的重要内容。而荣格的童年游戏本身，也是其分析心理学最具特色的方法——积极想象的开始。而积极想象，同样也是荣格沙盘游戏疗法的重要理论和方法性基础。

（三）积极想象与心灵自主性

正是主动与那内在生动的儿童沟通，通过童年游戏去体验内在意象儿童的创造性意义的经验，使荣格获得了他的“积极想象”技术。在分析心

① ［瑞士］荣格：《回忆·梦·思考》，295～296页，沈阳，辽宁人民出版社，1988。

理学的理解中，意象本身即具有心灵的自主性。积极想象是荣格心理分析的三大方法之一，也是其分析心理学最重要的特色。

在荣格通过游戏去重新体验内在儿童的过程中，他一方面是像孩子一样投入真实的"游戏"，一方面是要使自己进入想象的世界，在一种象征而真实的情景中，与活在自己内心深处的孩子进行交流。荣格曾把"积极想象"称之为"一种睁着眼睛做梦的过程"①。但积极想象与"白日梦"不同，后者多少是个人主观的发挥，总是停留在个人日常体验的水平上。而积极想象与意识性的发挥正相反，由积极想象所导演的剧情，似乎是"要迫使观众的参与；一种新的情景被推出，其中潜意识内容被展现在清醒的意识状态"②。荣格从中发现了一种超越性的机制，也即一种意识与潜意识因素之间的合作性，并且认为想象性的意象，自身具有其在心灵生活有序发展与转化中所需要的所有因素。

荣格曾用自己的童年经历，来解释"积极想象"的自然发生。在荣格的姑妈家里，有他爷爷的一幅像：作为主教的爷爷，配着徽章，走出房门，站在台阶上……荣格说，他常常跪在一把椅子上凝视这幅画像，直到觉得他走下了台阶。而他姑妈每次看到荣格在那里出神，总是会说："嗨，乖孩子，他不会动的，还站在那里呐。"荣格说，在 1935 年为塔维斯托克作讲演的时候，"但我知道我看见他走了下来"。荣格接着说，你们看，就这样，那幅画像开始动了起来。同样，当我们全神贯注于头脑中的一幅图景的时候，它会开始动起来，意象会变得更加丰富，还会变化发展下去。在这次讲座中，荣格还说：由于通过积极想象，所有的意象都产生在有意识的思维中，这些意象比不确定的梦更完整。这些意象也比梦有更丰富的内容。于是，积极想象意味着意象有自己独立的生命，意味着象征性事件的发展有自己的逻辑根据，意味着通过某种方式，我们可以与这些具有生命的意象进行直接的沟通。

① Samuelsa, *A Critical Dictionary of Jungian Analysis*, London and New York: Routledge, 1997, p. 9; Jung C. G, *The Collected Works of C. G. Jung*: *Vol*. 6, Princeton: Princeton University Press, 1977, p. 723.

② Jung, C. G, *The Collected Works of C. G. Jung*: *Vol*. 14, Princeton: Princeton University Press, 1977, p. 706.

荣格在其与卫礼贤合著的《金花的秘密》(《太乙金华密旨》)[①] 的评论中，首次系统阐述了关于“积极想象”的思想。而正是在这次合作中，卫礼贤为荣格开启了中国文化的大门。那是对于荣格整个分析心理学发展至关重要的事件，把荣格从与弗洛伊德分裂后的抑郁和孤独中拯救了出来，并且付诸了其创造的机会与力量。通过对道家内丹功法的阐释，荣格表达了这样的思想：道家的无为，是获得自身解放的关键。荣格说：“让事物自发地表现的艺术，道家为无为的教诲……成为我打开无意识大门的钥匙。我们必须要让它们在心灵深处出现。对于我们来说，这是很少有人知道的一种艺术。”而这种很少有人知道的艺术，通过与荣格的整合与实践，也就演化为分析心理学的积极想象技术。

荣格分析心理学中许多重要的思想，都与其积极想象的体验有关，比如“阴影”、“阿尼玛”、“阿尼姆斯”、“人格面具”、“自我”、“自性”等等。在其最后的著作《神秘参与》中，荣格阐述了积极想象如何作为自我认识的途径，以及积极想象如何反映在自性化过程中。在这种意义上，积极想象就不单单是一种心理分析的方法与技术，而是一种具有意象本质的象征性态度，一种深刻的内在心性修养。

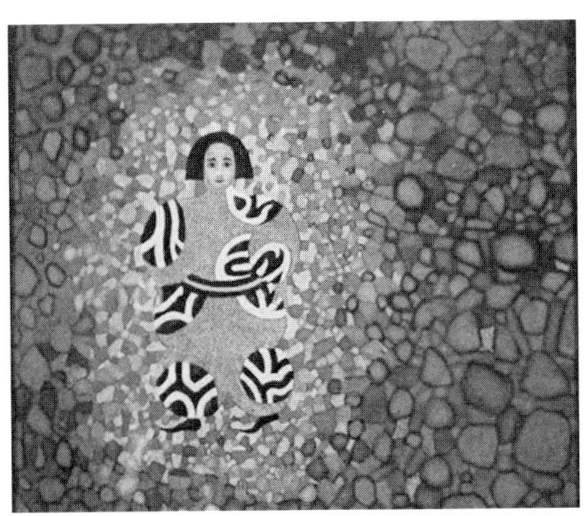

荣格在自己的《红皮书》中描绘的梦中意象，
蓝色背景的内在儿童，及其心灵的自主性发展

---

① 《金花的秘密》(*The Secret of the Golden Flower*)，荣格与卫礼贤合著，包括卫礼贤对道家内丹经典《太乙金华密旨》和佛家著作《慧命经》的翻译与介绍，以及荣格从其分析心理学的角度所撰写的评论，其中包含着荣格心理学的秘密，以及理解荣格心理学的钥匙。

二、沙盘游戏与中国文化

卡尔夫自幼学习汉语，少年时期即萌发对于东方文化尤其是道家哲学的兴趣，一生都致力于东西方心理学的整合，尤其是在其沙盘游戏治疗的实践中，发挥东方哲学的意义和作用。周敦颐的太极哲学、《易经》的心理学思想、阴阳五行的理论等，都被卡尔夫有效地融入了沙盘游戏治疗的体系之中。同时，我们还可以看到藏传佛教以及日本禅宗对卡尔夫及其思想发展的影响。

（一）卡尔夫与周敦颐

在诸多的中国思想家和哲学家中，卡尔夫对周敦颐情有独钟。她在其代表著作：《沙盘游戏：治愈心灵的途径》一书中，把周敦颐的太极图及其哲学作为理解沙盘游戏治疗运作的重要理论基础，并且发挥与阐述了其中新儒学的综合性哲学思想。

在几次重要的演讲和出版的专著中，卡尔夫都把周敦颐的太极图作为其沙盘游戏治疗的重要理论基础。卡尔夫自己说："在我研究中国思想的时候，遇到了（周敦颐的）太极图。在我看来，这与我关于沙盘游戏治疗的思想是相互应和的……"① 卡尔夫也曾十分自信地说："太极图的这些意象告诉我们，在悠久的文化传统中，我们可以从个体的发展模式中，看到我们生命的物质与心理律动。因而我认为，我们对于儿童和成人的所有心理治疗，都应该很好地参考这一观点。"②

周敦颐（1017—1073），字茂叔，号濂溪，道州营道县（今湖南道县）人。他曾是程颐和程颢的老师，宋代理学的开创者。黄宗羲在其《宋儒学案》中写道："孔子而后，汉儒止有传经之学，性道微言之绝久矣。元公崛起，二程嗣之……若论阐发心性义理之精微，端数元公之破暗也。"实际上，更有学者将其置于孔子和孟子之列："周子启程氏兄弟以不传之妙，一回万古之光明，如日丽天；将为百世之利泽，如水行地。其功盖在孔孟之间矣。"（胡宏：《通书序略》）足见其深远的影响。

《宋史·道学传》中也有对周敦颐的极高赞誉："千有余载，至宋中

①② Kalffd, *Sandplay: A Psychotherapeutic Approach to the Psyche*, Boston: Sigo Press, 1980, pp. 33-37, 37.

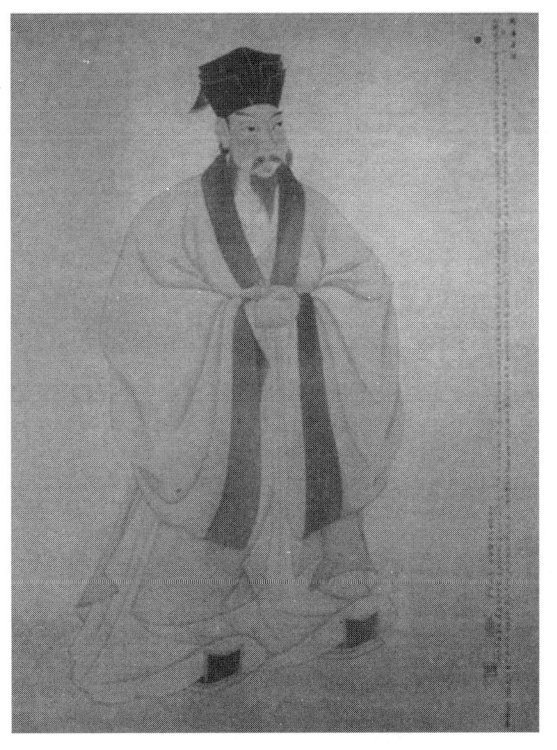

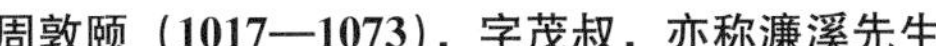

周敦颐（1017—1073），字茂叔，亦称濂溪先生

叶，周敦颐出于舂陵，乃得圣贤不传之学，作《太极图说》、《通书》，推明阴阳五行之理，——然后道之大原出于天者，灼然而无疑焉。”（《宋史》卷四二七）

周敦颐尽管有如此声誉，但著述不多，流传下来的仅《太极图说》（249 字），《通书》（2 832 字），以及不多的诗文、书简、题记等（3 143 字）。据梁绍在其《周敦颐评传》中的统计，加上《太极图》标注 24 字，共 6 248 字。尽管如此，经过朱熹等人的整理和发挥，形成了庞大的思想体系，奠立了宋代理学的根基。

周敦颐自幼爱读书，志趣高远，博学力行，甚具古人之风。他一生恬淡无为，超脱而自然，黄庭坚曾在其《濂溪诗序》中描述他说：“人品甚高，胸怀洒落，如光风霁月，廉于取名而锐于求志，薄于徼福而厚于得民。菲于献身而燕及茕嫠，陋于希事而尚幼吼千古。”苏轼也曾写诗称赞：“世俗眩名实，至人疑有无。怒移水中蟹，爱及屋上乌。坐令此溪水，名与先生俱。”

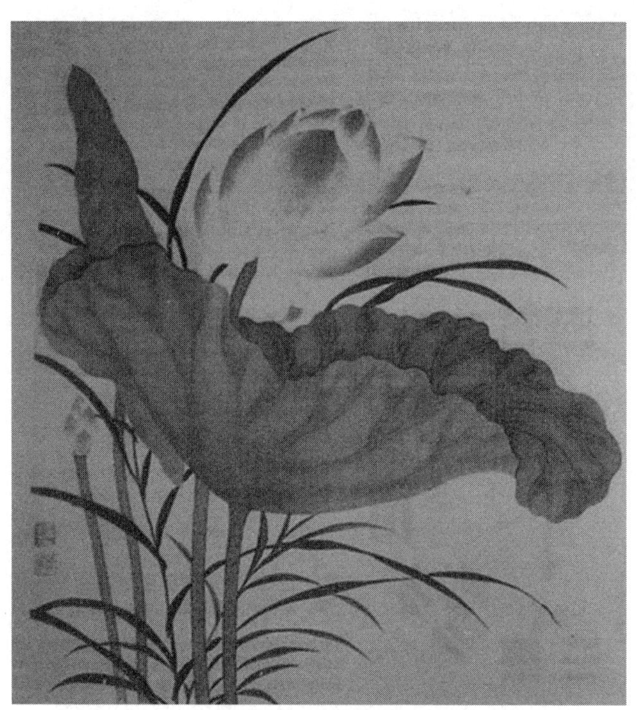

周敦颐以其《爱莲说》传世

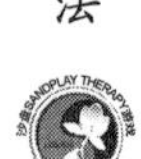

周敦颐有《爱莲说》传世，赞其“出淤泥而不染，濯清涟而不妖，中通外直，不蔓不枝，香远益清，亭亭静植……”而这莲花的品性也正是其人格的写照。

水陆草木之花，可爱者甚蕃。晋陶渊明独爱菊；自李唐来，世人盛爱牡丹；予独爱莲之出淤泥而不染，濯清涟而不妖，中通外直，不蔓不枝，香远益清，亭亭净植，可远观而不可亵玩焉。

予谓菊，花之隐逸者也；牡丹，花之富贵者也；莲，花之君子者也。噫！菊之爱，陶后鲜有闻；莲之爱，同予者何人；牡丹之爱，宜乎众矣。

爱莲说共 119 字。文后另有附记：“春陵周惇实撰，四明沈希颜书，太原王抟篆额，嘉祐八年五月十五日江东钱拓上石。”[1] 1063 年作。

① 梁绍辉：《周敦颐传》，89 页，南京，南京大学出版社，1994。

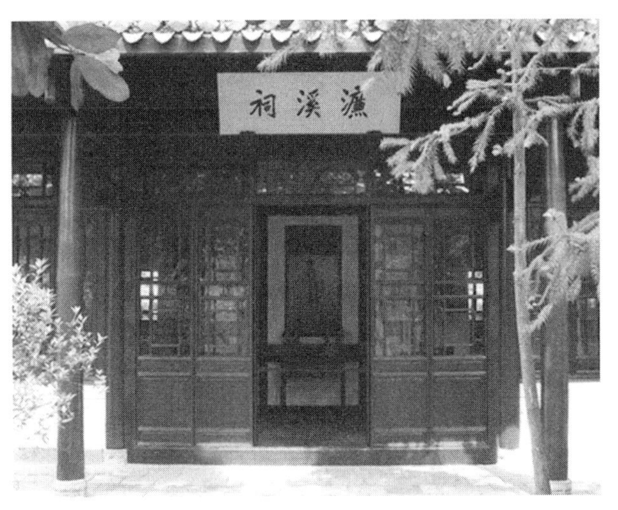

岳麓书院的濂溪祠，旁边曾有爱莲池

（二）周敦颐与太极图

《太极图说》是周敦颐所留下的最重要的哲学论著，开宋代理学之先河，影响广泛而深远。这不仅仅是由于那扑朔迷离、奥妙无穷的太极图，也是由于注解与阐释这太极图的精妙文论。

"无极而太极。太极动而生阳，动极而静，静而生阴。静极复动。一动一静，互为其根；分阴分阳，两仪立焉。阳变阴合而生水火木金土，五气顺布，四时行焉。五行，一阴阳也；阴阳，一太极也。太极本无极也。五行之生也，各一其性。无极之真，二五之精，妙合而凝。乾道成男，坤道成女。二气交感，化生万物，万物生生而变化无穷焉。"这便是周敦颐《太极图说》的精妙论述。卡尔夫将其与荣格和诺伊曼的自性发展理论结合起来，构建起她自己的儿童心理发展观。

朱熹及宋代理学家们都相信"太极图"乃周敦颐所作，称其为"濂溪自得之妙"。但根据朱震和黄宗炎等人的观点，这"太极图"乃出自陈抟，并且上溯至河上公，具有道家的深刻渊源。魏伯阳的《参同契》和吕洞宾的内丹术等都曾受其启发。

因而，这太极图不仅可以从上而下，顺而生人，乃至化生万物，而且也有从下至上，逆而成丹之道家密旨。这样，作为万物化生的太极图的最下圈也正是道家所尊崇的"玄牝之门"，第四圈之"乾道成男，坤道成女"

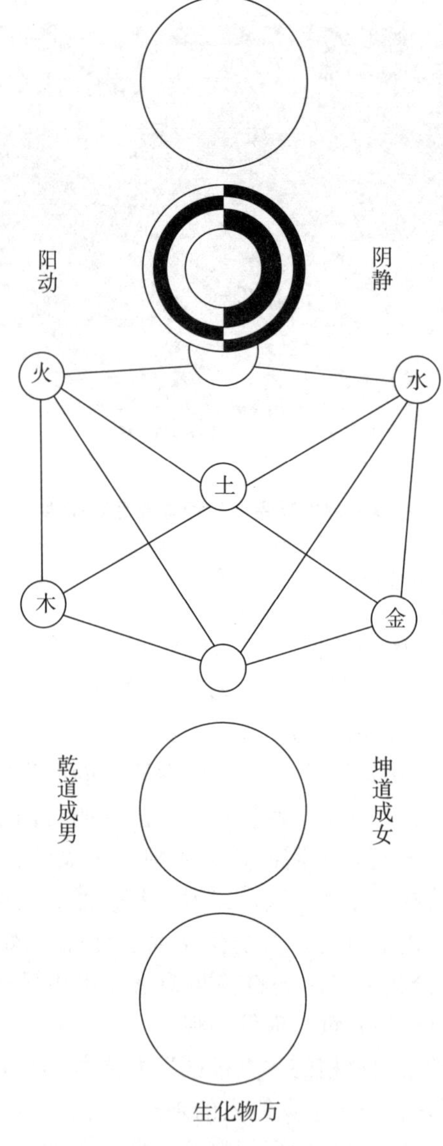

周敦颐之太极图

便是“炼精化气，炼气化神”之喻；第三圈之“五行各一性”可比“五气朝元”；而第二圈之“阳动阴静”应和“取坎填离”之说；最初之“无极而太极”可比“炼神还虚，复归无极”。

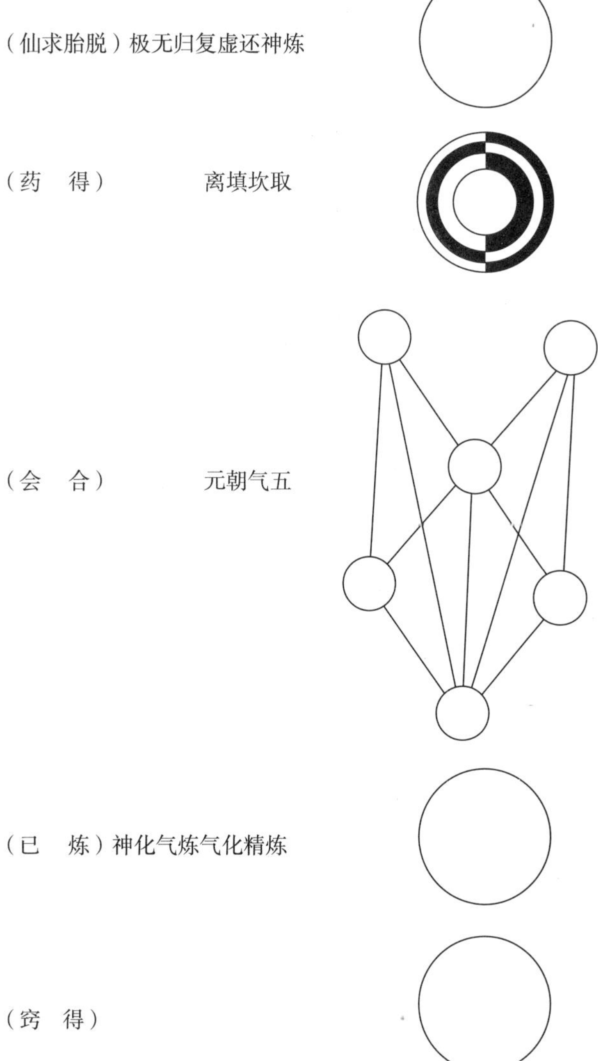

太极图的道家注解

卡尔夫是按照周敦颐之太极图说的顺序来发挥太极图之心理学意义的。她说，周敦颐太极图的“第一个象征无极的圆圈，好比出生时的自我；其次是阴阳运作而产生五行的圆圈，这正蕴涵了自我的表现过程，包含了形成意识自我与人格发展的心理能量；太极图的第三个圆圈，可以比作自性化过程（individuation）的开始；而太极图的第四个圆圈，正反映了心理分析中的转化（transformation），一种生命的周而复始的象征”①。太极八卦和阴阳五行，一直是卡尔夫所追求的沙盘游戏治疗的本质性内涵，以及其作为方法技术的内在核心结构。

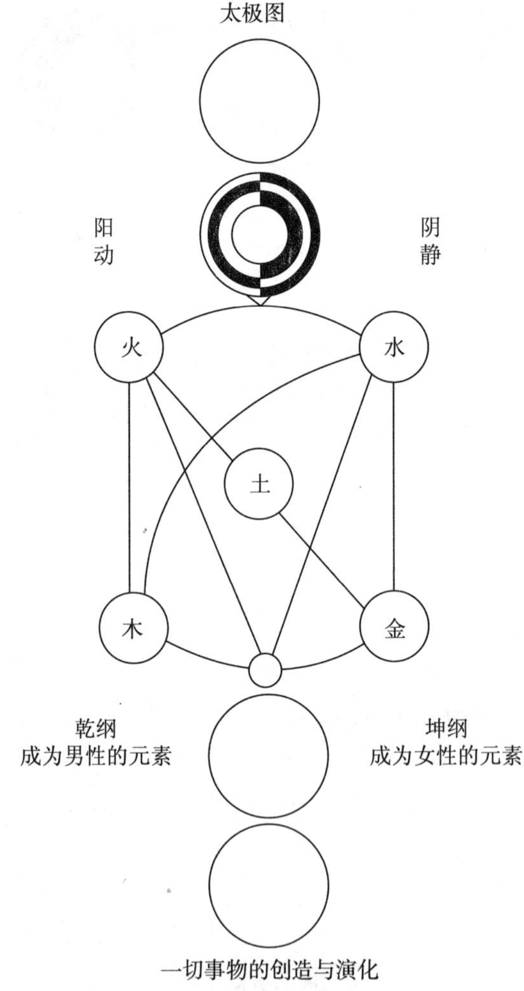

卡尔夫《沙盘游戏：治愈心灵的途径》一书中的太极图

① Kalffd, *Sandplay: A Psychotherapeutic Approach to the Psyche*, Boston: Sigo Press, 1980, pp. 33-37.

自我的产生，意识自我与人格的发展，自性化的出现与进程，以及转化和自性化的实现，正是荣格分析心理学以及沙盘游戏治疗与治愈中的关键。实际上，荣格本人对于《易经》，以及周敦颐的哲学思想，都曾进行过深入的研究，也在其分析心理学的理论和实践中作了充分的发挥。

（三）沙盘游戏与《易经》

卡尔夫在其《沙盘游戏：治愈心灵的途径》结束的时候，阐发了《易经》“坎卦”的意义。坎上坎下，其象为水。其卦辞曰：“习坎，有孚，维心亨，行有尚。”象辞有“……水流而不盈，行险而不失其信。‘维心亨’，乃以刚中也”的阐释。卡尔夫认为这坎中之水，正是心灵发展进程的最好比喻。她曾这样呈现自己的理解：“当我们能够获得如此的体验，获得内心的和谐之后，我们就能够谈论恩赐和完美。”

在沙盘游戏中，包含着“天时”、“地利”与“人和”的象征。沙粒中浓缩着百万年的时光，正如“沙漏”象征着时间的流动。沙盘所呈现的空间，如同大地的承载，山川河流尽显其中。而当“游戏”使其生动的时候，正是在这天地之间所表现的人及其心理的意义。

“天”、“地”、“人”及其变化，也正是《易经》的内涵。当你踏上北京故宫太和殿台阶的时候，最先“看”到的便是右面的“日晷”和左边的“量器”，同样是包含着乾坤的象征，以及乾坤之中人的意义。乾卦之自强不息，坤卦之厚德载物，以及咸卦之无心之感，也正是沙盘游戏中最重要的寓意与内涵。

“《易经》中包含着中国文化的精神与心灵，融会着几千年来中国伟大智者们的共同倾注，历久而弥新，至今仍然对理解它的人，展现着无穷的意义和无限的启迪。”这是荣格对于《易经》的理解，以及他对于《易经》之情感的表达。荣格说，“任何一个像我这样，生而有幸能够与维尔海姆，与《易经》的预见性力量做直接精神交流的人，都不能够忽视这样一个事实，在这里我们已经接触到了一个‘阿基米得点’，而这一‘阿基米得点’，足以动摇我们西方对于心理态度的基础”[①]。这个“阿基米得点”，是荣格对于《易经》的接受和理解，而这个“阿基米得点”，也正是荣格心理学发展的关键。

---

① Wilhelm R. & Jung C. G, *The Secret of the Golden Flowers: A Chinese Book of Life*, Baynes F. C. (Trans.). Orlando, Florida: Harcourt Brace & Company, 1962, pp. 139, 151.

䷀	䷁	䷽
乾	坤	咸
天	地	人
时间	空间	心神
沙	盘	游戏

从表 3—1 中我们可以看到，不管是《易经》的卦象，还是卦名、特性、意象和关系，都能够在沙盘游戏中发挥重要的启迪作用。卡尔夫采用周敦颐的太极图思想，将太极、两仪、四象和八卦，配合阴阳五行之运作，作为沙盘游戏治疗的最重要的理论基础和操作原则。

表 3—1　　　　卦象

Symbol	
Name	卦名
Attribute	特性
Image	意象
Family Relationship	家庭关系
the Creative	乾—Qian
Strong	健
heaven	天
father	父亲
the Receptive	坤—Kun
Yielding	顺
earth	地
mother	母亲
the Arousing	震—Zhen
Movement	动
thunder	雷

续表

first son	长子
the Abysmal	坎—Kan
Dangerous	险
water	水
second son	次子
Keeping Still	艮—Gen
Resting	止
mountain	山
third son	幼子
the Gental	巽—Xun
Penetrating	入
wood、wind	木、风
first daughter	长女
the Clinging	离—Li
Lighting	明
fire	火
second daughter	次女
the Joyous	兑—Dui
Joyful	悦
lake	湖
third daughter	幼女

曾用40余年的时间，把《易经》翻译为7种语言的利策玛博士认为，《易经》充满灵性，充满了深刻的心理学意义，包含着目前西方深度潜意识心理学以及分析心理学的深刻道理。他说："《易经》中包含着荣格所描述的原型力量。这种力量代表了生命的变化以及其意义的体验，其规律或道。"[①] 利策玛曾经这样来介绍他们所翻译和注解的《易经》："我们这部书是把富有灵性的《易经》，作为一种心理学的工具。"利策玛认为，"《易

① Ritsemar. I Ching，*The Classic Chinese Oracle of Change*，London，Element Books Ltd.，1994，p. 15.

经》填补了当代心理学研究的一个重要缺口”[①]。他们的翻译与工作，是要把《易经》中的心理学根源，复兴为一种活生生的实践，表现与发挥《易经》中的心理分析意义和作用。

三、卡尔夫的整合性思想

对于沙盘游戏治疗的后学者来说，除了荣格的分析心理学和东方文化及其哲学的基础之外，卡尔夫本人的研究与理论，以及其原创性和整合性工作同样是重要的基础。在沙盘游戏的过程中来理解自性及其表现，为来访者提供自由与保护的空间，以及通过沙盘游戏过程中的相互影响来实现自性化与整合性的目的，是卡尔夫关于沙盘游戏治疗的基本思想。

（一）自性及其发展的意义

在卡尔夫对于沙盘游戏治疗的经典表述中，不管是1962年“原型作为治愈的因素”的报告论文，还是其唯一的代表作《沙盘游戏：治愈心灵的途径》，都是用荣格的“自性”（the self）开始的。因而，对于自性的理解，以及自性在沙盘游戏治疗过程中的意义和作用，成为卡尔夫沙盘游戏治疗体系的重要内容。

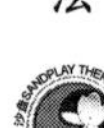

卡尔夫《沙盘游戏：治愈心灵的途径》第一章的标题是：“沙盘游戏：通往心灵之路”。她在开始的时候说，沙盘游戏治疗的实践与观察，给了我这样一种心理经验，从出生开始，自性都在引导着心灵的发展进程。

关于对“自性”的理解，卡尔夫首先引用了荣格的定义：“（自性）包含着意识与无意识的整体性，以及呈现这种整体性的事实。”接着，卡尔夫阐述了诺伊曼的思想，人在出生的时候是一个整体，受到母亲自性的保护。新生儿的所有需求，都呼应了母性的本能，包括滋养和温暖等，都是由身体母亲来提供。卡尔夫称其为“母亲—儿童合一”的阶段，在该阶段中，通过母性本能的爱，儿童体验着一种无条件的保护和安全。

一年之后，儿童的自性，也即儿童整体性的核心，便开始从母亲那里分离。儿童越来越多地从与母亲的关系中，从母亲的关心和温暖的表现中，来获得对于安全感的体验，从该体验中获得信任。

---

① Ritsemar. I Ching，*The Classic Chinese Oracle of Change*，London，Element Books Ltd.，1994，p. 15.

在安全感的基础上，出现儿童心理发展的第三个阶段（3 岁左右）。在这一阶段，自性的核心在儿童的无意识中获得了稳定的位置，开始用完整性的象征来表现自己。对此，卡尔夫举证说，儿童通过他们的游戏、绘画或言语，有意或无意地，在表现儿童本身所拥有的这种完整性。不同的历史时期，以及不同的文化，都有类似的表现。而最典型的表现，便是各种“圆”的象征。

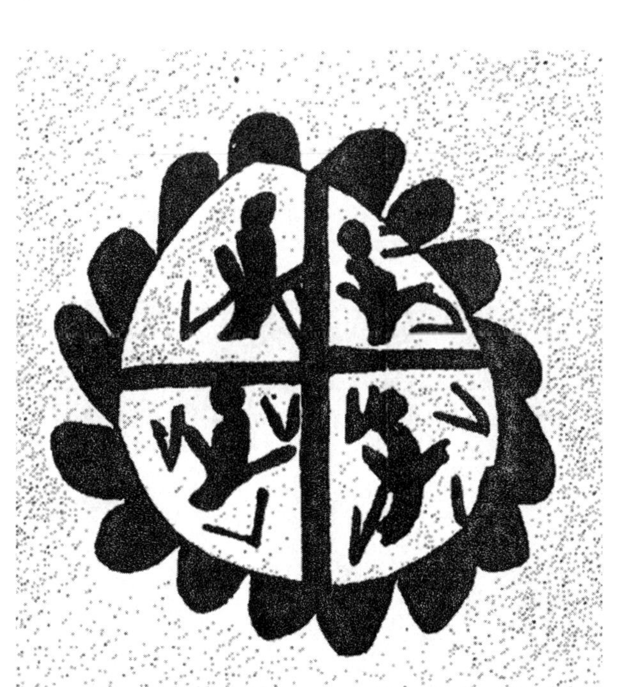

3 岁孩子的绘画，旧金山欧达·凯鲁格的收藏

资料来源：卡尔夫，2003。

面对这重复出现在沙盘游戏中，实际上重复出现在人类历史上的各种各样表现“圆形”的象征，卡尔夫说，这不仅仅是可见的圆的形状，而且是表现我们人类内心深处某种不可见的圆形倾向或心性的象征。卡尔夫说：“我想特别强调的是，作为内在秩序和规律，内在完整性的自性的展现，是人格发展中最重要的事情。”① 于是，我们人格的健康发展，一定要

① Kalffd，*Sandplay：A Psychotherapeutic Approach to the Psyche*，p. 6.

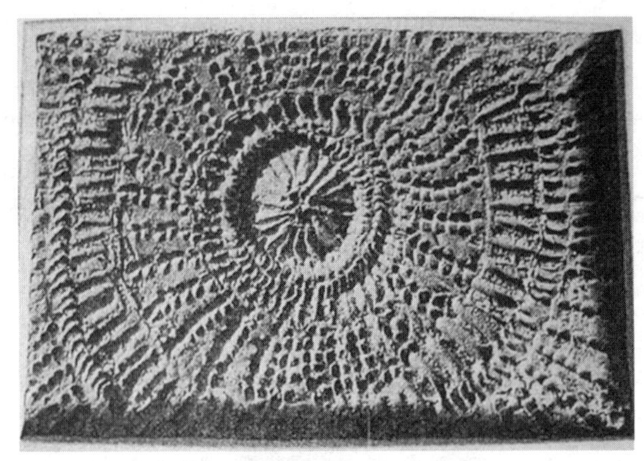

15 岁的孩子在沙盘中表现的“太阳”

资料来源：卡尔夫，2003。

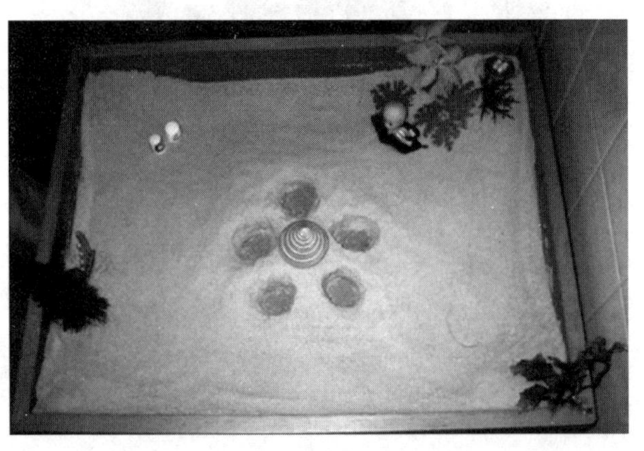

来访者称为“太阳之梦”的沙盘

资料来源：广东东方心理分析研究中心。

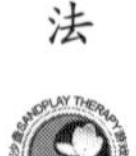

有这种内在自性展现的配合。换而言之，在许多心理治疗的个案中，若是病人仍然受困于某种心理病症或情结，那么他或她的这种自性便不能获得表现的机会。

（二）自由与保护的作用

那么，如何使得来访者重新体验到其自性的存在，如何展现其自性存在的意义呢？卡尔夫认为，“自由与保护的空间”尤其重要，这也是她赋予沙盘游戏治疗的重要意义和作用。

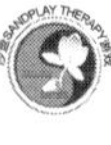

来访者称为“太阳的微笑”的沙盘

资料来源：广东东方心理分析研究中心。

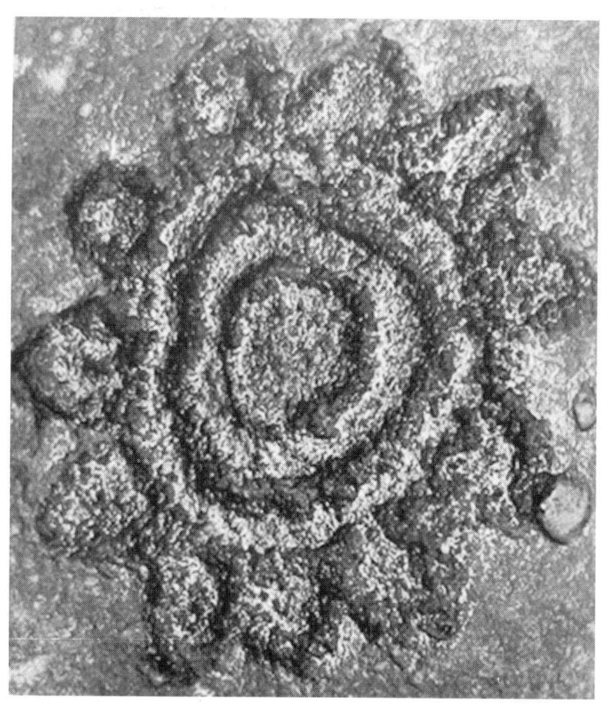

这是远古人类所留下的最早的岩画之一，绘制的是包含着曼荼罗意象的“太阳轮”。旧石器时代，南非德兰士瓦省

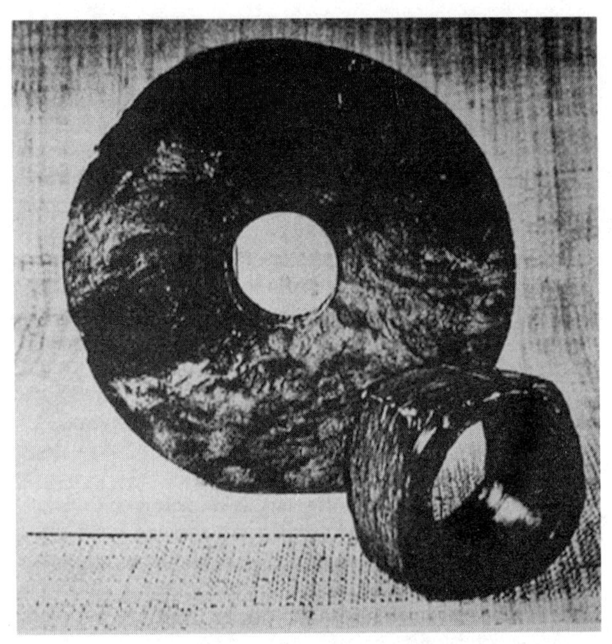

中国周代的玉器，象征天圆地方

资料来源：卡尔夫，2003。

“为病人提供一个自由与保护的空间，是促发病人内在力量的前提，是所有治疗的条件中最基本的条件”①，卡尔夫曾十分肯定地说。通过游戏，在这种自由与保护的空间中获得自性的体验与自性的发展，也正是卡尔夫创立的沙盘游戏治疗的根本意义所在。

于是，创建这样一种自由与保护的空间，对于沙盘游戏治疗来说十分重要。但是，尽管看起来简单的描述：“自由与保护的空间”，但是落实起来也并非易事。在现实的生活中，自由与保护往往会不能兼得。比如，野生的动物是自由的，但是大多都不受保护；家养的动物受到了保护，但又失去了原本的自由。学校教育乃至社会生活也是如此，允许自由的时候，会相应地失去应受的保护；而在实施“保护”的时候，往往又会在不同的程度上限制了“自由”。

在沙盘游戏治疗的意义上，自由与保护具有更多的专业内涵。要做到

---

① Kalffd，*Introduction to Sandplay Therapy*，*Journal of Sandplay Therapy*，1991 (1) 1，pp. 1-12.

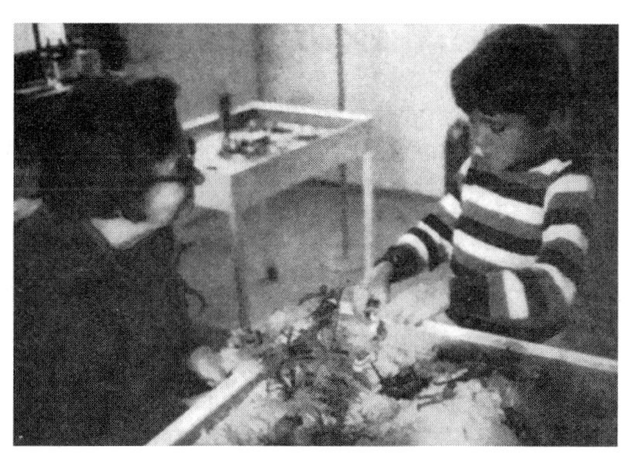

卡尔夫在其沙盘游戏室工作

资料来源：卡尔夫，2003。

使来访者感受充分的自由，那么，首先就要建立一种彼此接受和信任的关系，要让来访者感受到充分地被接受，找到了最值得自己信赖的人，同时又可以拥有自己的原则、自己的个性和独立性。在此基础上，来访者便会获得安全感，感受到受保护。

卡尔夫认为，“自由与保护”、“安全和安全感”是儿童健康成长的必需条件，也是治疗和治愈的重要因素。卡尔夫也曾提到，很多到她的诊所寻求帮助的儿童，正是由于缺乏内在的安全感；没有安全感，也就没有归属感，也就失去了正常发展所需要的内在的和谐与平衡。而在这种分析师为沙盘游戏所创建的自由与安全的环境中，他的心理问题和创伤经验，不再是被隐藏和压抑，而是通过沙盘游戏，获得了表现和转化。

（三）自性化与整合性

卡尔夫认为，在自由与保护的沙盘游戏过程中，来访者会重新获得体现自性的机会，发挥出内在自性的作用，获得一种心理的整合性发展。这与荣格所强调的心理分析的目的——自性化过程及其发展是一致的。

卡尔夫说：“我们可以把分析心理学所努力实现的过程，也即荣格称之为自性化的过程，理解为去认识人类整合性的过程。在整合性中包含着一种超越相互对立的态度，以及整合对立双方的努力。”[①] 在卡尔夫看来，整合性本来是人类所具有的一种内在心理特性，3 岁左右的儿童，本来都

① Kalffd，*Introduction to Sandplay Therapy*，*Journal of Sandplay Therapy*，1991（1）1，pp. 1-12.

会自发地表现出这内在整合性的倾向，通过他们的语言、绘画和游戏等等。

沙盘游戏的整合性作用，或者说沙盘游戏中的整合性意义，可以表现在这样几个方面：意识与无意识的整合、身体与精神的整合、内在与外在的整合、自我与自性的整合。在刊登在《沙盘游戏治疗杂志》创刊号（1990）上的论文中，卡尔夫说："借助沙盘以及玩具模型，来访者创建起与其内在心理状态相呼应的外在沙盘图画；通过自由和创造性的游戏，来访者的无意识过程，以一种三维的形式在图画的世界中得以视觉的呈现……经过由此而塑造的一系列的意象，荣格所描述的自性化过程会被激发和实现。"①

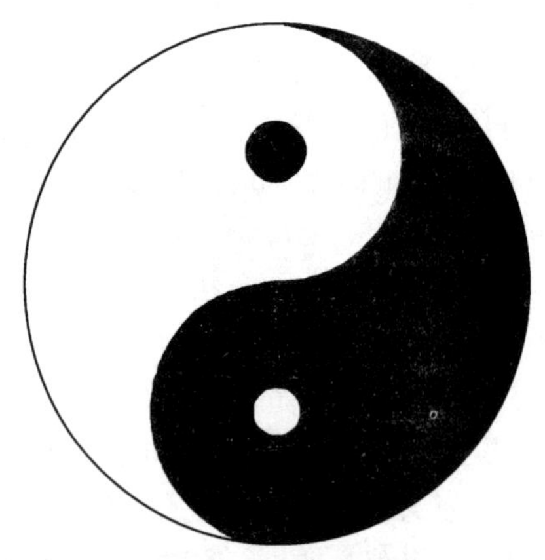

中国太极图，荣格称之为"可读的原型"

同样，与整合性相反的分离，则会导致心理的冲突，意识与无意识的冲突，身体与精神的冲突，自我与自性的冲突等。冲突也会产生异化，产生诸多的心理问题与心理疾患。卡尔夫确信，在沙盘游戏的过程中，来访者很快就会知道，我们每个人都是可以接近整合性的。卡尔夫说："只有当理智学会并且理解到自己仅仅是一个整体的人的一个组成部分的时候，来访者才能找到回归有意义生活的道路。"② 来访者的心理内容或内在意象，在沙盘中被实在地塑造与表现。可以说，我们心中的精神性存在，找到了它自己的形体。实际上，在沙盘游戏的过程中，塑造意象的活动本

---

①② Kalffd, *Introduction to Sandplay Therapy*, *Journal of Sandplay Therapy*, 1991 (1) 1, pp. 1-12.

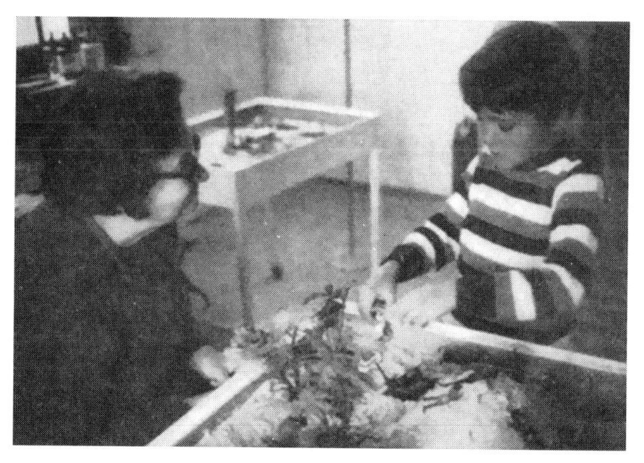

来访者的沙盘

资料来源：广东东方心理分析研究中心。

身，可以是一种深层的心理和情感体验。而且，在此过程中能够获得整合性的体现，美丽的曼荼罗的形状会自然出现。

对于卡尔夫来说，“曼荼罗”就是自性的显现，“曼荼罗”中蕴涵着整合性，“曼荼罗”中也包含着自性化的发展。这也是荣格本人的思想，荣格曾经说过：“自性化是一种神性的生活，正如曼荼罗心理学清楚地表现的那样。”[1]自性化也是人格的完善，是以自性为主体的人格的整合性发展。

① Jung, C. G., *The Collected Works of C. G. Jung*: *Vol*. 18, Princeton, Princeton University Press, 1977, p. 1624.

第四章　沙盘游戏治疗的原则

沙盘游戏治疗是一种适应广泛的心理分析技术，心理分析的基本原则：无意识水平的工作，象征性的分析原理，以及感应性的转化机制，都仍然是沙盘游戏治疗所要遵守的基本原则。同时，根据沙盘游戏治疗的特点，游戏的治疗意义和共情的治愈作用也都具有原则性的意义和作用。

一、无意识水平的工作

“无意识”是心理分析的核心概念，也是沙盘游戏分析治疗的重要氛围，其本身也具有方法与技术的内涵。是否或能否在无意识水平上工作，对于沙盘游戏治疗来说十分重要，也被视为心理分析区别于其他治疗方法的分水岭和试金石。

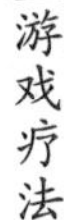

（一）无意识的概念及其理解

我们把“无意识”（unconscious）作为一个开放性的概念，既包括弗洛伊德的“个体潜意识”（personal unconscious）和荣格的“集体无意识”（collective unconscious），也包容了汉德森（Joseph Henderson）的“文化无意识”（cultural unconscious），同时，也透示着某种东方“道”、“太极”和“禅”的意境。对无意识的理解之所以重要，是因为做好心理分析的最基本的条件之一，就是要求在“无意识水平”上来进行工作。

弗洛伊德对于个体潜意识心理机制的发现，借助于其临床的实践。他与布洛伊尔合作的《癔症研究》，是精神分析的开端，也是人类意识接触潜意识的一场遭遇战。面对病人的弗洛伊德，敏感地感受到了潜意识传来的消息。他在其《癔症研究》的埃米夫人个案报告中，便提供了这样的想法：病人的意识中并不存在焦虑的真正原因，而只是发现了焦虑。怀有决定论情结的弗洛伊德，致力要寻找导致病人焦虑的真正的原因。或许，这也是潜意识对弗洛伊德的吸引，将其引至人类内心深处的秘密。

弗洛伊德在其《精神分析中潜意识的注释》（1913）中，强调了潜意识概念的动力特性："它不但指一般的潜伏观念，而且特别还指那些具有一定动力特质的观念；这些观念尽管强烈而活跃，但仍不能进入意识。"那么为什么强烈而活跃的观念不能进入意识呢？在弗洛伊德看来，主要是"压抑"的作用。弗洛伊德说："潜意识观念是被一些活力排斥到意识之外的，这些活力反对它们自己被意识所接受。"①

后来，弗洛伊德在其《自我与本能》（1923）中，用新的术语来描述他的心理结构理论，也就是流传更为广泛的"伊底"（id）、"自我"（ego）和"超我"（superego）的划分。弗洛伊德喜欢用形象的马与骑马，来形容他的潜意识和意识、伊底与自我的抽象理论。在这里，"马"是"伊底"，是"潜意识"，而"骑手"则是"自我"，是"意识"。若就赛马而言，那么，规则与裁判，大概就是"超我"了。于是，这三者之间的沟通与协调就非常重要，涉及"成功与失败"，涉及一个人心理健康或精神错乱。因为三者之间的冲突，往往是诸多心理病症的重要起因。

荣格的集体无意识既是对弗洛伊德个体潜意识的发展，也是一种独立的创造。荣格用它来表示人类心灵中所包含的共同的精神遗传。或者说，集体无意识中包含着人类进化过程中整个精神性的遗传，注入在我们每个人的内心深处。

荣格自己在给集体无意识作定义的时候，曾经这样说："集体无意识是精神的一部分，它与个人无意识截然不同，因为它的存在不像后者那样可以归结为个人的经验，因此不能为个人所获得。构成个人无意识的主要是一些我们曾经意识到，但以后由于遗忘或压抑而从意识中消失的内容；集体无意识的内容从来就没有出现在意识之中，因此也就从未为个人所获得过，它们的存在完全得自于遗传。个人无意识主要是由各种情结构成的，集体无意识的内容则主要是原型。"②

对于原型，荣格曾总结说，"原型是人类原始经验的集结，它们（荣格往往把原型作为复数）像命运一样伴随着我们每一个人，其影响可以在

① ［奥地利］弗洛伊德：《论潜意识》，见：车文博主编：《弗洛伊德文集》，第二卷，464～492页，长春，长春出版社，1998。

② ［瑞士］荣格：《集体无意识的概念》，见：冯川编译：《荣格文集》，83页，北京，改革出版社，1997。

我们每个人的生活中被感觉到。”[①] 于是，由原型所构成的集体无意识，具有一种与所有的地方和所有的个人皆符合的大体相似的内容和行为方式。这种方式组成了一种超个人的心理基础，普遍地存在于我们每个人身上，影响我们每个人的心理与行为。在这种原型心理学的意义上，荣格认为，历史中所有重要的观念，不管是宗教的，还是科学的、哲学的或伦理的观念，都必然能够回溯到一种或几种原型。这些观念的现代形式，只是其原型观念的不同表现，是人们有意识或无意识地把原型观念应用到了生活现实的结果。[②]

（二）无意识的方法论意义

通过弗洛伊德与荣格，我们已经有了对“无意识”理解的机会，个体潜意识与集体无意识也可以成为互补性的概念；有了汉德森的贡献，我们也可以在不同的文化背景中来考察无意识的运作。实际上，不管是弗洛伊德所强调的“压抑”与“检查机制”下的“潜意识”特性，还是荣格所注重的“原型”、“意象”的“集体无意识”内容，都不仅仅是理论问题，而是具有十分重要的方法论意义。

比如，就弗洛伊德精神分析之“三大方法”而言，“自由联想”、“梦的解析”、“移情与暗示”，都与其个体潜意识观念有着必然的联系。自由联想包含着受压抑的潜意识的运作，梦的解析中最重要的是要识破“潜意识”试图通过“检查机制”的化装，而“移情与暗示”则是要化解由于受压抑而导致的潜意识中“里比多”的固着。同样，就荣格分析心理学的三大方法而言，词语联想、梦的意象象征分析和积极想象，也都与无意识尤其是集体无意识观念密切相关。词语联想所涉及的情结主要是无意识的内容，荣格梦的分析以其原型意象和象征性为基础，积极想象更是充分反映着与无意识的沟通，以及集体无意识意义的反映。

沙盘游戏治疗所注重的“无意识水平”的工作与心理分析的基本原则一样，首先需要对无意识有一种容纳与接受的态度。这种无意识会涉及人格中那些较少理智成分，更多情感基调的内容。在沙盘游戏治疗中，并不

① Jung, C. G., *Archetype sand the Collective Unconscious*, Princeton, PrincetonUniversity-Press, 1977, p. 30.

② Jung, C. G., The Structure of the Psyche. In: *The Collected Works of C. G. Jung*: *Vol*. 8, Princeton, Princeton University Press, 1977, p. 342.

要求人们仅仅遵守常识性的规则，大众性的价值观和态度，或者是理智的与功利性的目的。这也要求培养一种更加敏感和更为开放的心胸，来倾听自己内心深处的表达，让无意识自发地涌现。同时，也要求有一种更加积极的意识准备和更加成熟的心态，来面对和承受来自无意识的内容。因为在无意识中，有远古的智慧，也有被压抑的内容；有对意识与自我的充实，也会有对意识与自我的挑战。

于是，无意识水平上的沙盘游戏与心理分析，也就意味着在无意识和意识自我之间，搭建一种更为本质，更加确定的关系。就许多心理分析的方法与技术的使用而言，诸如自由联想、积极想象、梦的分析、移情与反移情，包括沙盘游戏和音乐治疗等，实际上都是为了帮助被分析者接近无意识，接触与感受无意识的真实和潜力。其中不但包含着真正的治愈的因素与力量，而且包含着本性自我与自性化发展的条件与机会。

（三）无意识与沙盘游戏

2003 年 12 月，在广东东方心理分析研究中心组织的“灵性接触：沙盘游戏治疗专业研讨与培训”会议上，心理分析博士研究生刘建新向主讲人之一的沙盘游戏分析师哈里特·弗里德曼（Harriet Friedman）提出了这样一个问题：“你能够用最简单的方式来告诉我们沙盘游戏治疗对于你本人最大的意义吗?”

哈里特·弗里德曼沉默了片刻，显然是在认真地思考问题。然后，她这样回答说：“沙盘游戏给我提供了通往无意识的途径。”

弗洛伊德曾把梦作为通往无意识的道路，荣格也曾说，有梦就够了。但是，沙盘游戏同样能够为我们提供沟通无意识的机会，同样可以成为通达无意识的道路。卡尔夫坚信，在三维的沙盘中，通过沙盘游戏模型的象征性意义，所呈现的正是无意识的内容。接触与呈现无意识，对于沙盘游戏治疗至关重要。

“我与病人一起，在和存在于我们大家之中的那位 200 万岁的人对话。”这是荣格在谈到与此有关的分析经验时的著名话语。荣格说：“在以往的心理分析中，我们的大部分困难，都源自与我们的本能失去了接触，与积累在我们内心深处的那久远的智慧失去了联系。”[1] 当沙盘游戏逐步深入，

① Mcguirew & Hullr. C. G. , *Jung Speaking*, Princeton, Princeton University Press, 1997, p. 89.

深入到那深远的集体无意识的时候，也就将面对属于本能、原型等集体无意识的内容。在这里，所揭示出来的心灵系列，既包括对人类实在的本能根源的表现与象征，也包括对人类实在的精神根源的表现与象征。正是这样的实际接触，正是与此接近和相似的经验，使得我们能够在沙盘游戏之无意识水平的工作中，获得治疗与治愈，获得整合性与自性化的发展。

在为凯·布莱德威主编的《沙盘游戏：起源、理论与实践》(*Sandplay Studies*：*Origins*，*Theory and Practice*，1981) 一书撰写序言的时候，卡尔夫曾经这样说："当我 1956 年前往伦敦跟随洛温菲尔德学习其'世界技术'的时候，我的主要兴趣在于把此技术作为通往儿童无意识的一个理想中介。然而很快我就发现，当病人，不管是儿童还是成年人，在一般分析治疗规定的时间中逐一建构其'世界'的时候，就可以观察到由潜在的无意识所引导的一种过程的运作。"① 在沙盘游戏的过程中，来访者与沙盘游戏分析师一起，在无意识的引导下通往治愈和发展之路。

二、象征性的分析原理

由于沙盘游戏治疗的主要呈现方式，便是通过数千个沙盘游戏模型及其象征性的意义，以及沙盘中所呈现的沙形，因而，心理分析的象征性分析原理，也就在沙盘游戏治疗中具有更为重要的作用。

(一) 对于象征性的理解

荣格曾用一种简明的形式来定义"象征"，认为当一个字或形象超出了一般和其直接的含义时，便具有了某种象征性或象征的意义。而所有的"象征"也都具有深远的无意识的特征。或者说，"象征"正是无意识的语言或其表达方式。于是，在无意识水平上工作的心理分析，在很大的程度上也是在分析象征所包含的意义，也即象征所包含的无意识的消息。

不仅仅是一个字或一个形象，任何事物都具有象征性，都能呈现出象征性的意义，包括任何事件。而从所面对的事物或发生的事件中感受与领会其象征性的意义，也是从事心理分析的"基本功"，也是一种根本的心理学的努力。一个"车轮"，不管是出现在梦中还是沙盘上，除了其现实

---

① Bradwayk，*Sandplay Studies*：*Origins*，*Theory and Practice*，Boston，Sigo Press，1981.

的车轮的功能及作用之外，还具有深远的宗教与神圣的象征性意义。称其为“神圣的象征意义”，本身已超越了意识与理性的范畴，深入于集体无意识的层面。于是，在心理分析的工作中，对于这种象征性的理解，以及对于所象征内容的感受与体验，总是非常重要的工作与努力。

中国文化为理解象征与象征性提供了丰富的资源。汉字本身所具有的六书特性，中国文化中的具象性思维，都是帮助我们理解象征的重要途径。荣格也曾把“太极图”作为“可读的原型”，十分注重《易经》中所包含的象征性的意义和作用。正所谓“易者象也”。《易经·系辞上》中说：“圣人有以见天下之赜，而拟诸其形容，象其物宜，是故谓之象。”而“拟之在心，象之在画”。学者们多认同《易》之初先有象而后有卦，设卦也本为观象，其中本为心会。

李光地在其《周易折中》中曾有案评说，孔子传《大象》之意，便是要读者感悟伏羲立象之初衷。如《乾》之纯阳六爻，其中包含着至诚无息，天行健之象，而君子也应有自强不息之精神。《坤》之纯阴六爻，其中彰显着大地至厚无所不载之意，而君子也应有厚德载物的效法。于是，天地山泽雷风水火不仅仅有其自然的属性，也有人文的精神，更有心理学的象征性意义。

（二）象征性的临床意义

对象征以及象征性的心理分析，是弗洛伊德《梦的解析》中的主要贡献之一。但是尽管如此，弗洛伊德之后心理分析的发展，又多是从对“象征”和“象征性”的不同理解入手而作为契机。比如，荣格认为，弗洛伊德所使用的象征性分析，尚未触及“象征”的真正意义，而只是停留在类似于象征的某些表现，比如“符号”或“症状”的水平。当他出版了自己的《里比多的变形与象征》（1912）的时候，也就加剧了与弗洛伊德的分裂，也就奠立了他的分析心理学。

荣格是把“象征”作为无意识原型的一种表现方式，透过象征，我们可以接触与感受那原始与原本的意象。从分析心理学的角度来看原型，所强调的正是存在于人类内心深处，并且在人类深层心理中发挥影响与作用的一种内在意象。这种内在意象具有心理的真实性，具有其自身的独立与自主性。也就是说，原型具有其象征性的自我表现，它以人以及人的意识为中介来表达它自己。

同原型一样，象征也具有其独立的存在与自主性。我们的意识并不能随意创造“象征”，但是象征却能够塑造我们的意识；它可以促使我们的意识与心理去同化和吸收其象征中所包含的无意识信息与内容。因而，在心理分析的范畴中，象征从其本质上来说是属于无意识的自发表现，是沟通人与自然、自我与原型、意识与无意识的重要途径。

实际上，许多精神与心理的病症本身便具有象征性的意义，有经验的临床医生对此都会有所体察。比如，面临不堪忍受的生活僵局的时候，病人可能出现了吞咽阻碍的症状，吃任何东西都显得困难，于是这症状本身也是在用象征性的语言“表达”他已经不能再接受或承受任何东西了。同样，面对重大的心理压力，也可能产生“气喘”的病症，但这病症所表达的，也正是他已经不能正常喘气了；或产生的是腿部“关节炎”的病症，那么其象征性的表达，则是形象地在说明，他已经不堪重负，不能正常行走了。若是有病人患上每吃东西就要呕吐的病症，那么说明他不能消化那些不愉快的感情或心理内容了。于是，病人的病征，正是在运用这种象征性的语言，来陈述其背后病因的存在及其作用。

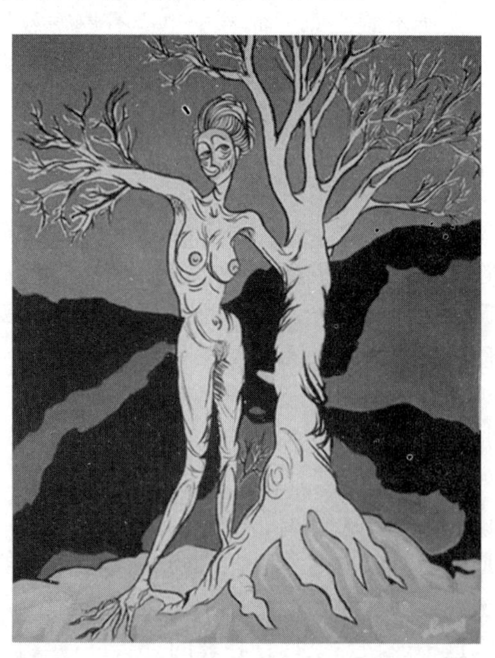

抑郁病人的画作，枯树与枯竭的内心，尽管连接在了一起，仍然表现着抑郁、无奈与孤独

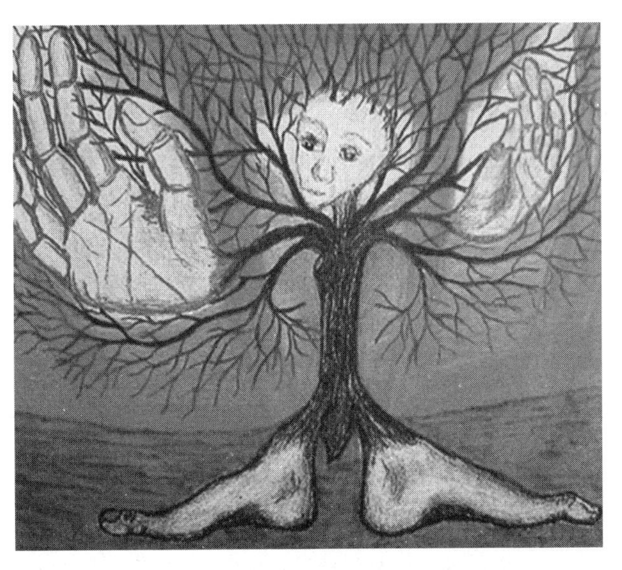

荣格的一位女性病人所画的“树人”。根据荣格的分析，病人由于童年的创伤，影响了正常的心理发展，导致严重的神经症

在心理分析和沙盘游戏的实践中，象征往往具有原型的意义，既可以表达困难和治疗，也可以呈现治愈和发展。哈罗德·斯通（Harold Stone）在为卡尔夫《沙盘游戏：治愈心灵的途径》的英文版撰写序言的时候（1980），也强调了象征以及与象征有关的意象活动。他说，如同沙盘游戏所寓意的那样，这是沙中的游戏，在典型的想象与象征的水平上进行游戏，愉快与恐惧等等许多情感因素组成了这想象。在想象中，包含着所有积极的善意，也包含消极的恶念。

（三）沙盘游戏中的象征

卡尔夫在《沙盘游戏治疗杂志》创刊号上，撰文介绍了沙盘游戏治疗及其意义，同时也提出了对沙盘游戏分析师的基本要求。卡尔夫总结说：作为沙盘游戏分析师，除了心理学的基础和训练之外，还必须具备以下重要的两条：其一是对于象征性的理解，其二是能够建立一个自由和受保护的空间。

由于沙盘游戏过程充满了象征性的语言，因而，作为沙盘游戏分析师需要对象征有丰富的知识，包括宗教、神话、童话、文学和艺术等领域中的象征性。这也是荣格分析心理学的基本功。更为重要的是，作为沙盘游戏师的训练，他本身必须对这些象征性有所体验，或者是通过荣格的分析心理学训练，或者是自身的沙盘游戏过程，这样，才能在充满象征性的沙盘游戏过程中，有效地陪同沙盘游戏者，和沙盘游戏者共同探索。

尽管我们把沙盘称为“非言语的心理治疗”，但是沙盘图画在“说话”，它使用的是符合无意识心理学的象征性语言。比如，游戏者在沙盘中放了一只青蛙，那么青蛙所包含的神话与文化的意义以及青蛙自身转化的象征性意义，都在沙盘图画中以及游戏者的心理分析过程中，具有十分重要的意义和作用。而这只青蛙在沙盘中的位置、它与其周围的玩具模型的关系以及在多次沙盘图画中的出现、转移与消失等等，都展现着游戏者内心变化及其治愈与发展的过程。

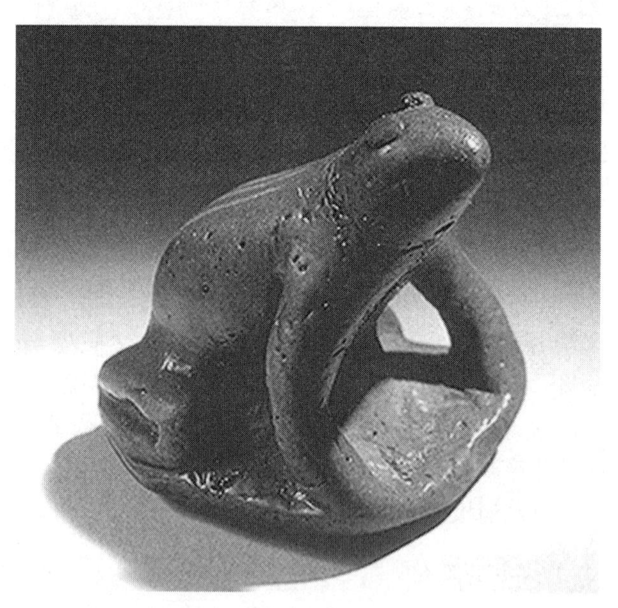

古埃及的“青蛙”，大约在公元前 1417—前 1379 之间

在古埃及，青蛙与水中女神和凯特有关，涉及婴儿的诞生和作物的生长。荣格曾分析过尼采梦中的青蛙，认为其象征着“生命中的动物性冲动”。

在很多文化中曾有鸟的图腾与崇拜，形式不同的鸟被视为神或女神的象征，或者是具有天堂信使的象征。由于鸟具有飞翔的能力，因此会使人联想到鸟的老家在上天的某一个地方，能够飞翔也意味着“背负青天往下看”的广阔视野。

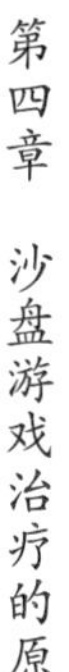

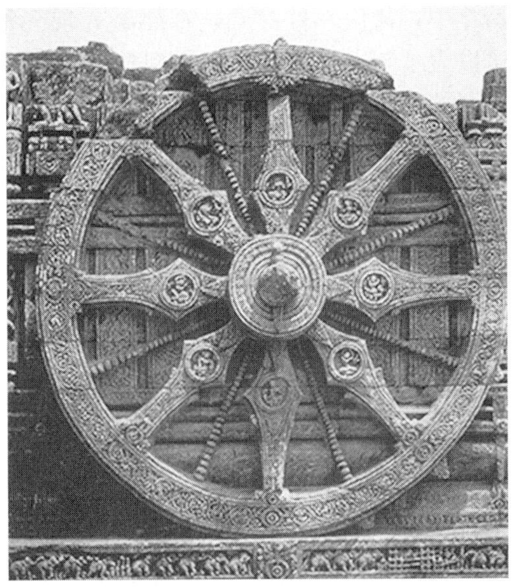

古印度神殿的“车轮”，太阳神的象征

类似的车轮图案在世界各古代文化中都有所出现，是典型的太阳崇拜的古老象征。

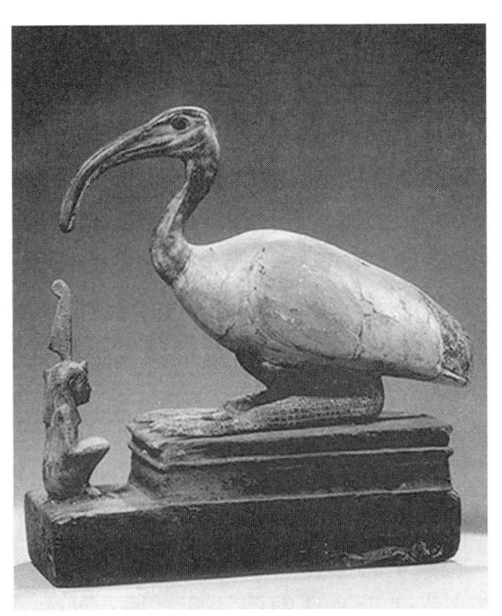

呈现为朱鹭的埃及月神度特（Thoth）

在沙盘游戏治疗中，任何一件沙具，都能够表现某种象征性的意义。比如，动物往往可以表示与人类理性和判断相对应的本能、直觉、冲动和阴影等意义……不同的动物，则有着不同的象征，比如狮子的勇猛和攻击性，绵羊的温顺和无辜等。不同的颜色能够使人产生不同的联想，具有不同的象征意义。如红色与血液、兴奋与冲动，蓝色与天空和海洋，平静与深远等。正如卡尔夫所强调的那样，对于沙盘游戏分析师来说，理解沙盘游戏中的象征，也就等于掌握了从事沙盘游戏治疗的有力工具。

三、游戏的意义与治疗

"游戏"是沙盘游戏治疗的最重要的特征之一，同时也是所有心理治疗中所包含的一种重要因素。实际上，沙盘游戏治疗本身，便是起源于自然的儿童游戏，不管是威尔斯的《地板游戏》，还是洛温菲尔德的"世界技术"，都包含着孩子在游戏过程中自发的创造。理解游戏及其所包含的游戏精神与治疗意义，对于做好沙盘游戏治疗十分重要。

（一）游戏的基本意义

游戏是一种极为古老、朴素和普遍的活动。就游戏对于人类的意义而言，史前洞穴中留下的壁画，许多都可以看做是人类童年游戏的写照。游戏锻炼着人类的能力，游戏孕育着人类智能的发展，游戏中也包含人类的智慧。如今激动人心的奥林匹克运动会，其中所充满的对于心智、体魄乃至完美精神的追求与向往，便是源自古老的游戏。

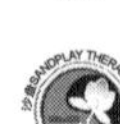

在西方的学术传统中，柏拉图和亚里士多德都曾留下过对于游戏的论述。经过康德的思考与启发，出现了席勒（Schiller）、斯宾塞（Spencer）、拉查鲁斯（Lazarus）和谷鲁斯（Gross）等为代表的重要游戏理论的提出者，形成了西方游戏研究的古典时期。近代游戏理论的研究与发展中，集中在心理学和教育学、文化学和人类学以及现象学和阐释学三个方面。

就心理学与教育学的有关游戏理论和研究而言，弗洛伊德的精神分析理论仍然是代表，梦是愿望的实现的精神分析原理，也在游戏中发挥着作用，因为弗洛伊德曾把游戏看做是对现实生活中未能满足的愿望进行补偿的一种形式。皮亚杰所强调的认知发展，所引入的图式理论和顺应与同化的模式，也帮助了从心理学和教育学的角度来理解游戏及其意义。

泰勒（E. B. Tylor）、弗洛贝尼乌斯（Frobenius）和胡伊青加（Johan Huizinga）等可为游戏理论的文化学和人类学方面的代表。尤其是胡伊青加所著的《人：游戏者》具有深远的影响。单从其书名所提出的鲜明命题“人：游戏者”而言，便是赋予了游戏对于人之如此重要的意义。席勒的名言“只有当人充分是人的时候，他才游戏；只有当人游戏的时候，他才完全是人”[①] 便有了新的哲学意境。我喜欢胡伊青加在其书中所举的这样一个例子[②]：

一个 4 岁的孩子坐在一排椅子的前面，玩“开火车”的游戏。当父亲走过来去拥抱孩子，给他一个亲吻的时候，孩子急忙地告诉父亲说：“爸爸，不要吻火车头，否则车厢就知道他不是真的了。”

显然，这如此投入的游戏，本身便是何等生动的积极想象。

迦达默尔是关于游戏的现象学和阐释学理论的主要提出者，在其《真理与方法》一书中，表达了这样一些有关理论的基本观点：

（1）游戏的本体意义：游戏独立于游戏者的意识之外，具有吸引游戏者的内在魅力，具有本体的普遍的存在状态，属于人类的存在方式。

（2）游戏的自我更新作用：游戏是一个往返重复、自我更新的过程。游戏以及游戏者，都能够在此过程中更新自身。

（3）游戏的自成目的性：游戏是从自身出发而进行的，没有目的和意图，具有轻松的特性。

在此基础上，迦达默尔曾用积极的态度来阐释“游戏精神”，赋予其自成目的、积极开放、自我生成和自我更新等特点。

游戏精神也是胡伊青加在其《人：游戏者》中所提倡的思想，其中包含着平等的基本原则和公平竞争的价值观。于是，平等与公平，也是游戏或游戏精神中所蕴含的意义。

（二）游戏的治疗作用

明代李贽（1527—1602）曾有《童心说》传世：“夫童心者，绝假纯真，最初一念之本心也。若失却童心，便失却真心；失却真心，便失却真人。人而非真，全不复有初矣……”在追求“童心”的同时，也包含了警示与医治偏离童心的深刻道理。而游戏，是与童年有着密切关联的内容。

---

① ［德］席勒：《美育书简》，90 页，北京，中国文联出版公司，1984。

② 胡伊青加：《人：游戏者》，10 页，贵阳，贵州人民出版社，1998。

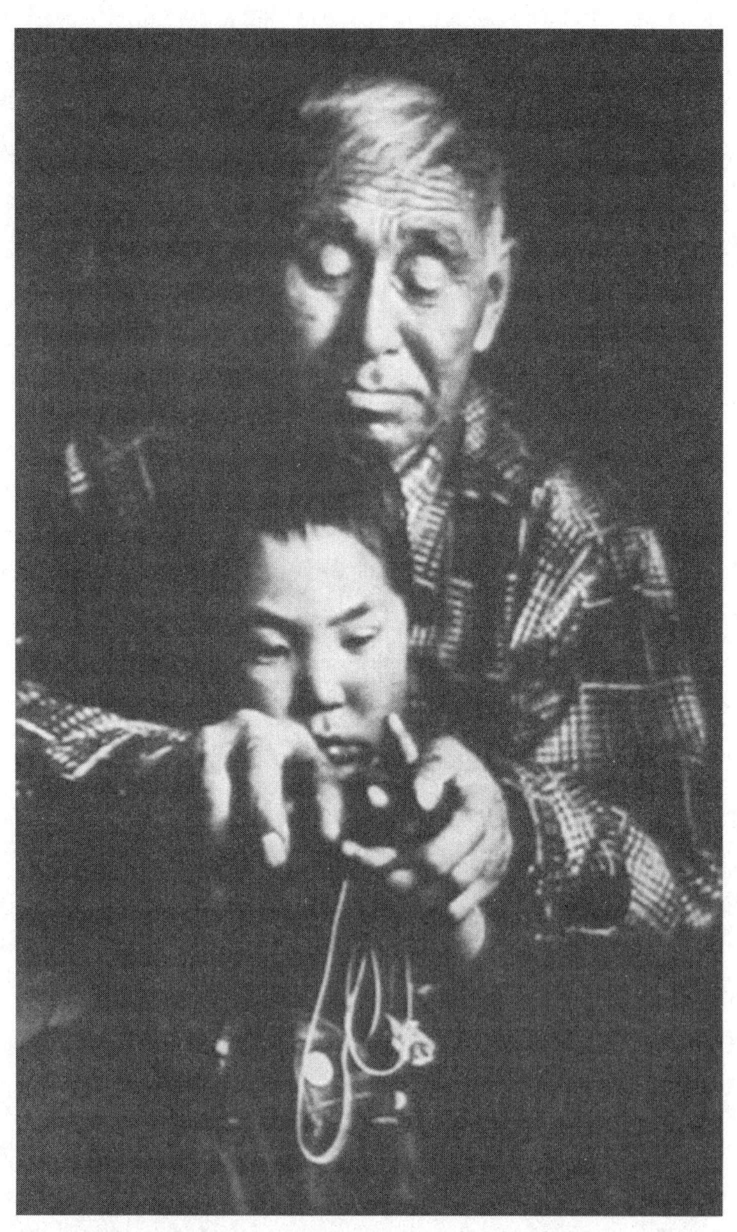

爷爷在教孙子做游戏。这种既简单又复杂的“穿花游戏”，英文称之为“catting”，在世界范围内流行

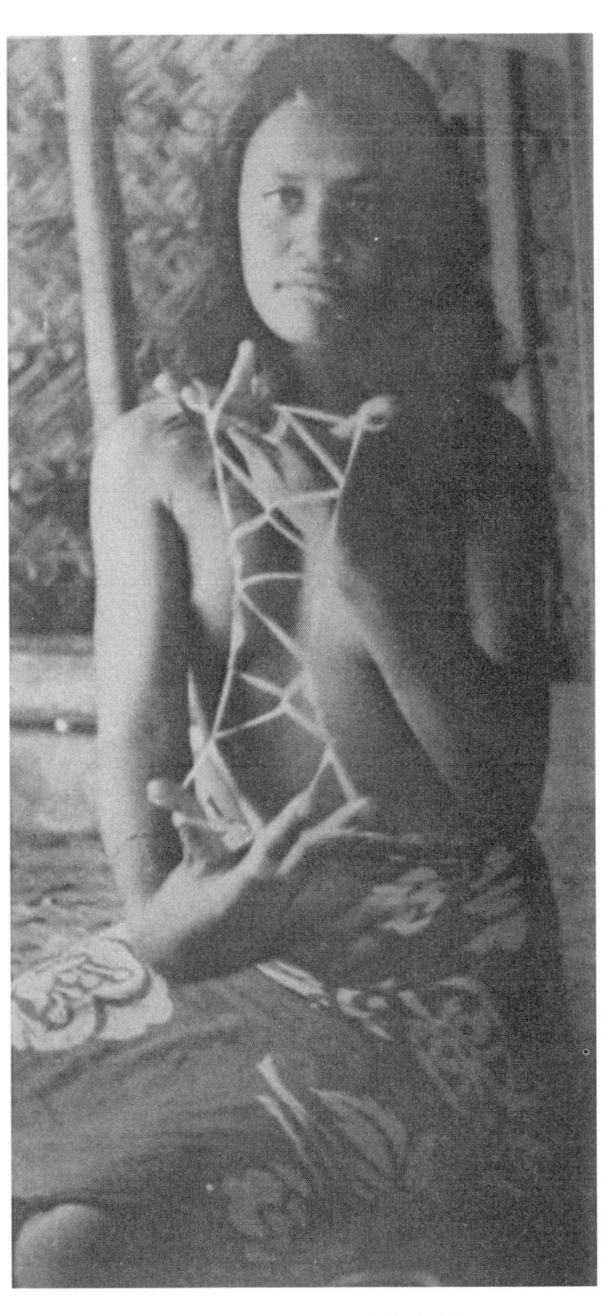

一位非洲少女在做“穿花游戏”

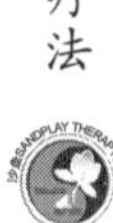

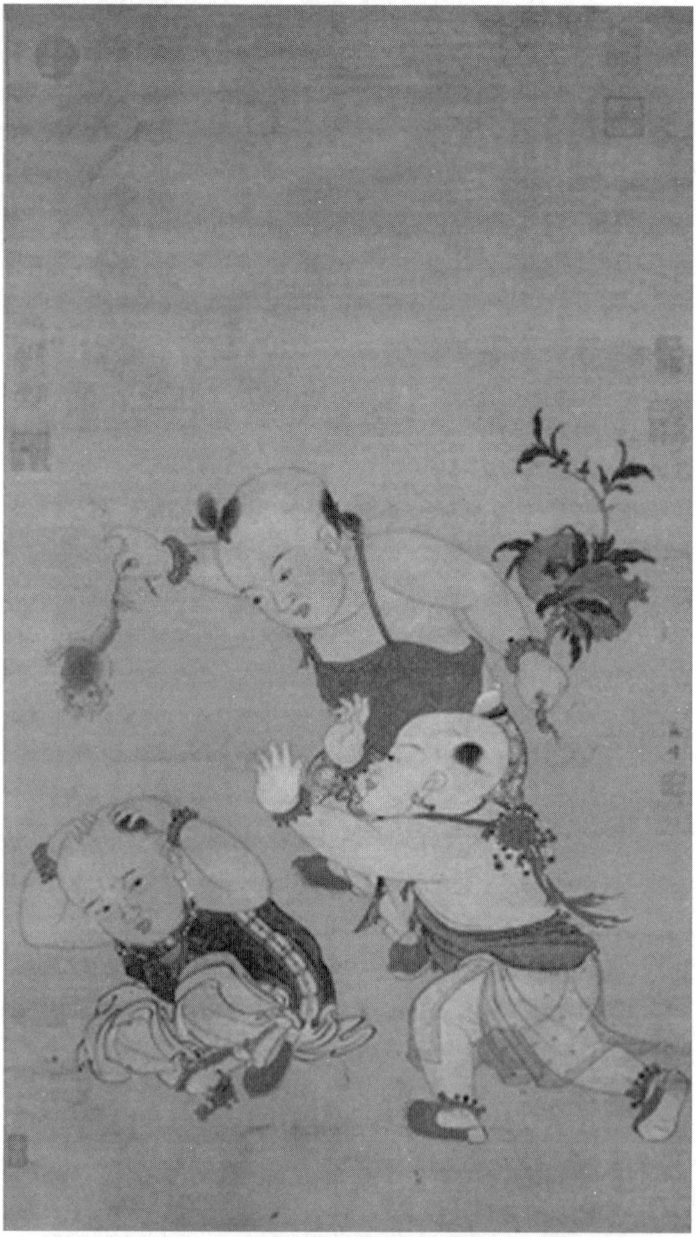

“端阳戏婴图”，宋代苏焯的画作

一位近代的哲人说，真正的中国人，就是有着赤子之心和成年人的智慧，过着心灵生活的一种人。这是与李贽的《童心说》，与心理分析和沙盘游戏所强调的整合性和自性化相一致的思想，其中也包含了对游戏精神，包括游戏之治疗作用的弘扬。

许多前来寻求心理帮助的病人，总是表现出过分的严肃和拘谨；若是面对唱歌、绘画或者是跳舞等局面的时候，也总是会说“我不会玩”。维尼考特曾十分肯定地说，这也就是问题的根本所在。一旦你让来访者懂得了游戏，“会玩了”，那么他的病或病症也就获得了治疗和治愈。

弗洛伊德的女儿安娜·弗洛伊德和克莱因都是游戏治疗的重要倡导者。在安娜·弗洛伊德看来，游戏可以作为对儿童进行分析治疗的准备。从临床的意义上来说，游戏对于建立适当的医患关系，尤其是积极的移情关系十分重要。

克莱因则认为，对于儿童来说，游戏并不仅仅是游戏，同时也是活动和工作，是其生活的主题。因而，游戏也是儿童表达其潜意识幻想和探索世界的重要方式。以这样的理解为基础，克莱因认为在精神分析的实践中，儿童的游戏具有成年的自由联想的作用；通过观察和解释儿童游戏的象征性内容，就可以接近和研究儿童的潜意识。与安娜·弗洛伊德不同的是，克莱因把游戏运用于分析治疗的全过程，同时强调游戏中表现出来的焦虑的解释，使儿童认识到自己对于对象的投射和认同，认识到自己的焦虑的来源。

维尼考特基本上接受克莱因的游戏理论和观点，他认为正是克莱因把小玩具引入心理治疗的实际情景，在儿童的精神分析中发挥了重要的作用。维尼考特本人也是游戏治疗的主要发展者，在他所运用的游戏治疗过程中，来访者的游戏完全是自发的，分析者尽量不去干涉，或者是尽量保持中立，并且注重游戏过程中的潜意识表现与作用。

在精神分析的游戏治疗传统中，以下几个方面较能体现游戏治疗的作用。

（1）把游戏作为与儿童建立分析性关系的方式；

（2）把游戏作为观察的中介和分析资料的来源；

（3）把游戏作为分析治疗的主要方法和工具。

当沙盘游戏问世的时候，实际上当洛温菲尔德创立其“世界技术”的时候，游戏的治疗作用又增添了新的内容，游戏在心理治疗的实践中发挥出更加重要的作用。

（三）沙盘游戏的特点

沙盘游戏的特点，从其最初的起源开始便已经包含。游戏的基本意义以及游戏的精神，游戏的治疗作用以及游戏治疗的基本思想，都能够在沙盘游戏中得到整合和体现。而沙盘游戏本身也促进了游戏治疗的发展。

当威尔斯与他的两个孩子自发自然地在地板上搭建游戏内容的时候，所表现的是沙盘游戏雏形中的自然和自发性，以及游戏者对于这种游戏的兴奋和投入。威尔斯所发现的这样的一种游戏，对于游戏的想象力和创造力，对于游戏者的生活态度和思维模式等，都有着积极的帮助。同时，当威尔斯在其《地板游戏》中说出“形成与顺利发展，或者是痛苦与忍受现状”（shape up or suffer）的时候，也就包含了这样一种简明而深刻的思想：若你需要心理上的帮助，需要克服心理的障碍，那么就来做沙盘游戏吧，游戏中可以克服你的障碍，游戏中可以获得心理的成长。

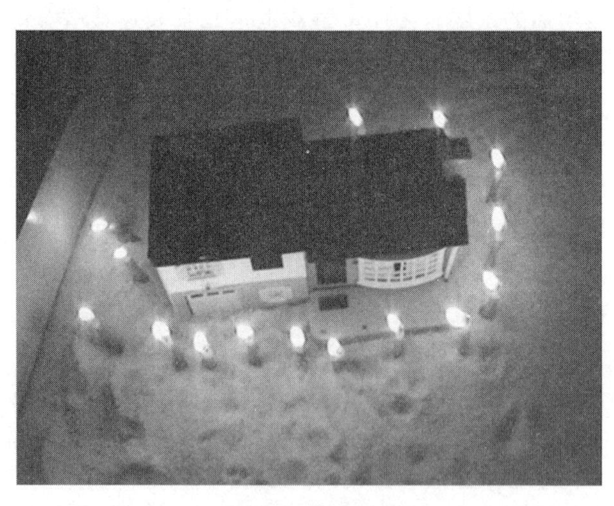

5 岁的孩子做的沙盘

资料来源：广东东方心理分析研究中心。

作为沙盘游戏前身的“世界技术”同样包含着自然和自发，以及愉悦和投入的特点。但是，洛温菲尔德通过其沙盘游戏的实践，也有力地发展了游戏治疗的意义和作用。正如她在其《童年游戏》中所表达的思想：游戏对于儿童的健康成长与和谐发展至关重要。她也在儿童的沙盘游戏中发现，这样的一种游戏过程，对于儿童的适应能力、情感体验与情感表达乃至心智的发展都有着极其重要的作用。正如我们在前面所总结的，把游戏本身作为心理治疗与治愈的因素与源泉，这是洛温菲尔德在儿童沙盘游戏中的洞见。

在这样一种传统与发展的基础上，卡尔夫把荣格分析心理学，以及其中所包含的无意识、原型、象征和自性与自性化发展等理念引入了沙盘游戏之中，同时，也为沙盘游戏注入了东方哲学的内涵，尤其是《易经》和中国太极图中所包含的阴阳五行的模式。在“自由与保护”的沙盘游戏过程中，来访者可以获得充分的内在体验，以及充分的表现与表达；无形的无意识内容可以通过沙盘游戏模型和主题等载体获得呈现，从而为意识的整合性发展、自性的成长和自性化过程提供了机会和途径。

因而，沙盘游戏，不仅仅是普通意义的治疗或治疗病症，而是包含着我们所理解的“积极心理学”的思想，这也是我们所一致强调的，沙盘游戏不仅可以作为心理治疗的手段，起到安其不安的作用，而且可以在作为普通意义上的心理教育的方式，对来访者心理健康的维护、想象力和创造力的培养等都有所促进；同时，沙盘游戏所包含的整合性与自性化意义，也可以在人格发展以及心性成长中发挥积极的作用。

四、共情的作用与治愈

在当代的心理分析实践中，“共情”多被认为是心理分析师所应该具有的一种能力，但我们也可以把它视为治疗和治愈的气氛和条件，甚至是方法和技术。尤其是在被称为非言语治疗的沙盘游戏中，共情的作用就显得格外的重要。

（一）对于共情的理解

英文的 empathy 是由德文的 einfühlung 翻译而来，我们理解为“共情”。就 empathy 的西文词源来说，希腊语的 empatheia 字义，本是以“情”为主，涉及的是感情（passion）、情绪（emotion）和情感（feeling）。“em”作为前缀与“en”相同，所包含的则是“进入”（go into）、“植入”（put into）、“引发”（cause to be）和“提供”（provide with）等语义。

共情作为专业的术语，几乎是与心理学一起出现的，那是在 19 世纪 70 年代。被心理学史家波林（E. G. Boring）称为新心理学先驱的洛采（R. Lotze，1817—1881）和现代心理学的奠基者冯特，都是此概念的最早使用者。一般认为德国学者费肖尔父子（Friedrich Theodor Vischer and Robert Vischer）分别把 einfühlung 用作动词和名词，属于此概念的创用者。德国心理学家立普斯（Theodore Lipps，1851—1914），在其专著中赋予了“共情”最初的专业内涵。冯特的学生铁钦纳在 1910 年把德文的 einfühlung 翻译成为英文的 empathy。

立普斯也是冯特的学生，但在心理学史上被归于布伦塔诺的意动学派。于是，“共情”作为一个专业术语出现的时候，既包含了冯特的统觉（apperception）思想，也包含了布伦塔诺的意动内涵（psychical act）。立普斯认为，心理或意识是无意识的过去经验和现在体验或统觉相互作用的结果。对于立普斯来说，当我们认识某一对象的时候，能够设身处地地感觉或感受到被认识的对象，就是所谓的“共情”（einfühlung）或共情现象。

于是，共情的西文本义，是要表达一种在理解的基础上对别人的情感与动机等心境的认同，或者是一种能够体验到别人情感与心情的能力。但是，当我们用“共情”翻译了 empathy 的时候，除了其西文的语义和其心理学的专业意义之外，已经是具有了所使用的汉语及其中国文化的内涵。

在早期的英汉词典中，empathy 多被翻译为“神入”，尽管未能流传，但烘托出了共情的一种意境。汉语中本来有“神思”和“神通”的用法，前者为“神随意往”，后者为“心思通达”，皆包含着“共情”的某种意境。

在汉字“共”的甲骨文原形中，包含着两人共同拥有的意象，包含了“和”的理念。在共情现象中，不管是美学体验中的感情移入，还是社会心理学中的设身处地，临床心理学中的感同身受，其中“共与和”的意境非常重要，共情的主体与被共情者处于一种心情和情感的和谐状态，是共情现象的重要基础。孔子曰：“君子和而不同”；张九龄的“天涯共此时”，苏轼的“千里共婵娟”等诗句，也都衬托出“共”的境界和“共情”的意味。

徐灏在其《说文解字注笺》注解“情”字的时候，阐释了“发于本心谓之情”的道理。于是，孟子的心性学说，其“恻隐之心人皆有之”的主张，也都反映在了共情的寓意之中。朱熹在注解《孟子》的时候曾发挥了“心统性情”的思想，以“情”为心之体用，也能展现为共情中所包含的中国文化心理学的意义。

《论衡》本性篇中引刘子政言："情，接于物而然者也。"[①] 当"共情"发生的时候，"投射"已经不再重要，共情也就不是单纯的"转移情感"，而是共情者与被共情者本心的自然呼应或共鸣。"共情者"不是以自己的感受来代替对方的感受，而是能够真实地感受到对方的感受，与对方共同拥有或分享某种情感与感受，这便是心理分析和沙盘游戏治疗中的共情和共情意境。

（二）共情的方法内涵

共情作为心理分析的一种方法，首先表现为一种设身处地、感同身受的能力，通过这种能力而体现出感应的作用，或"共时性"（synchronicity）现象的效果。因而，道家的无为，以及中国文化心理学中的感应心法，是运用"共情方法"的重要基础。

于是，真正的共情不是任何技巧性的刻意表达，也不属于任何语言的技能，而是一种专业的素养和真诚的态度。阿德勒在临床心理学的意义上使用共情的时候，曾将其转化为一种通俗的比喻："穿上病人的鞋子（站在病人的立场上），来观察与感受病人的体验"（to "stand in the shoes" of the client and "see and feel" what the client is experiencing）。因而，"站在病人的立场上"很重要，这也是布伦塔诺用意动来包含客体真实性的基本要求。

罗杰斯在其《患者中心疗法》（1951）中，把"共情"（empathy）作为其新的治疗体系的基本原则与核心概念。即使是罗杰斯的另外两个原则："无条件的积极关注"（unconditional positive regard）和"一致性"（congruence），似乎也都是为"共情"作进一步的注解。我们可以这样来理解：共情中包含了"无条件的积极关注"，包含了医生与患者情感的"一致性"。通过共情可以获得心理治疗的内在基础，这种内在基础也曾被罗杰斯理解为发现与接近自己内在的直觉自我。通过共情而进入来访者内心世界的愿望，这也是所谓的"患者中心疗法"的具体体现。罗杰斯甚至把共情作为其心理治疗的技术，包括通过语言的表达来传递共情的信息。在罗杰斯的治疗个案中，我们常会看到他用赞同来访者陈述的要点，或者是重复来访者表述的最后一段话，来表达他所获得的共情理解。

我们把"共情"（empathy）理解为一种设身处地的同感，早期的学者

---

① 王充：《论衡》，载《诸子集成之七》，30 页，北京，中华书局，1933。

们多将其译为“神入”，大有出神而入化的境界，不失为一种传神的翻译。但就其中文的内涵而言，像设身处地和感同身受，都在其心理反应之外更具有“身体的心理作用”。因而，共情就不仅仅是感情方面的同步，更不仅仅是意识层面的理解，而是包含着彼此的身心共振与和谐。不管是一句话，还是仅仅一个眼神，甚至是一阵沉默，但彼此都有真实的感触，都能被对方深深地打动，一切尽在其中，也都涉及了共情所包含的治愈效果。在有关非言语交流和非言语行为的心理学研究中，曾发现彼此心理和感情接近的人，会不知不觉表现出身体姿势同步的现象，都可以从一个侧面来印证共情的作用。而就心理分析的临床意义而言，身体的感受往往具有十分重要的治疗效果。

于是，在这种意义上，共情的专业态度，也是培养沙盘游戏工作气氛的必要元素。被分析者要真切地感受到被心理分析家的接受与理解，才能自然地表露其内在的情感。

（三）共情与沙盘游戏

劳伦·考宁汉（Lauren Cunningham）是资深的沙盘游戏治疗师，荣格心理分析家，曾任《沙盘游戏治疗杂志》的主编十多年。她曾经告诉我，在多年的沙盘游戏教学和培训中，每次讲授沙盘游戏治疗之前，她都要先讲这样一个故事：

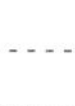

在古老的美索不达米亚文明中，有这样一个神话传说。掌管着天上与人间的皇后伊娜娜（Inanna），听到她做地狱皇后的妹妹艾里斯克欧（Ereshkigal）的痛苦呻吟，决定前去地狱探望她的妹妹。经过那狭窄的地狱七重门的时候，伊娜娜先后脱去其华贵的装饰与衣物，赤裸裸地来到了地狱皇后艾里斯克欧的面前。失去了理智的艾里斯克欧，以其盛怒接待伊娜娜，夺取了她生命的气息并将其变为僵尸。

三天之后，不见前往地狱的伊娜娜返回，她的忠实仆人尼苏伯（Ninshubur）四处寻求帮助。最后，智慧与水之神安奇（Enki）用其指甲里面的泥垢做了两个非男非女的小人，让他们把生命的食物和水送给伊娜娜。

这两个小人神不知鬼不觉地来到了地狱的皇宫，发现艾里斯克欧赤裸地躺在床上，头发散乱，语无伦次地呻吟着：“喔……喔……我的里面啊!”

受命于安奇的两个隐身小人，用同样的语气呻吟着：“呜……呜……你的里面啊!”

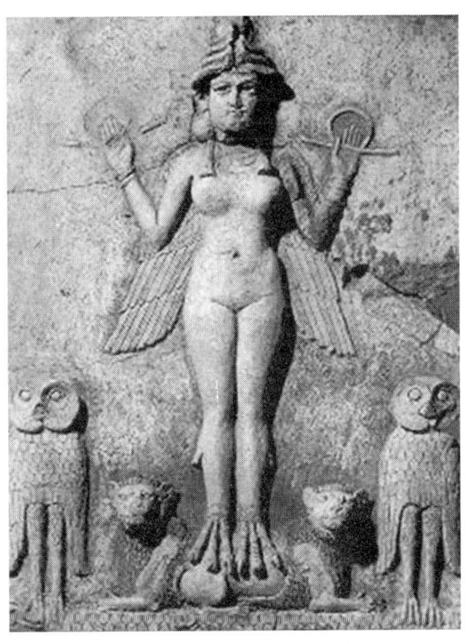

与伊娜娜有关的古代石刻

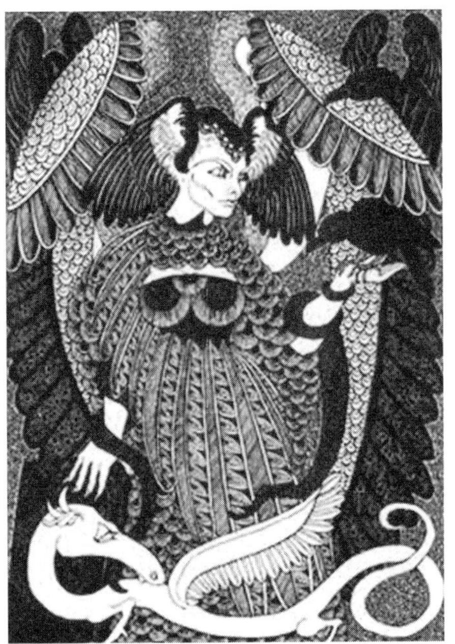

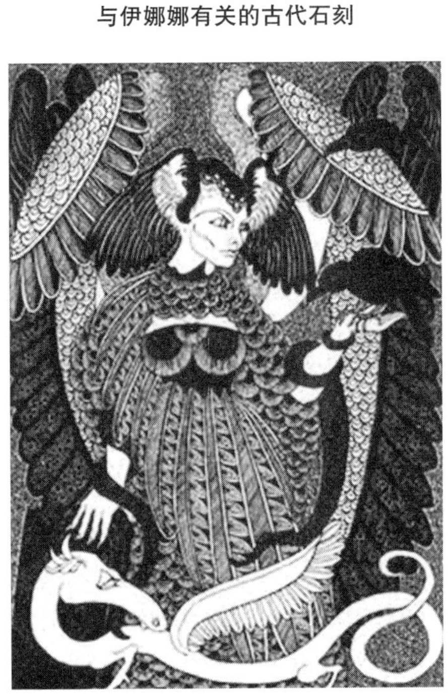

艾里斯克欧

艾里斯克欧又大声地叫唤着："呜呜呜……呜呜……我的外面啊！"

两个隐身小人同样回应着："呜呜呜……呜呜……你的外面啊！"

艾里斯克欧继续呻吟与呼叫着，两个隐身小人也同样回应着她的痛苦……就这样，直到艾里斯克欧内心变得平静，停止了痛苦与呻吟。于是，康复了的艾里斯克欧要答谢这两位帮助她的小人。两位小人要回了伊娜娜的尸体，用生命之水救活了她，并与她一起重返人间。

我曾经问劳伦，为什么每次讲授沙盘游戏治疗都一定要讲这样一个故事呢？劳伦告诉我，其中包含着重要的治愈因素，也就是共情的作用，和非言语的力量。对此，我也曾深有体验。我有一位患有 10 年抑郁症的病人，抱怨说他好像就是生活在迷宫里的"牛头怪"（the minotaur in the labyrinth），60 多岁的年龄仍然不能寻找到那"迷宫"的出路。我告诉他，那"牛头怪"不仅仅是他的"抑郁症"或"抑郁的他"，也是整个人类的阴影。而实际上，我们每个人都在某种程度上受限在生活或生命的迷宫之中。于是，我愿意作为他"迷宫"中的陪伴，而他也接受了我。作为诗人的他，重新听到了那牛头怪在迷宫中的呼喊声，并且转化为其专业的创作，获得了国际上"新世纪第一年最佳诗篇"的殊荣。而我们在共同度过了迷宫中的黑暗与艰难之后，也找到了属于病人自己脱离其迷宫的线索（the magic thread），获得了治愈与发展的效果。

五、感应的力量与转化

在以上介绍与分析的沙盘游戏治疗的基本原则中，无意识水平的工作、象征性的分析原理、游戏的意义与治疗和共情的气氛与治愈，都是源于西方心理分析理论和实践基础的总结，尽管我们也将其放在中国文化的背景中予以阐释。但是，感应转化的原则，则主要是源于中国文化。

（一）感应的内涵与理解

在中国文化中，"感应"是如此的亲近生动且寓意深远。《说文解字》中将"感"阐释为"动人心也"。其字形含心意，富动态，呈现着感动人心的象征和意义。《易经·咸卦》之彖辞曰："天地感而万物化生，圣人感人心而天下和平。"便是这种感动人心，化生万物的写照。

应（應）字在《说文》中为"当也"。《周易·大有卦》之"应乎天而时行"便是这"应"中的意境。观"應"字含心中之雁形。《说文》解

"雁"为："雁，鸟也。从隹，从人。"徐铉等注为："雁，知时鸟，大夫以为挚，昏（婚）礼用之，故从人。"雁飞而为"人"形，虽则千里之外，亦相感通呼应。元好问曾有"问世间，情是何物？直教生死相许"之传世诗篇，所形容的正是灵性不变，雁情独钟。《易经》中多有"隹鸟"的象征，如《中孚》之诚信中的九二爻辞："鸣鹤在阴，其子和之。"如《乾·文言》中的"同声相应，同气相求"，皆透示着感中之应的道理。

《易》为中国文化众经之首，大道之源。《周易·系辞》中有"圣人以此洗心"的箴言，也留给我们这一永恒的"洗心"命题。《周易·系辞》中同时还有"《易》，无思也，无为也，寂然不动，感而遂通天下之故。非天下之至神，其孰能与于此？"的启示，于是，我们也有了"感应"（應）的原则。《周易》下经由"咸卦"开始，尽显"感应"之深意，透视人间易道之神迹。

我们曾经把"感应"译为英文的"Touching by heart and response from heart"（心的感动和心的呼应），突出了汉字感与应（應）的"心"意。在我们的理解中，不管是心理分析还是心理治疗，"心"永远都是关键。在心之理中，不仅包含着"心者，生之本，神之变也"（《黄帝内经·素问·灵兰秘典论》）的中医学解释；"心也者，智之舍也"（《管子·内业》），"总包万虑谓之心"（《礼记·大学疏》）的心理学阐述；而且包含着"天心与道心"、"为天地立心"的心性学传统。同时，中国之"心理"还包含着"理心"之妙用，所谓"医之上者，理于未然"（《新唐书·柳公绰传》）便是写照。正是"心"中有"理"，含心意含美德；"理"中有"心"，为玉为璞，为美为医。

我们把"感应"作为中国文化心理学的第一原理，并且曾将其与西方心理学之"刺激—反应"原理作比较，突出"感"、"應"中心理与理心，以及其心性的内涵。同样，感应也是心理分析和沙盘游戏过程中最重要的工作原理。实际上，感应影响或决定着麦斯麦之催眠术的治疗效果，或者说是其中治愈的关键。同样，感应也是弗洛伊德自由联想，以及荣格积极想象方法背后的重要机制。在整个心理分析和沙盘游戏治疗的过程中，感应是方法中的方法，治疗中的治愈，转化与发展中的关键。

（二）感应的意义和作用

在我从事心理分析学习与实践的10余年中，曾经反复问自己，也问了许多资深的心理分析家这样一个问题："心理分析究竟是如何把病人治好

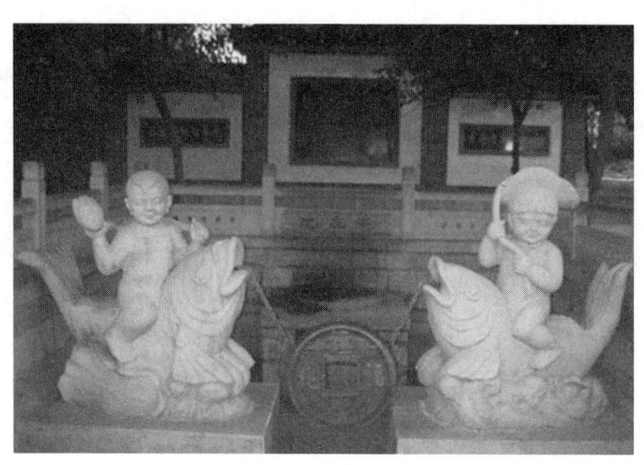

陕西黄帝陵附近的感应池

的?”尽管问的是同样的问题，但是往往会得到许多不同的答案。比如，国际分析心理学会主席默瑞·斯坦（Murray Stein）回答说：“无意识，心理分析的真正治愈因素在于无意识。”美国旧金山荣格研究院院长，资深的荣格心理分析家约翰·比贝（John Beebe）回答说：“真正的治愈因素在于心理的真实性（the reality of psyche）。”同样做过美国旧金山荣格研究院院长的资深荣格心理分析家珍·科茨（Jean Kirsch）的回答是：“爱，爱能治愈。”国际梦的研究学会主席罗伯特·伯尼克（Robert Bosnak）回答的时候强调了病人的自我探索和自我治愈，他说：“作为心理分析家只是一个工具，病人用此工具来获得治愈的效果。”

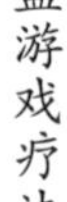

当我与资深的荣格心理分析家鲁西克（Louis Vuksinick）讨论同样的问题的时候，他给了我这样一个解说：“心理治疗是一种艺术，治愈是奇迹。努力去做你该做的心理分析工作，治愈自然就会出现。”

我与鲁西克有着多年的交往，他是我的第一位心理分析家，从1997年开始，我们共同度过了200余小时的心理分析时光。他曾反问我：“那么你认为到底是哪些因素能够起到治愈的作用呢?”我回答说：“是感应。”

这是基于中国文化心理学的一种回答。我们把“感应”作为发挥中国文化心理学意义的第一原则，它包含着荣格用“共时性”（synchronicity）所表达的“心理的真实性”（the reality of psyche）。《易经》之咸卦不仅仅与乾坤一起合成天地人之三才的象征，而且也包含了“感应”的心理法则。

“感应”中所包含的是“有求必应”、“心诚则灵”，“精诚所至，金石为开”的道理，所反映的是“移情”、“共情”和“共时性”的心理分析效果。若是说爱能治愈的话，那么也是其中有了感应的发生；即使是自我治愈，不管是把心理分析家作为工具还是镜子，其中也包含着感应的作用。因而，“感应”是治愈的重要因素，有“感应”也就会出现自然而然的奇迹般的治愈，就会获得心理分析所追求的转化与自性化。

（三）沙盘游戏中的感应

在 2003 年美国西塔图国际沙盘游戏治疗大会上，我们曾以“《易经》与沙盘游戏治疗，沙盘游戏治疗与中国”为题目做了大会报告。其中，特别突出与强调了“感应与转化原则”在沙盘游戏治疗中的作用。

在结束报告的总结中，我们表达感应所具有的这样三个层面的意义：

（1）通过感应（through Ganying）：感应是《金花的秘密》中的秘密，通过感应，荣格发展了其积极想象的技术；通过感应，我们可以使得沙盘游戏充满游戏的精神和游戏的意义。

（2）当我们拥有感应的时候（when we have Ganying）：当我们拥有感应的时候，我们就能够创建治疗的气氛；当我们拥有感应的时候，我们也就获得了治愈的力量；当我们拥有感应的时候，我们也就能够使得我们的沙盘充满活力和生动。

（3）通往感应之路（the way to Ganying）：中国古代的哲学家曾告诉我们，《易经》可以用来洗心，精诚所至，金石为开，这便是通往感应之路。

报告是成功的，来自世界各地的数百位国际沙盘游戏治疗学会的注册会员，大多起身给予热烈的掌声。本来是已经结束了的报告，在主持人的提议下，我们又用了 5 分钟的时间，来领着大家学习汉语“感应”的发音。主持人幽默但又很认真地说，如此重要的概念，一定要知道它本来文化中的声音。

实际上，在以上所表达的三个层面意义的背后，则涉及感应所具有的更为深刻的心理分析和沙盘游戏治疗的意义。首先，是《易经》中咸卦所寓意的“无心之感”的境界。《周易·系辞》更有进一步的阐释：“《易》，无思也，无为也，寂然不动，感而遂通天下之故。非天下之至神，其孰能与于此?”这对于在无意识水平上工作，强调非言语和非指导性的沙盘游戏治疗来说，尤其重要。荣格和卡尔夫都把与此有关的“无为”作为重要的工作原则。

其次，是“为无为”。感应中包含“心诚则灵”和“有求必应”的意境。“无为”是一种境界，达此境界者便能发挥“为无为”的作用。庄子在其《应帝王》中说：“无为名尸，无为谋府；无为事任，无为知主。体尽无穷，而游无朕；尽其所受乎天，而无见得，亦虚而已。至人之用心若镜，不将不迎，应而不藏，故能胜物而不伤。”

再者，感应中包含着“精诚所至，金石为开”的道理，包含着心理分析和沙盘游戏治疗所追求的转化与自性化的意义。庄子之“庄周梦蝴蝶”是感应的体现，被形容为物化，被翻译为心理分析的转化；庄子能够在濠上知鱼之乐，则是齐物和齐一，是感应也是转化；在感应与转化中独与天地精神往来，而不傲睨于万物，也正是整合性与自性化的体现。

第五章　沙盘游戏的基本设置

工欲成其事，必先利其器。沙盘游戏治疗的最重要的特色之一，表现在其别具一格的沙盘游戏治疗室及其相关设置。建立一个标准的沙盘游戏治疗室，也就成为从事沙盘游戏治疗的一个重要环节。当然，更为重要的仍然是这工具背后的使用者，如何使有关的专业设置发挥实际作用，涉及专业沙盘游戏分析师的训练与资格。

一、沙盘游戏室的建立

建立一个沙盘游戏室，是开始沙盘游戏治疗实践的第一步。我们就沙盘游戏室的基本布置，不同的沙盘游戏分析师的风格与模式，以及适合团体沙盘游戏的基本条件等问题，逐一介绍与讨论。

（一）沙盘游戏室的基本布置

沙盘游戏治疗作为心理分析的一种特殊形式，其基本设置也可参考一般的心理分析要求和心理分析工作室的布置。我们把催眠、自由联想和积极想象作为心理分析方法中的方法，因而，一个标准的心理分析室，最好是既有“弗洛伊德的沙发”（来访者可以躺下做自由联想或催眠），也有荣格所重视的“面对面坐着的沙发”。不管是弗洛伊德和荣格，都在其工作室中布置了一些具有象征性意义的图画和物品，作为工作室背景的布置。

沙盘游戏室除了需要满足一般心理咨询或心理治疗工作室的要求之外，还要根据沙盘游戏治疗的特点，做以下设置的考虑。

摆放两个沙盘的空间，其中一个用作干沙的沙盘，另一个用作湿沙的沙盘。湿沙沙盘还要准备水罐或盛水器，以备来访者需要。

摆放沙盘游戏模型（我们称之为沙具）的架子，位置要协调，并方便来访者挑选和拿取使用。标准的沙盘游戏治疗一般需要 1 600 多个沙具，要按照基本的类别来适当摆放。这样一般需要 3 个沙具架。

在这样一种环境和要求中来设置沙盘游戏者和沙盘分析者的位置，要注意采光和舒适，以及感受安全性的效果。从来访者的角度考虑，应该备有使其方便拿到的纸巾，和需要时可以拿到的“沙发枕头”。

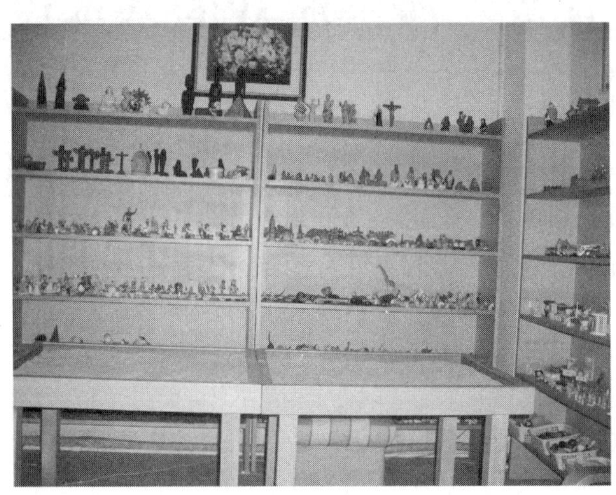

广东东方心理分析研究中心提供的标准版沙盘游戏工作室（沙盘、沙具与沙具架）

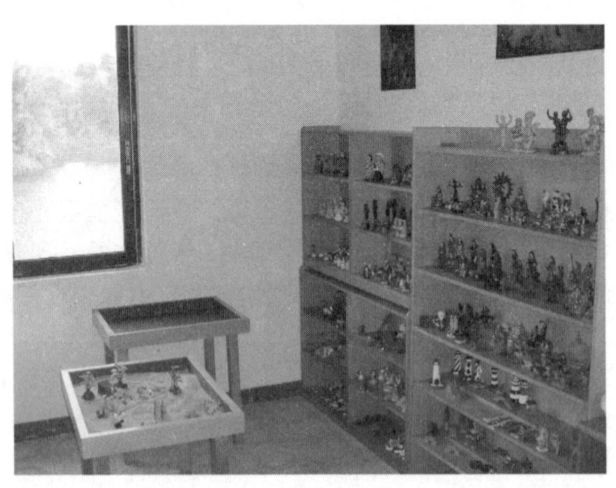

广东东方心理分析研究中心天麓湖洗心岛沙盘游戏工作室一角

另外，还要备有相机或照相设备，用以在来访者走后将其摆的沙盘画面拍摄下来。这些照片将记录来访者在一段时期的沙盘游戏治疗中所呈现的一系列的沙盘布景，既可用于沙盘游戏督导或分析治疗的依据，同时也可以反映来访者在沙盘游戏治疗过程中的变化和效果。

若是考虑到把沙盘游戏用于家庭治疗或团体治疗，那么则是在基本的沙盘游戏工作室的基础上，做空间的扩展，以及符合家庭和团体活动的考虑与设计。比如，可以让除来访者之外的其他家庭成员坐下的椅子和位置，以及让他们参与沙盘游戏，不管是观看还是一起参与的活动空间等。

沙盘游戏治疗的时间，仍然按照心理分析的基本设置，可以每周1次或2次，甚至是3次，视来访者的具体情况而定。每次50分钟。若是沙盘游戏的家庭治疗或团体治疗，则可以适当延长单次沙盘游戏治疗的时间。

一般的心理分析工作室都是需要"钟表"的，但"钟表"的摆放需要做某种特别的考虑。不要用很大的挂在墙上的挂钟，避免使来访者有时间的紧迫感或压力；最好是使用两个小的钟表，一方面可以让来访者看到时间，另外一方面则要考虑分析师的方便，使其随意间便能看到。在实际的心理分析过程中，若是来访者看到分析师去看时间的话，可能对分析的效果产生某种不利的影响。

由于沙盘游戏治疗的最初创意形成于威尔斯的"地板游戏"，因而，适当地摆放一些"公仔类"的玩具，既可以作为装饰也可以在来访者需要时发挥作用，尤其是年龄小的来访者。在洛温菲尔德和卡尔夫的工作室，除了沙盘游戏的设置之外，都还保留了其他一些游戏治疗的工具，如可以做泥塑游戏的橡皮泥或者是绘画材料与工具等。

（二）主要的沙盘游戏室模式

卡尔夫为沙盘游戏治疗创立了基本的工作环境，其特色仍然属于建立沙盘游戏治疗室的重要参考。此外，沙盘游戏与心理治疗分开的环境，以及合一或综合的沙盘游戏治疗室，是目前较为流行的两种模式。

1. 卡尔夫的沙盘游戏室及其特色

卡尔夫对于洛温菲尔德的沙盘游戏室做了一些改进，比如说用沙盘游戏架来摆放各种沙盘游戏物件，取代了原来的抽屉式的存放，但也保留了其基本的初创模式，比如可供地板游戏的大型玩具，以及泥塑和绘画等工具与材料，由此形成了沙盘游戏分析室的基本构架。

在卡尔夫的沙盘游戏室里，沙盘放在了可以移动的支架上。分析师可以坐在自己的工作桌前，一边观察一边记录；也可以根据需要坐在沙盘的一侧。在沙盘之外，同时装备了泥塑和绘画等工具和材料。

正如我们在前面所介绍的，卡尔夫是在一栋具有数百年历史的房屋中

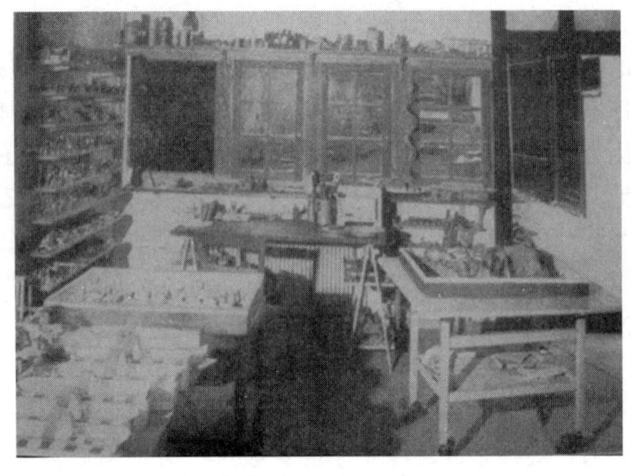

卡尔夫的沙盘游戏室

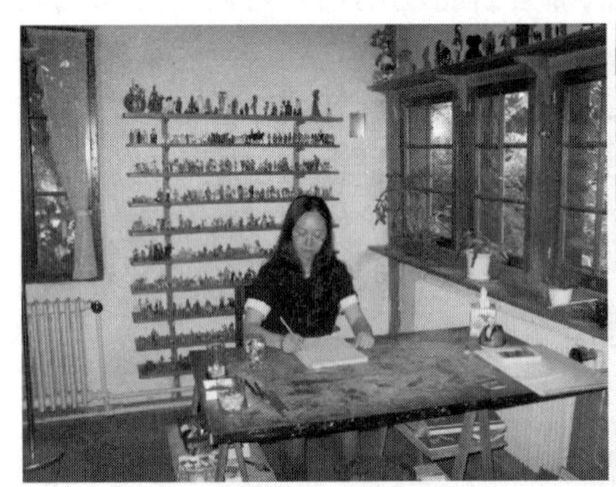

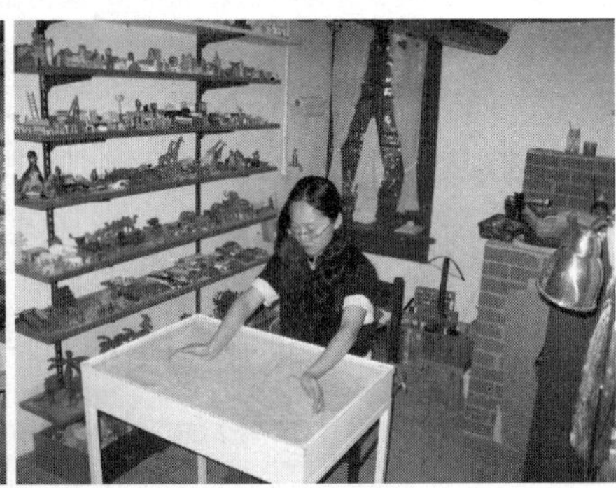

本书作者之一高岚在卡尔夫的沙盘游戏室里做沙盘

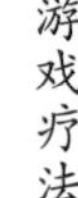

设置的沙盘游戏室，这是其特色，但却属于特殊的机遇。其中所包含的启发是，我们可以参考卡尔夫的沙盘游戏室及其沙盘游戏的思想，根据我们自己沙盘游戏室的特点来布置一种类似的感觉和气氛。

2. 分开的沙盘游戏室

许多沙盘游戏治疗师，同时也是荣格分析心理学家，有些人在布置其心理分析工作室的时候，把沙盘游戏室和分析治疗室隔开，分成了两个连通但又相互独立的工作室。

哈里特·弗里德曼是美国沙盘游戏治疗学会的主要建立者，资深的沙盘游戏师和荣格心理分析师。茹思·安曼是国际沙盘游戏治疗学会主席，同样也是荣格心理分析师。她们的沙盘游戏室与分析工作室便是“分开

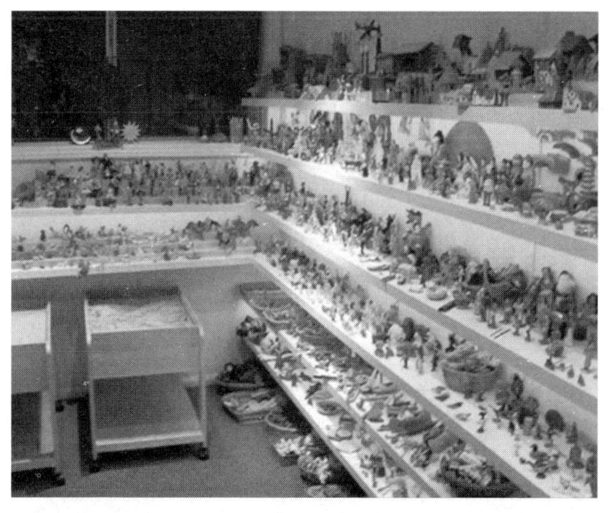

美国沙盘游戏治疗学会主席哈里特·弗里德曼的沙盘室

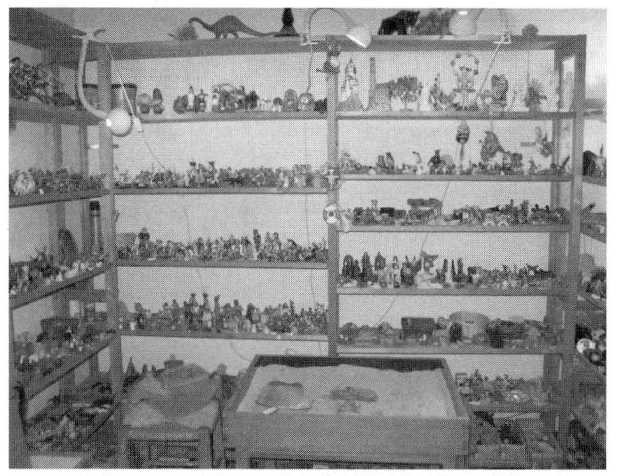

国际沙盘游戏治疗学会现任主席茹思·安曼的沙盘室

的”。分析工作室是标准的心理治疗室布置，与沙盘游戏室是隔开的连通房间。来访者一般都是先在分析室开始，然后需要做沙盘游戏的时候，再到沙盘游戏室工作。

这样的布置可以使那些不做沙盘游戏的来访者避免受沙盘游戏布置的影响，同时，独立而专门的沙盘游戏室，也能让做沙盘游戏的来访者更加集中于沙盘游戏本身。

3. 合一或综合的沙盘游戏室

目前，更多的沙盘游戏治疗师采用的属于综合式的沙盘游戏室布置，也即沙盘游戏室和分析治疗是合一的。

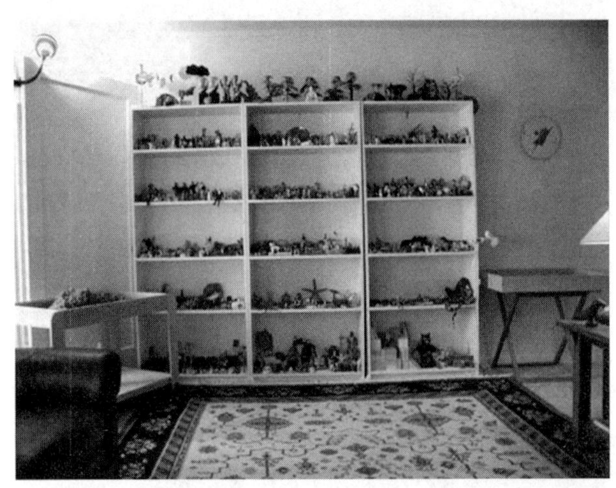

《国际沙盘游戏治疗杂志》主编乔西·考宁汉的沙盘游戏室

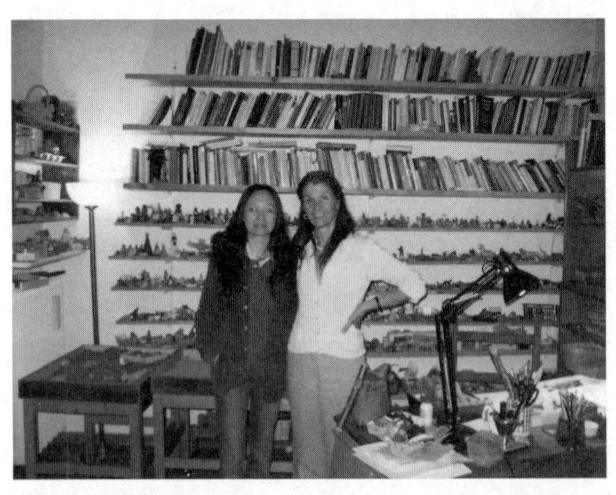

国际沙盘游戏治疗学会前任秘书长伊娃·帕蒂丝·肇嘉的沙盘室

乔西·考宁汉（Joyce Cunningham）是《国际沙盘游戏治疗杂志》的主编，伊娃·帕蒂丝·肇嘉（Eva Pattis Zoja）是国际沙盘游戏治疗学会前任秘书长。她们的沙盘游戏工作室便是综合或合一的模式。这样的布置需要有比较宽敞的房间，尽管合一但也可以设置成两个不同的“工作区”，使来访者可以根据自己的需要来做选择。

旧金山荣格心理分析研究院的沙盘游戏室是凯·布莱德威建立的，采用的便是这样合一和综合的模式。

（三）团体沙盘游戏室的考虑

1996 年开始，我们在广州一些幼儿园筹建沙盘游戏室的时候，设想将其作为儿童心理教育的一种途径。借助我们所承担的全国教育规划“九五”研究课题“儿童心理教育研究”，设计了团体沙盘游戏室。在比较宽敞的房间里，一般 50 平方米左右，放置 5 个沙盘，10 个沙盘游戏玩具架，可供 15～25 人同时进行沙盘游戏。

最初的考虑是由于当时需要做沙盘游戏的儿童较多，而我们很难在一个幼儿园建立 2 个或 3 个沙盘游戏室，即使选择了在宽敞的房间里放置了 5 个沙盘，仍然是想着让每一个沙盘都相对拥有“独立”的空间，来进行“个别”的沙盘游戏活动。但是，在实际的操作中，同时进行沙盘游戏的孩子们，往往“跨越界限”，去另外一个小朋友的沙盘上摆放自己所喜欢的物件；甚至出现了 5 个孩子，自发地围着同一个沙盘，开始了团体沙盘游戏。

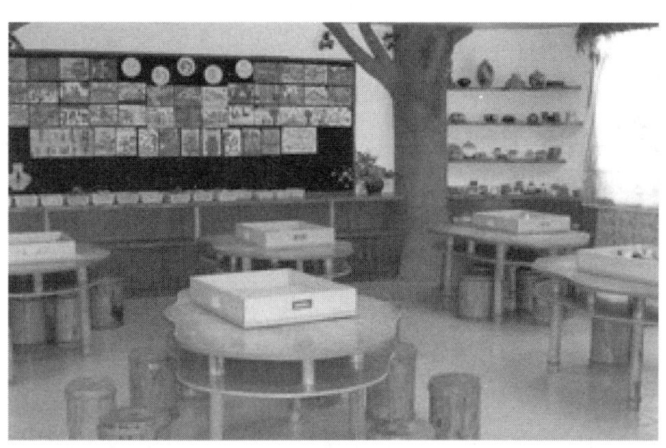

华人心理分析联合会暨广东东方心理分析研究中心提供的沙盘游戏治疗工作室，标准版加简易型，适合团体沙盘游戏活动（广州文德路小学）

我们曾研究过勒温传统的团体训练（the training group），出版过《团体动力学》[①]一书。在所经历的荣格心理分析训练中，也包括了“团体过程”（group process）的内容。因而，把“团体”作用，包括团体动力学的团体内聚力和团体气氛等思想；以及有关团体的无意识研究，如比昂（W. Bion）的“团体体验”（experiences in groups）、尼西尔（Brian Nichol）的团体无意识过程（group unconscious process）以及“团体作为一个整体”（group-as-a-whole）等分析心理学的理论，纳入与整合进沙盘游戏的过程，使其产生新的格式塔特性，属于我们对于团体沙盘游戏治疗的基本考虑。

我们曾撰文在《国际沙盘游戏治疗杂志》（*Journal of Sandplay Therapy*）上专门介绍过沙盘游戏在中国的发展，突出了其中的“沙盘游戏与心理教育”（sandplay therapy with pyche-education ）和“团体沙盘游戏治疗”（group sandplay）的特色。通过近10年的研究与实践，我们认为这种以心理教育为取向的团体沙盘游戏，尤其适合于我们国内幼儿园和学校心理辅导的实际工作需要。同时，把沙盘游戏作为团体治疗的一种形式，也是我们目前正在努力的工作。

二、沙盘游戏模型的收集

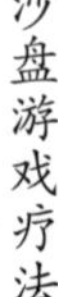

沙盘游戏模型又被称为沙盘游戏的沙具或微缩模型（miniatures），一个标准的沙盘游戏治疗室需要1 600多个能够表达各种生活、心理、原型和象征意义的沙具。因而，这种沙具是沙盘游戏治疗过程中的重要组成部分，也是沙盘游戏的治愈因素之所在。如何收集与建立自己的沙盘游戏模型系统，如何理解其中所包含的象征性意义，以及如何发挥它们在沙盘游戏治疗过程中的作用，具有十分重要的理论和实践意义。

（一）沙盘游戏模型的基本分类

在沙盘游戏治疗室的建立中，沙盘游戏模型的收集与分类是一项非常重要的工作。许多资深的沙盘游戏治疗师都认为，沙盘游戏模型的收集并不是简单地把一些富有象征意义的玩具模型混合在一起，在你所收集与分类摆放的沙盘游戏模型中，也反映着作为分析师本人与这些象征物之间的关系。或者说，沙盘游戏模型的收集与摆放，也表现着沙盘游戏分析师的

---

① 申荷永：《团体动力学》，长沙，湖南出版社，1996。

风格甚至是内在人格。来访者将会通过这些沙盘游戏模型，受到你的风格与人格的影响。

卡尔夫曾在其《沙盘游戏：治愈心灵的途径》中，这样来表达她自己的沙盘游戏室和她对沙盘游戏模型收集的看法：

在沙盘的旁边，便是几个摆放沙盘游戏模型的架子，架子上放着数百个各种材料制成的沙具，其中有人物，不仅有现代的各种类型和职业的人物，而且还有上几个世纪的人物形象，黑人、战斗中的印第安人等等。还有野生的和家养的动物，不同风格的房屋、树木、灌木丛、花、篱笆、交通信号、汽车、火车、旧马车和船等。总之，涉及现实和想象中的所有东西。①

我们把沙盘游戏模型分为40余类，涉及神话传说、文化宗教、自然物质、风俗行为、颜色形状、数字方位、人物人体、植物和动物、家居建筑、体育运动、交通运输和奇异与其他等方面，它们不仅可用来做沙盘游戏模型收集的参考，而且可以帮助我们对实际的沙盘游戏图画做专业的解读和分析。

（二）沙盘游戏模型的基本象征

我们可以按照以上沙盘游戏模型分类的线索，选取一些具有代表性的沙具，来简要介绍与分析有关的基本象征及其意义。

1. 神话传说

神话传说应该包括世界各文化中的内容，如古希腊传说中的天神宙斯、海神波塞冬、太阳神阿波罗、战神雅典娜等，以及童话传说中的圣诞老人和白雪公主等，中国神话传说中的伏羲、女娲、钟馗和哪吒等。

在沙盘游戏中出现的神话传说的沙具，除了在其具体的象征意义之外，也具有某种共同的沟通原型的意向。

2. 阴影情结

以心理分析为基础的沙盘游戏治疗，十分重视阴影和情结的表达。因而，我们专门设计了与此有关的鬼怪和死亡的象征，以及巫师和万圣节系列的沙具等。

我们的病症，多属于阴影的表达。正如《疾病的希望》的作者所述，

---

① Kalffd, *Sandplay: A Psychotheraputic Approach to the Psyche*, Boston: Sigo Press, 1980, p. 30.

阴影使人生病，面对阴影，以及同阴影交锋会使人康复；其中已经包含了疾病和治愈的关键。

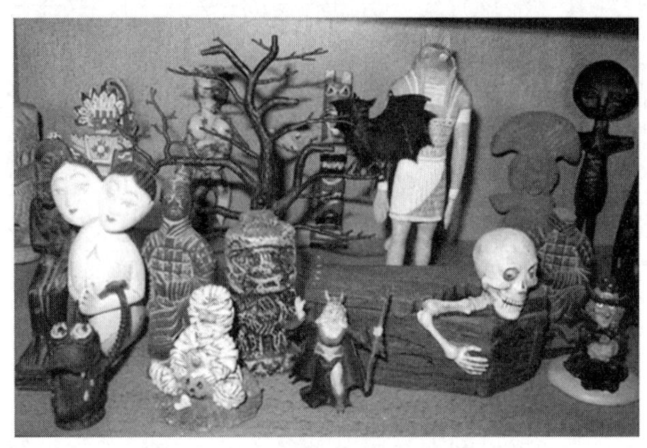

与“神话传说”有关的沙具

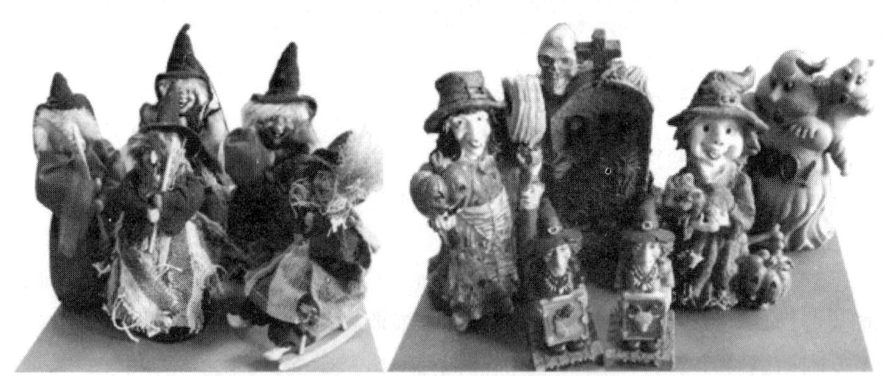

与“阴影”和“情结”有关的沙具

资料来源：广东东方心理分析研究中心。

3. 文化宗教

世界上有一些主要的宗教及其文化，如基督教、佛教、印度教、犹太教、伊斯兰教和道教等，以及与这些宗教和文化有关的象征，如耶稣基督、教堂、十字架、魔鬼、天使、金字塔、和尚、佛祖、观音、菩萨、罗汉、八仙等。沙盘游戏中一旦出现了与宗教文化有关的象征，往往也就带出了该宗教文化中的无意识心理学的意义。同时，在各种宗教与文化象征意义的背后，也包含着原型与集体无意识的意义和作用。

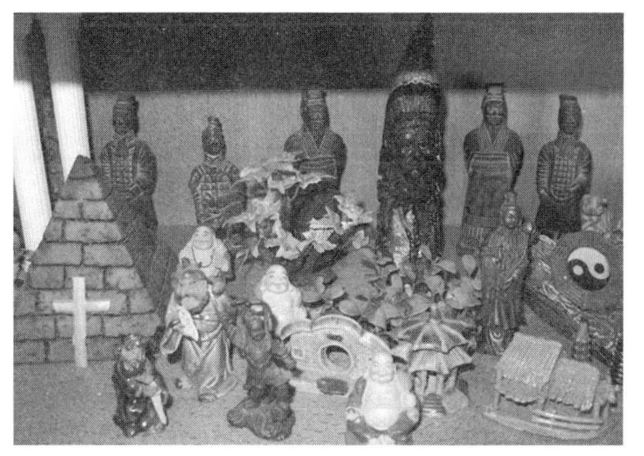

与“文化宗教”有关的沙具

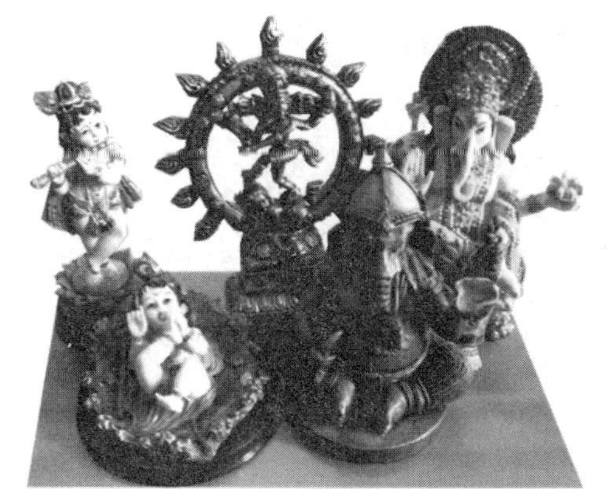

与印度文化与宗教有关的沙具

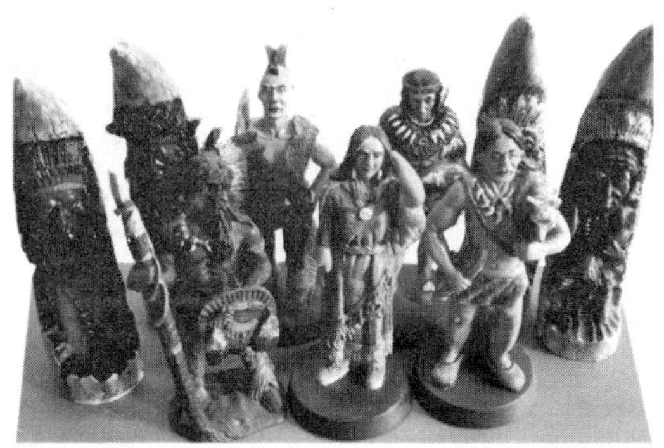

与印第安文化有关的沙具

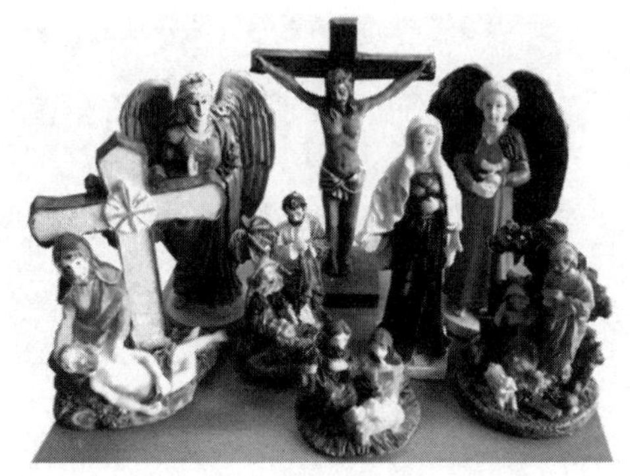

与基督教文化有关的沙具

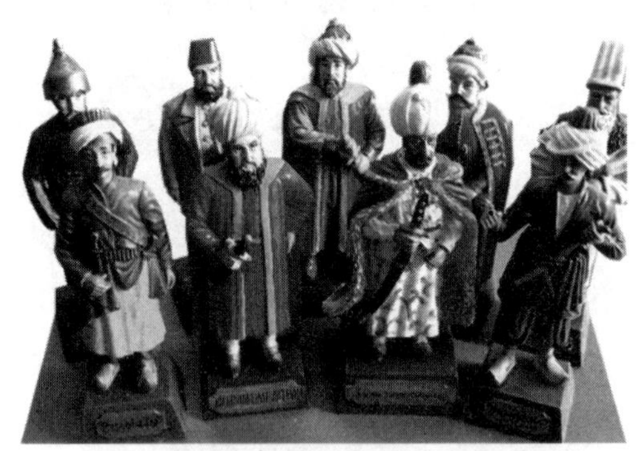

与阿拉伯文化有关的沙具

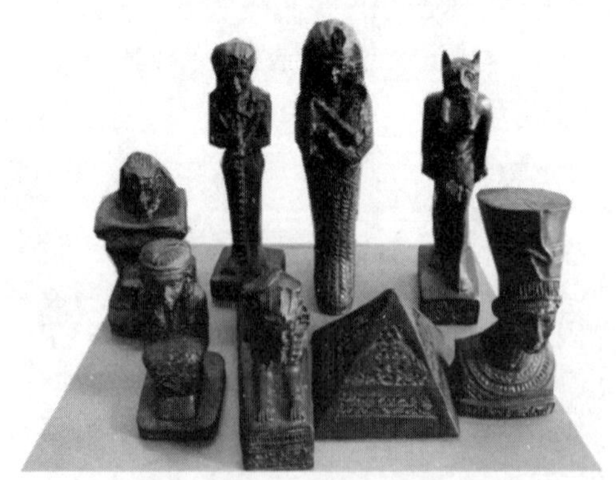

与埃及文化有关的沙具

资料来源：广东东方心理分析研究中心。

4. 自然物质

自然物质中包含了许多用来在沙盘游戏中呈现的内容，诸如：火山、岩石、石头、水晶、星星、月亮、山谷、河流、瀑布、深渊等。实际上，每一种自然物质，也都具备了相应的心理属性及其象征的意义，如火山的“爆发”，岩石与石头的“坚硬”，河流的“流动”，山谷的“容纳”等等。

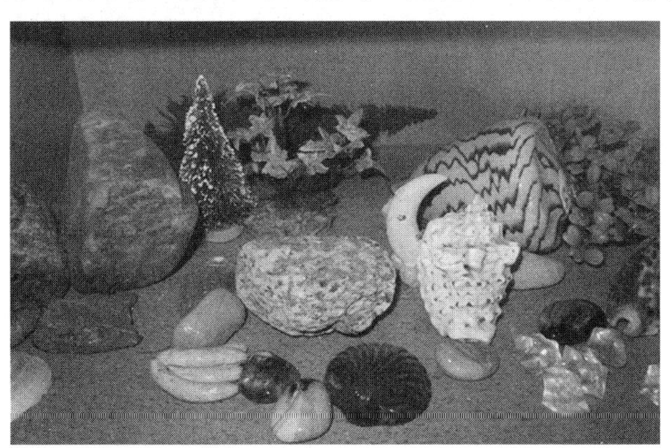

与“自然物质”有关的沙具

资料来源：广东东方心理分析研究中心。

5. 风俗行为

在沙盘游戏中，风俗行为是一种综合性的分类，如护身符、结婚、戒指、坟墓、葬礼、市场、礼物、占卜、巫术、洗礼、舞蹈、表演等等，都可以归之于这一类别。于是，在收集有关的沙具的时候，可能要做一些自己的搭配和组合，而非单一的模型表现。

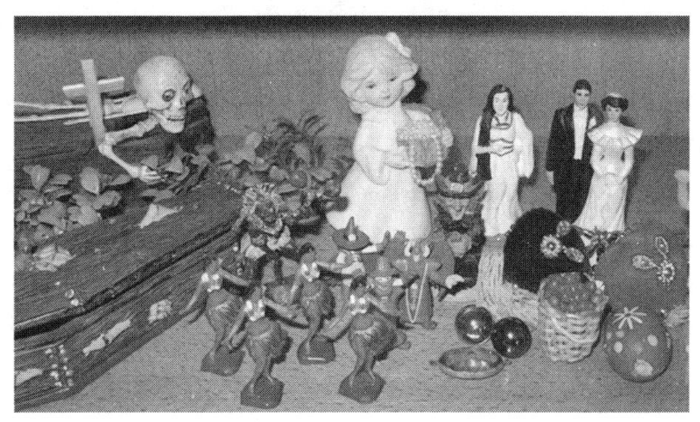

与“风俗行为”有关的沙具

资料来源：广东东方心理分析研究中心。

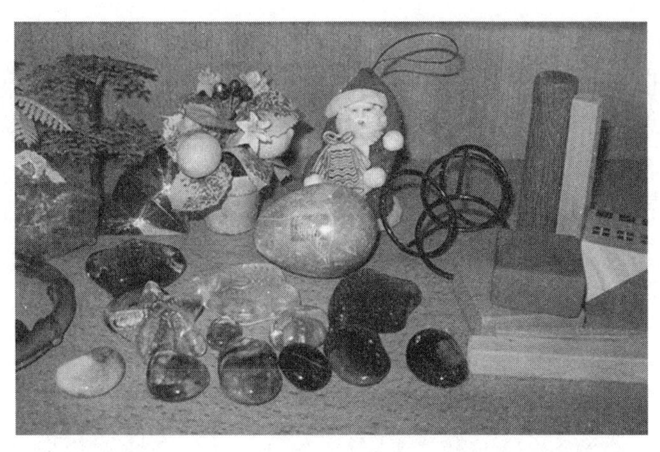

与“颜色形状”有关的沙具

资料来源：广东东方心理分析研究中心。

6. 颜色形状

不同的颜色能够使人产生不同的联想，具有不同的象征意义。如红色与血液、兴奋与冲动，蓝色与天空和海洋，平静与深远等。不同的形状同样也能引发人们的不同联想，因而也是沙盘游戏中的必备模型，如三角形、菱形、球体和圆形等。

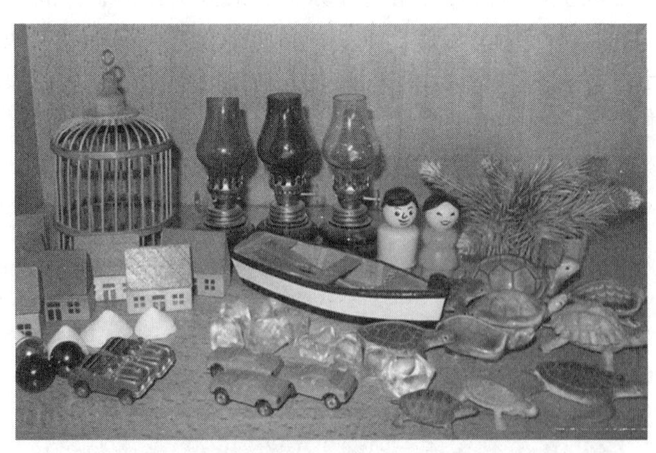

与“数字方位”有关的沙具

资料来源：广东东方心理分析研究中心。

7. 数字方位

数字与人类的心理活动息息相关，古代的智者便有精辟的阐述，老子说“道生一、一生二、二生三、三生万物”，其中用的尽是数字的表达。如毕达哥拉斯建立其以“数”为世界本质意义的哲学，曾醉心于6的含义的研究。《易经》的384爻也包含着一种数学模型，尤其是6和9的特殊意义。方位在沙盘游戏中同样具有重要的意义和作用，东、西、南、北、中，以及上下左右，都被赋予了特别的象征意义。

8. 人物人体

在人物和人体的沙具分类中，包含了十分丰富的内容。比如，人物可以细分为普通人、不同时代的人、各种职业的人，以及表现不同动作的人等，如工作的、行走的、坐着的、娱乐的等等；要有足够数量的普通人来代表来访者实际生活中的一些人或是代表一个社区或一个家庭。人体可以是完整的，也可以是部分甚至残缺的。如手、头、眼睛、腿和脚等，不同的人体部位，具有不同的象征意义和作用。

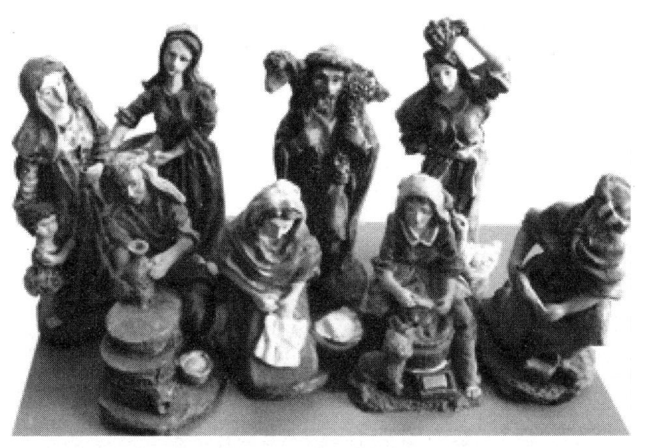

与“人物人体”有关的沙具

资料来源：广东东方心理分析研究中心。

9. 家居建筑

许多涉及家居的用品模型都可以作为沙具的收集，如床、灯、桌子、板凳、钥匙、腰带、扇子、镜子等，而各种样式和不同风格的建筑，也能在沙盘游戏中发挥重要的作用，如城堡、灯塔、烟囱、牌坊、桥梁、墙壁、房屋和庙宇等。

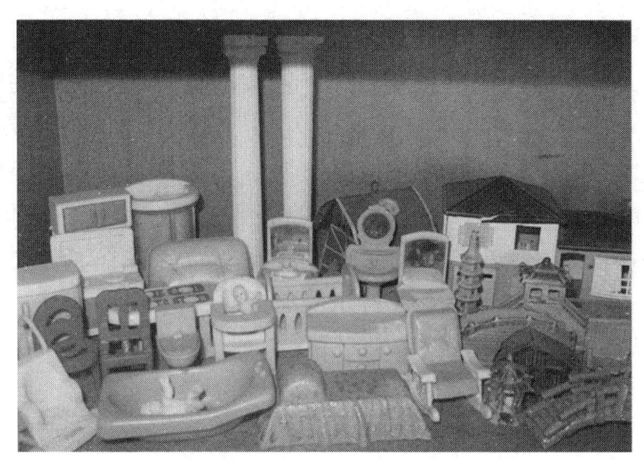

与“家居建筑”有关的沙具

资料来源：广东东方心理分析研究中心。

10. 运动交通

许多运动器械和体育活动都是人们所熟悉的，也是日常生活中经常接触的，如篮球和打篮球的场景、足球和踢足球的场景等。交通除了街道和交通标志之外，还可以分出路上交通和水上交通，以及航空等，各种不同的汽车与特种交通工具，轮船甚至独木舟，以及各种不同的飞机等，都是沙盘游戏模型的重要组成。

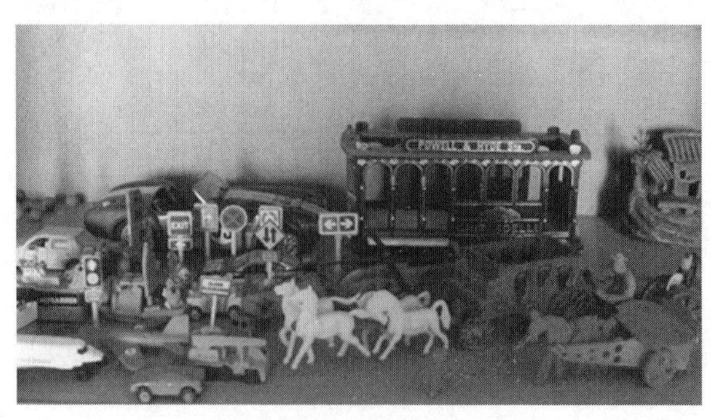

与“交通运输”有关的沙具

资料来源：广东东方心理分析研究中心。

11. 各种植物

在植物的分类中包含着丰富的沙盘游戏模型及其象征，像柳树、松树、梧桐、胡杨和竹子，以及梅花、兰花、牡丹、玫瑰、莲花、水仙、葫芦、百合、樱桃和仙人掌等，都具有十分重要的象征意义。

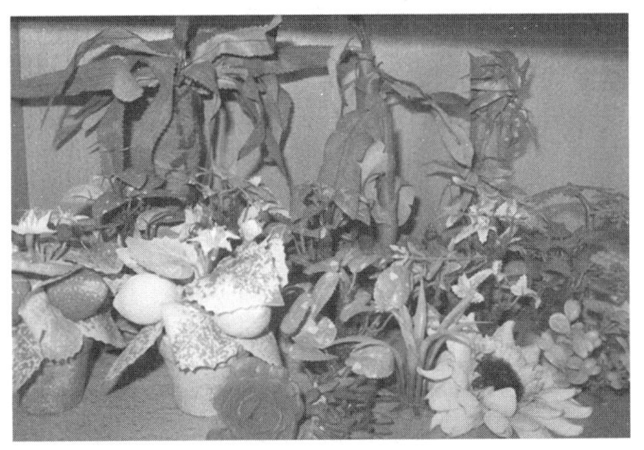

与“植物”有关的沙具

资料来源：广东东方心理分析研究中心。

12. 各种动物

在动物分类中，实际上包含了诸多的沙盘游戏模型，比如飞禽：猫头鹰、啄木鸟、乌鸦、喜鹊、大雁和家燕等；昆虫：如蝴蝶、蜻蜓、蚂蚁、蜘蛛、蜜蜂、蟋蟀等；海洋生物：如各种鱼、河马、海豹、企鹅和海豚等。而一般的动物中，又可分出史前动物、野生动物和饲养动物等。

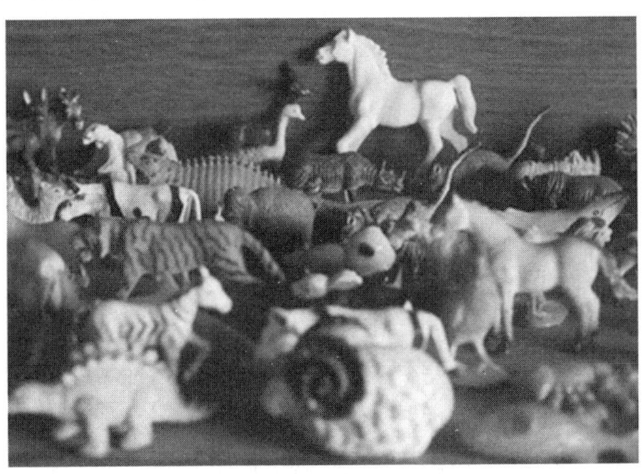

与“动物”有关的沙具

资料来源：广东东方心理分析研究中心。

在沙盘游戏治疗中，动物往往可以表示与人类理性和判断相对应的本能、直觉、冲动和阴影等意义……不同的动物，则有着不同的象征，比如狮子的勇猛和攻击性，绵羊的温顺和无辜等。

13. 奇异与其他

每一个沙盘游戏分析师，都会有一些属于其自己的独特收集，我们将其归之于“奇异与其他”的类别。比如，中国的《山海经》中所描述的奇异人物和动物，科幻小说或电影中的角色与道具等。尽管奇异与其他类别的沙具比较分散，但也都会具有其独特的象征性意义。

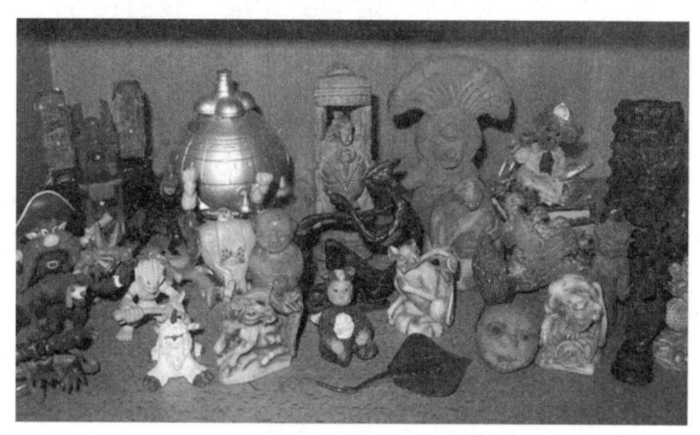

和“奇异与他者”有关的沙具

资料来源：广东东方心理分析研究中心。

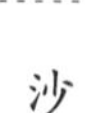

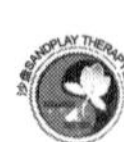

（三）沙盘游戏模型的专业内涵

沙盘游戏模型的收集，并非是简单地把一些重要象征混合在一起，或者是简单地分类处理，其本身便是一种充满心理和象征意义的过程。你的沙盘游戏模型及其分类，包括呈现在沙盘游戏架上的排列，都在反映着作为沙盘游戏治疗师本人与这些沙具的原型和象征之间的关系。

在沙盘游戏治疗的实践中，来访者或病人往往会通过你的沙盘游戏模型的收集与排列，看到或感受到你的内心世界或内在人格。因而，我们可以参考有关的收集和分类，但是不能刻意模仿任何现成的模式。作为沙盘游戏分析师，如果你仅仅是以别人的风格来收集沙盘游戏模型的话，那么就不能有得心应手的熟悉感，甚至也有可能会使你的来访者感到某种意外、陌生或不安。

在多年从事沙盘游戏治疗实践的过程中，我们逐渐养成了一种习惯，凡是出差到外地或专门旅游，都会特别留心那些可以用作“沙盘游戏”的玩具模型。许多资深的沙盘游戏分析师认为，沙盘游戏模型的收集可以比喻为某种“自传”，收集活动本身已经是为所收集的物件注入了某种生气，使其成为活的有机体，使其与我们的生活联系起来，使其包含或充满我们的发现和感情。

沙盘游戏模型的收集是逐渐完成的，除了满足最基本的象征需要之外，沙盘游戏分析师也可以根据自己日常生活的体验、自己文化中的特殊象征来充实与形成独自的风格。在沙盘游戏模型的收集与整理过程中，需要注意这样几点：

(1) 沙盘游戏模型不是普通的货物或材料，而是充满了象征意义的承载体，而这种象征意义也是一种重要的心理意义，其中也包含着沙盘游戏分析师所倾注的感情，以及使用沙盘游戏模型的来访者所倾注的感情。

(2) 作为沙盘游戏分析师，要熟悉自己所使用的沙盘游戏模型，尽可能地去理解其中所包含的象征意义。但是，当面对实际的沙盘游戏来访者的时候，又不能套用任何的象征理论，而是要以心理分析的基本原则：无意识的水平、象征性的意义和感应性的机制为基础，把握某种沙盘游戏模型对于来访者个人所具有的心理意义。

(3) 从某种意义上来说，沙盘以及沙盘游戏模型，是来访者与分析师之间的纽带，借助于沙盘和沙盘游戏模型，来访者可以自然有效地把自己的无意识和内在心理世界呈现出来，尤其是包括了那些难以用语言来形容和描述的内容。从这种意义上来说，许多资深的沙盘游戏分析师，都把沙盘和沙盘游戏模型本身看作是重要的治愈因素。

尽管沙盘游戏的模型多种多样，但是作为沙盘游戏分析师，要对自己所使用的这些沙盘游戏模型及其象征意义有充分的了解。在广东东方心理分析研究中心的《沙盘游戏技术手册》中，有对沙盘游戏模型和分类及其象征的总结，可供参考。这是学习的要求也是从事沙盘游戏治疗的基本功。

三、沙盘游戏分析师的素质与培养

就沙盘游戏治疗的实践而言，沙盘游戏治疗师的素质固然很重要，但是专业的训练与培养，以及从业者的基本能力同样重要。素质是一种天分，但是素质与天分可以通过学习与实践来体现。我们也可以把一些素质看作是“基本功”或“基本的内功”，第三章中所阐述的沙盘游戏治疗的基本原则，也包含了如何进行基本功训练的考虑。那么在这里，我们将有关沙盘游戏治疗师的素质与培养，作具体的分析与讨论。

（一）沙盘游戏分析师的素质

在《国际沙盘游戏治疗杂志》创刊号上，刊登了卡尔夫关于沙盘游戏的导论，其中介绍了沙盘游戏的治疗及其意义，同时也提出了对沙盘游戏分析师的基本要求。卡尔夫总结说：作为沙盘游戏分析师，除了心理学的基础和训练之外，还必须具备这样两条：其一是对于象征性的理解，其二是能够建立一个自由和受保护的空间。

由于沙盘游戏过程充满了象征性的语言，因而，作为沙盘游戏分析师需要对象征有丰富的知识，包括宗教、神话、童话、文学和艺术等领域中的象征性。这也是荣格分析心理学的基本功。更为重要的是，作为沙盘游戏师的训练，他本身必须对这些象征性有所体验，或者是通过荣格的分析心理学训练，或者是自身的沙盘游戏过程，这样，才能在充满象征性的沙盘游戏过程中，有效地陪同沙盘游戏者，和沙盘游戏者共同探索。

卡尔夫所强调的沙盘游戏分析师素质的另一方面，也即建立一个自由和受保护空间的能力，也是沙盘游戏治疗的基本原则与条件。而我们期望提供给他人的这种自由与保护，必须发自内心，出自自身的体验。于是，作为沙盘游戏分析师需要有一种开放的态度和开放的胸怀，若是想让沙盘游戏者感到受保护或安全，那么，这安全与保护的气氛必须源自沙盘游戏分析师的内心，需要精诚所至。任何私心杂念，可能都是对沙盘游戏及其心理分析的干扰。《易经·系辞》中的教诲“闲邪存其诚”是原则也是要求；建立起自由与保护的空间是沙盘游戏分析师的基本能力也是素质要求。

我们曾在《心理分析：理解与体验》中，按照瑞士荣格心理分析家古根比欧（Adolf Guggenbuhl-Craig）的思路，阐述了作为心理分析家的基本素质，其中涉及三个原型意义的内容：治愈、沟通与转化，同样也可以作为沙盘游戏分析师素质的参考。

1. 治愈者原型

西方的治愈者（healer）是与西方神话中的医学渊源联系在一起的。医神阿斯克勒庇奥斯（Aesculapius）是太阳神阿波罗与林中仙女考妮思

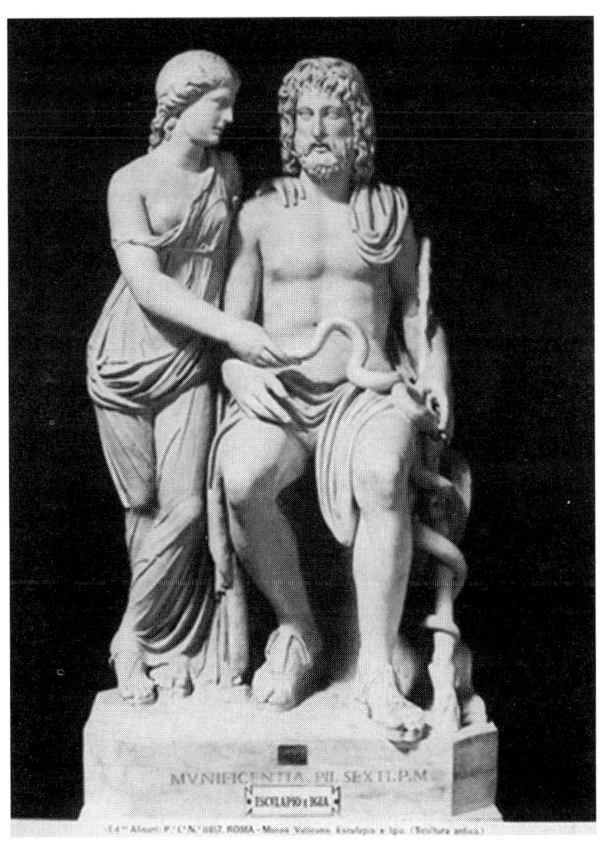

医神阿斯克勒庇奥斯和他的女儿——健康女神许格雅

(Coronis) 所生的儿子。考妮思本来就擅长以草药疗伤，也给予了阿斯克勒庇奥斯这样的天赋。考妮思在阿斯克勒庇奥斯还幼小的时候就去世了，阿波罗委托人马神基戎 (Chiron) 来教养阿斯克勒庇奥斯。于是，阿斯克勒庇奥斯从基戎那里所学到的，便是医术和治愈。阿斯克勒庇奥斯长大之后，不仅仅善用草药，而且精通手术，甚至能够起死回生。

古希腊和古罗马医神神殿遗址是近代重要的考古发现，这也加深了人们对于医神之治愈传说的印象，似乎是重新唤醒了一个久远的记忆。在阿斯克勒庇奥斯的神殿里，有两个古老的传说，其一是要在医神殿求梦，前来寻求医治的人，只要能在医神殿里睡觉得梦，也就能够获得治愈；其二是医神殿里的"治愈"神洞，洞里住着一条具有治愈能力的蛇。

在流传下来的古希腊雕像中，阿斯克勒庇奥斯常拿着由巨蛇盘缠的手杖，这也就是著名的“阿斯克勒庇奥斯的手杖”，象征知识和医学的蛇，也就成为古希腊治愈者原型的组成部分。阿斯克勒庇奥斯有两个女儿：健康女神许格雅（Hygeia）和医药女神潘娜希（Panacea）。于是，健康和医治也都包含在了这治愈者原型中。

我们可以从心理分析的原型概念中获得这样一种道理，那就是治愈的方法与技术虽然可以学习，但是，所学习的治愈的方法与技术，必须要有内在治愈者素质的配合。于是，唤醒自己内在的治愈者的原型作用，甚至是唤醒病人内在的治愈者的存在，永远是心理分析过程最为关键的问题。

2. 巫者原型

就其远古的起源来说，西方与东方一样，医治或治愈者，往往与“巫者”是相同或相通的。《山海经·大荒西经》中有记载：“大荒之中……有灵山，巫咸、巫即、巫朌、巫彭、巫姑、巫真、巫礼、巫谢、巫罗，十巫从此升降，百药爰在。”《山海经·海内西经》中也有众巫之名，称其“皆操不死之药”。

但是，在“巫者”的原型中，巫者不仅仅能医治，而且具有更为特殊的能力，那就是占筮与通灵，尤其是在人类远古的童年。因此，其所谓的“巫者”，就是保留了远古那种能够沟通神灵和沟通天地能力的人。《吕氏春秋·勿躬》中说：“巫彭作医，巫咸作筮。”所呈现的也是“巫者”的另外一种功能。《说文解字》是这样来解释巫觋的：“巫，祝也，女能事无形，以舞降神也。……古者巫咸初作巫。”“觋，能斋肃事神明也，在男曰觋，在女曰巫。”同时，《说文解字》在解释“靈”字的时候，也将其归之于巫的范畴：“靈，靈巫，以玉事神。……靈，或从巫。”因而，巫之本义，也就有了沟通神灵，连接天地的蕴涵。观汉字“巫”之象形，也包含了这种天地神通的意境，也即“能事无形，以舞降神”；“能斋肃事神明”。《说文解字》释“巫”时谓其“与工同义”，而“工”在“巫”中便寓意了上为天，下为地，中间有一竖贯通，且有两人把守着连通天地神灵的一线机会。

从“巫者”的原型中，我们可以来体会其心理分析家素质的内涵。尽管巫者也可以是治愈者，可以起到治愈的作用；但是，就其原型的本义来说，其主要功能是传达神灵的信息，沟通天地或沟通更多层次的存在。心理分析过程中最重要的特点是沟通意识与无意识，这也是对心理分析家素质的要求。于是，巫者之沟通天地的象征性意义，也便是心理分析家所应该具备的沟通意识与无意识的基本能力。

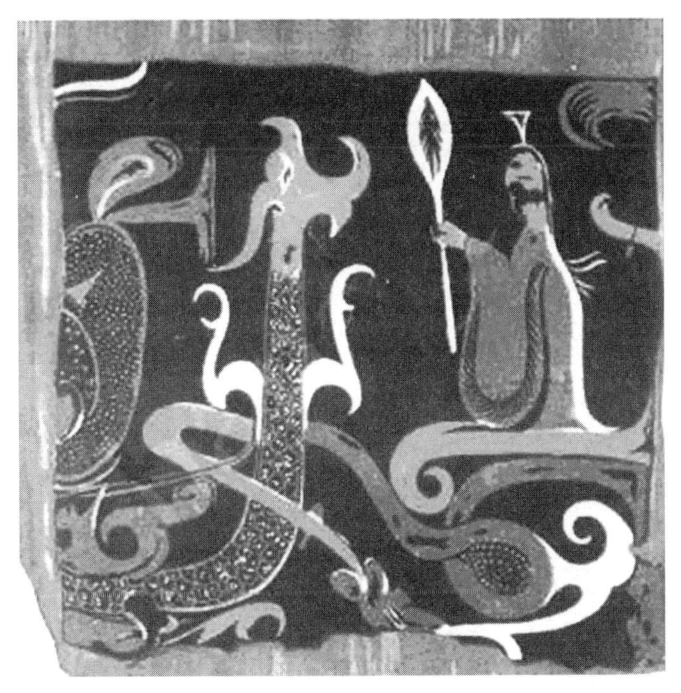

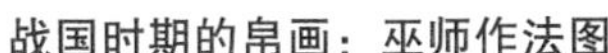
战国时期的帛画：巫师作法图

3. 炼金术者原型

若是说巫者原型象征着心理分析家所必须具备的沟通无意识的能力，那么，“炼金术者原型”则寓意着“转化”或“转换”的能力。“点石成金”同样可以有其心理分析的象征性意义和作用。

“炼金术”的西方渊源，可以追溯到古希腊传说中的赫耳墨斯（Hermes Trismegistos）和酒神狄奥尼索斯（Dionysus）。西文“炼金术”的字义源自赫耳墨斯的名字，他是众神的信使，商业与贸易的开端，名字中包含着“转化”与“转换”的意义。在希腊的奥林匹亚考古博物馆，收藏着普拉克西特列斯作于公元前330年左右的一尊雕像，表现的是赫耳墨斯带着幼小的狄奥尼索斯到山野精灵那里去做客，在途中歇息的情景。雕像中赫耳墨斯的手臂已断，据说本来他正拿着葡萄逗弄小酒神。葡萄酒的酿造便包含着最初的“生化”反应；而饮酒后的精神状态，则更是提醒人们某种特殊心理转化的可能。而狄奥尼索斯本人，便是这种原型意义的一种象征。

荣格在其分析心理学基础上所研究的“炼金术”，主要以15—16世纪

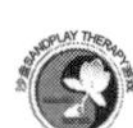

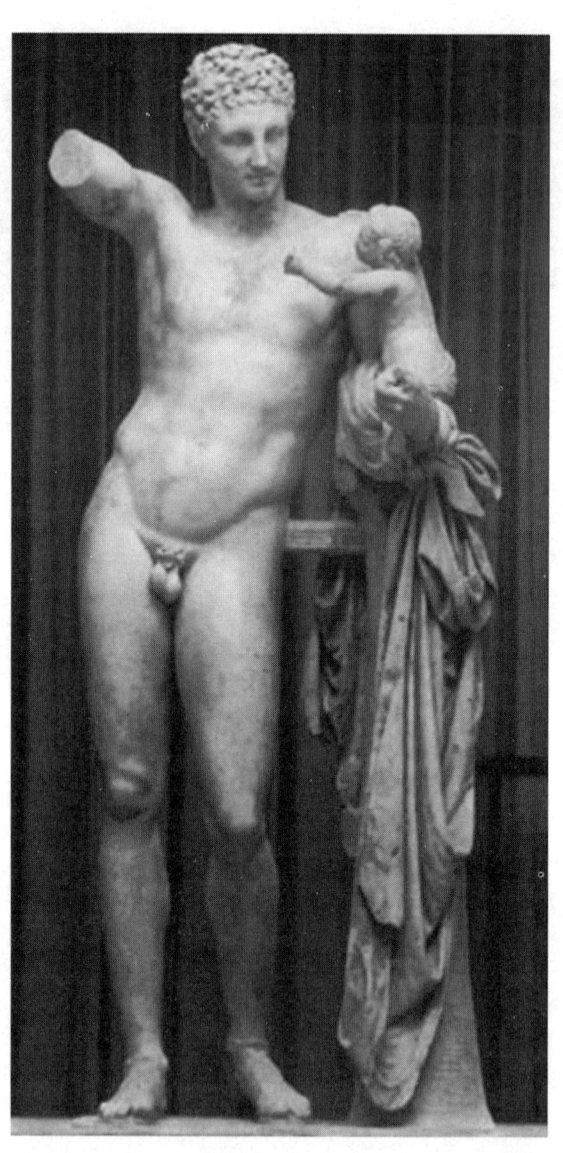

“赫耳墨斯和狄奥尼索斯”，公元前 330 年左右的雕塑

的西方“炼金术文献”为主，其代表人物是巴拉塞尔苏斯（P. A. Paracelsus），他也是西方化学的主要奠基者。1941 年，在瑞士的艾因希登（Einsiedeln），荣格发表了关于纪念巴拉塞尔苏斯的报告：“巴拉塞尔苏斯所表示的心灵现象”，阐述了其对于心理学尤其是心理分析的意义与影响。荣格说："正如巴拉塞尔苏斯在他的时代是一位伟大的医疗先驱，而今天他则是关于疾病和生活本质观念变革的一种象征。"① 但是，从本质的意义上说，荣格对于"炼金术"的理解，尤其是其心理分析意义的发挥，与中国道家内丹思想有着深切的渊源。他曾与卫礼贤合著《金花的秘密》，其中包含对《太乙金华宗旨》和《慧命经》的翻译，以及荣格从其心理分析的角度所做的评论。那是1928年，荣格对于炼金术的热情重新被唤醒，但此时所吸引荣格的"炼金术"，已经主要是中国道家的内丹思想，他从中发现了其自性的原型意义及其启示和印证。

在荣格分析心理学的理论中，原型本来是我们人类所共有的原本的心理内容。但是，由于个体的差异，每个人都在不同程度上反映着不同的原型的意义。或者说，在诸多的原型中，不同的原型在不同人的心理结构中占据着不同的位置，发挥着不同的作用。把治愈者、沟通者和转化者三种原型作为心理分析师内在素质考虑的时候，包含了这样一种观点，也即治愈、沟通和转化是我们每个人内在的心理品性，我们可以将其唤醒，甚至可以促使其发展。就这种内在心理品性或素质而言，心理分析家和沙盘游戏分析师类似于音乐家；若是要成为出色的音乐家的话，那么必须具备某些基本的素质或天分。但是，在我们的理解中，素质与天分仍然可以通过学习与实践来体现。

（二）沙盘游戏分析师的培养

国际沙盘游戏治疗学会和美国沙盘游戏治疗学会是目前国际上论证和认可沙盘游戏治疗师资格的权威机构。根据这两个组织的有关要求，合格的沙盘游戏治疗师必须经过"个人沙盘游戏过程"、"规定专业课程的学习"、"专业实习与督导"，以及"申请论文和资格论文"的撰写与答辩等内容。

1. 个人的沙盘游戏过程

任何想成为国际沙盘游戏治疗学会认可的沙盘游戏分析师的人，都必须接受具有国际沙盘游戏治疗资格的沙盘游戏分析师的分析，完成个人的沙盘游戏过程。这基本上类似于国际精神分析专业机构对个人心理分析的要求，如国际分析心理学会，所要求的个人心理分析是300个小时以上。于是，尽管国际沙盘游戏学会对于个人沙盘游戏过程体验的要求是50个小

---

① Jung, C. G., *The Collected Works of C. G. Jung*: *Vol*. 15, Princeton, Princeton University Press, 1996, 16-17.

时以上，但许多从事沙盘游戏治疗专业学习和训练的人，实际上都远远超过了 50 个小时的基本要求。

2. 规定的专业课程学习

国际沙盘游戏治疗学会为沙盘游戏分析师的专业训练规定了 100 个小时的理论课程，但并没有明确具体的内容。如对个人沙盘游戏过程的要求，这 100 个小时的专业课程必须要由具备国际沙盘游戏治疗学会资格的学者担任。一般来说，需要 50%以上针对沙盘游戏治疗本身的课程内容，以及涉及无意识、原型、象征、梦的工作和荣格心理分析的内容。

3. 完成申请论文和申请资格

按照国际沙盘游戏学会对于专业沙盘游戏分析师训练的要求，当你开始了个人的沙盘游戏过程，完成了三分之一规定课程时间的学习之后，就可以准备提交申请论文和完成申请的手续。申请论文要求两篇，以沙盘游戏及其象征为主题，完成后需要两个以上的专家阅读并且通过。满足了申请论文的要求，就可以向国际沙盘游戏治疗学会提出正式的申请。国际沙盘游戏治疗学会受理了申请之后，会安排对申请者的初次考核，以“面试”的形式为主，有 2～3 位具有国际沙盘游戏治疗学会沙盘游戏治疗分析师资格的学者参加，时间一般为 2～3 个小时。若是面试获得通过，那么就意味着你符合了国际沙盘游戏治疗学会申请者的条件。

4. 实习与督导的要求

符合了国际沙盘游戏治疗学会申请者的条件之后，就可以开始实习性的沙盘游戏操作，并且接受具有国际沙盘游戏治疗学会资格的学者的专业督导。国际沙盘游戏治疗学会规定要进行 30 个小时左右的个别督导和 100 个小时左右的小组督导。个别督导是由督导者与申请者一对一地进行个案分析和指导，小组督导一般不超过 6 个人，大家轮流做个案的报告，由督导者集体指导。

5. 个案研究与资格论文

国际沙盘游戏治疗学会对沙盘游戏分析师的最后要求，是要进行规范的个案研究和撰写资格论文，一般是以沙盘游戏治疗个案报告的形式，要符合美国心理学会对论文规范的要求。个案研究完成之后，要通过 3 位国际沙盘游戏治疗学会认可的专家的审阅，同时也要完成国际沙盘游戏治疗学会的其他要求，包括具有硕士学位的教育背景，那么就有机会成为国际沙盘游戏治疗学会的会员，获得国际上认可的沙盘游戏分析师资格。

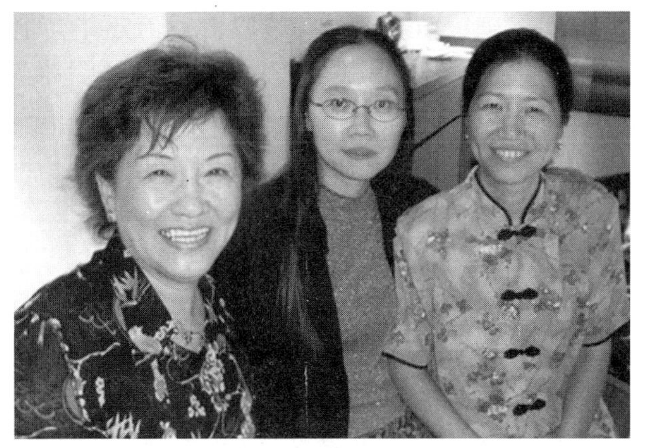

（左起）梁信惠、高岚、王丽文

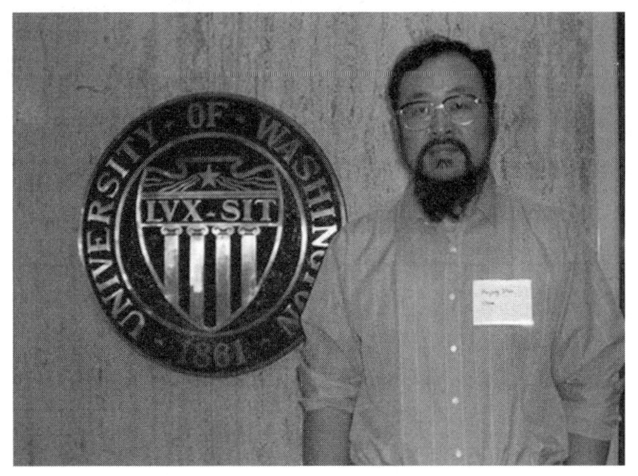

申荷永在美国西雅图第 17 届国际沙盘游戏治疗大会，2003 年

梁信惠是最早获得国际沙盘游戏治疗学会资格的华人沙盘游戏治疗师（1996 年），旅居美国多年，后返回中国台湾从事沙盘游戏治疗的专业培训工作。

高岚师从哈里特·弗里德曼进行沙盘游戏的研究与训练，同时在美国洛杉矶荣格研究院进行荣格心理分析的研习，2003 年通过了国际沙盘游戏治疗的考核。

王丽文在其“归心工作室”设立了沙盘游戏室，是中国台湾最早从事沙盘游戏治疗实践的专业人士之一。

申荷永在2003年美国西雅图国际沙盘游戏治疗年会上，做了关于“《易经》与沙盘游戏治疗，沙盘游戏治疗与中国”的大会报告。在这次大会上，国际沙盘游戏治疗学会的主席宣布申荷永等5位学者被接受为国际沙盘游戏治疗学会的会员。申荷永也成为第一位同时具有国际分析心理学会（IAAP）心理分析师和国际沙盘游戏治疗学会（ISST）暨美国沙盘游戏治疗学会（STA）心理治疗师资格的中国学者。

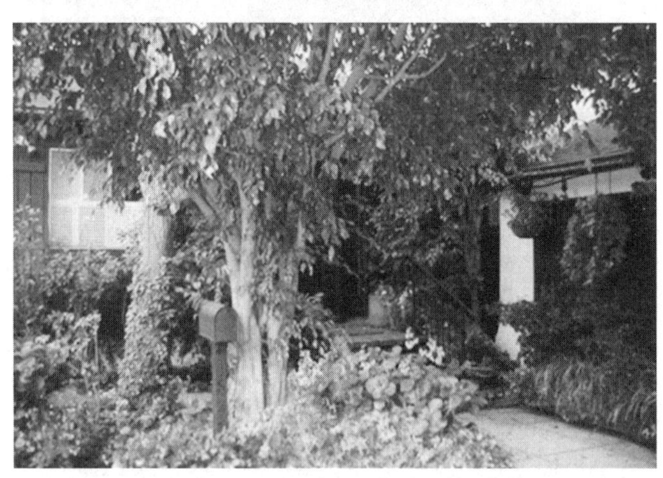

美国洛杉矶哈里特·弗里德曼的沙盘游戏工作室的院子；梁信惠、申荷永、何长珠、高岚等都曾在此接受过沙盘游戏的培训与研习

（三）中国的沙盘游戏培训与研究

国际沙盘游戏治疗学会和美国沙盘游戏治疗学会都曾专门组织过有关沙盘游戏在中国发展的讨论，专门邀请了申荷永和高岚等参加。受国际沙盘游戏治疗学会和美国沙盘游戏治疗学会以及国际分析心理学会的支持，广东东方心理分析研究中心在2002年、2003年和2004年，组织了三次“中国沙盘游戏专业研讨与培训”。其目的和努力便是要在国内培养一批符合国际专业水准的沙盘游戏治疗师。

梁信惠博士1996年获得国际沙盘游戏治疗学会的沙盘游戏治疗师资格，旅居美国多年后返回台湾，2002年组织成立了台湾沙盘游戏治疗协会，从事沙盘游戏治疗的专业培训工作。2004年台湾沙盘游戏治疗学会与台湾华人心理治疗基金会合作，邀请了河合隼雄、樋口和彦和山中康裕三位日本资深的沙盘游戏治疗师前去做专业培训。

我们在1995年赴瑞士苏黎世参加“国际分析心理学大会”期间(1995年),开始接触沙盘游戏治疗和有关的专业培训,开始指导研究生从事有关沙盘游戏治疗的专业研究。1998级的研究生李江雪开始了将沙盘游戏治疗与儿童心理教育结合起来的研究,1999级的研究生李资瑜、钟向阳分别以“洛温菲尔德与沙盘游戏治疗”和“卡尔夫与沙盘游戏治疗”为主题完成了硕士论文。随后,又有何琴和古丽丹等,采用沙盘游戏治疗的技术做有关的心理治疗研究。目前在读的一些心理分析方向的博士和硕士研究生,以及博士后和国内外的访问学者等,仍然在从事有关沙盘游戏治疗的研究,涉及“初始沙盘的意义与沙盘游戏的诊断”、“沙盘游戏治疗与自闭症”、“沙盘游戏治疗与人格障碍”等前沿性的研究课题。

广东东方心理分析研究中心组织的“灵性接触:沙盘游戏专业研讨与培训”(2002年、2003年、2004年)受国际沙盘游戏治疗学会和美国沙盘游戏治疗学会的认可与支持。参与者每次都可以获得国际沙盘游戏治疗学会资深沙盘游戏师的亲授课程和督导,获得21～23个小时的培训时间。国际沙盘游戏治疗学会主席茹思·安曼,国际沙盘游戏治疗学会秘书长伊娃·帕蒂斯(Eva Pattis),美国沙盘游戏治疗学会前任主席哈里特·弗里德曼等,都曾亲自前来参加广东东方心理分析研究中心组织的“中国沙盘游戏专业培训”。培训的基本目的之一,便是为我们国内培训符合国际沙盘游戏治疗要求的沙盘游戏治疗师。

在国际分析心理学会和国际沙盘游戏治疗学会的支持下,我们从1998年开始陆续在国内建立沙盘游戏专业工作室,以促进沙盘游戏治疗在国内的发展。目前,包括北京大学、复旦大学、北京师范大学、华东师范大学、华南师范大学、华南师范大学附中、广州文德路小学、广东省第一幼儿园、广州市第一幼儿园等数百所学校和专业机构,都在广东东方心理分析研究中心的协助下建立了沙盘游戏工作室。

广东东方心理分析研究中心还专门开设了心理分析与中国文化专业网站(www.psyheartbbs.org),建立了沙盘游戏专业论坛,并且启动了“心理分析与沙盘游戏治疗”的专业网络课程,按照国际分析心理学会和国际沙盘游戏治疗学会的标准,培养了大批具有专业资质的中国沙盘游戏治疗师。

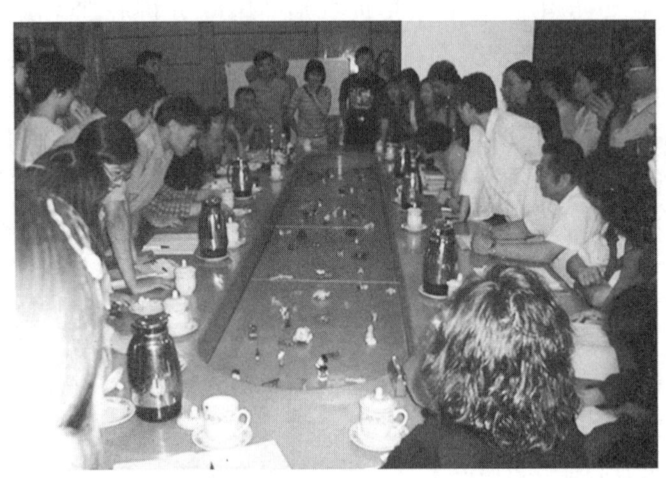

2002 年 9 月，哈里特·弗里德曼和伊娃·帕蒂丝·肇嘉等资深沙盘游戏治疗师和荣格心理分析家，在广州做沙盘游戏治疗的专业培训，为参加者提供了国际沙盘游戏治疗学会认可的 23 个小时的训练时间

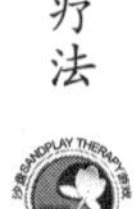

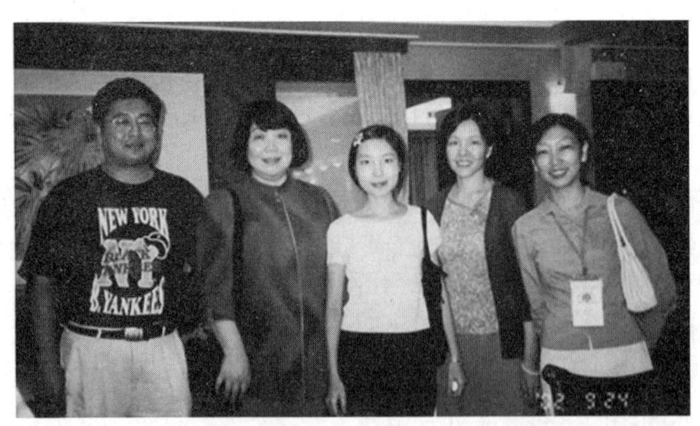

（左起）刘建新（心理分析博士生）、毕淑敏（著名作家）、古丽丹（心理分析硕士）、杜玫（汕头教育学院教师）、李江雪（心理分析博士）在参加广东东方心理分析研究中心主办的沙盘游戏治疗专业研讨会期间合影（2002）

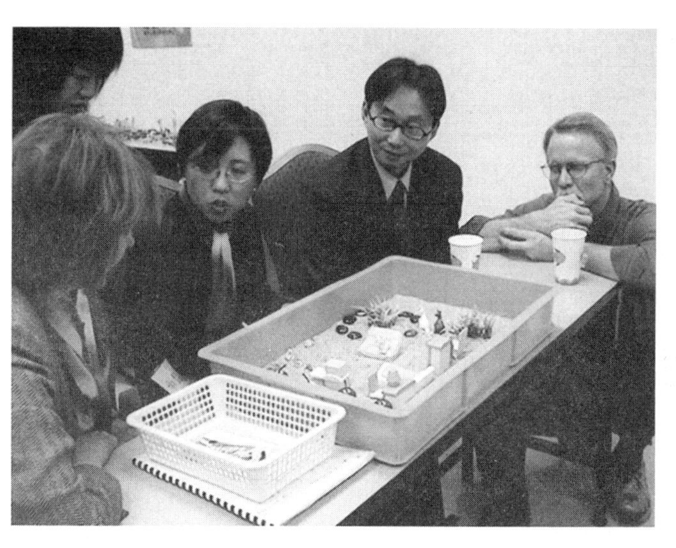

2003年“中国沙盘游戏专业培训”期间。(左起)瑞·米切尔(资深沙盘游戏分析师，美国加州州立大学教授)、李艳(心理分析博士后)、黄宗坚(台湾淡江大学副教授)、孔思教(Theo Cope，心理分析博士)

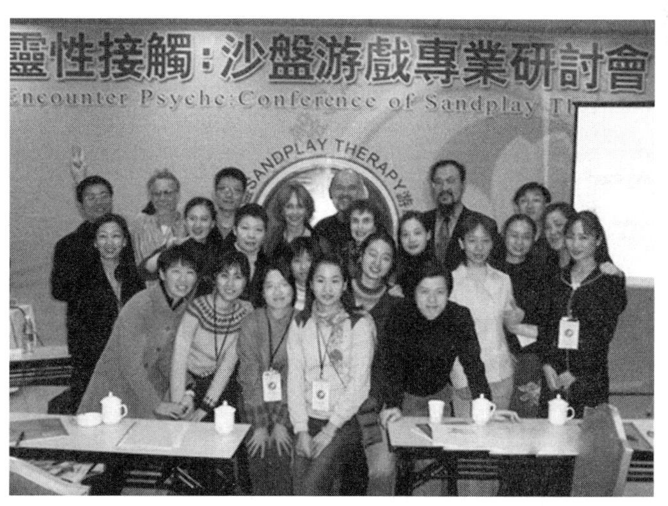

广东东方心理分析研究中心筹办2003年“灵性接触：沙盘游戏治疗专业研讨会”的成员

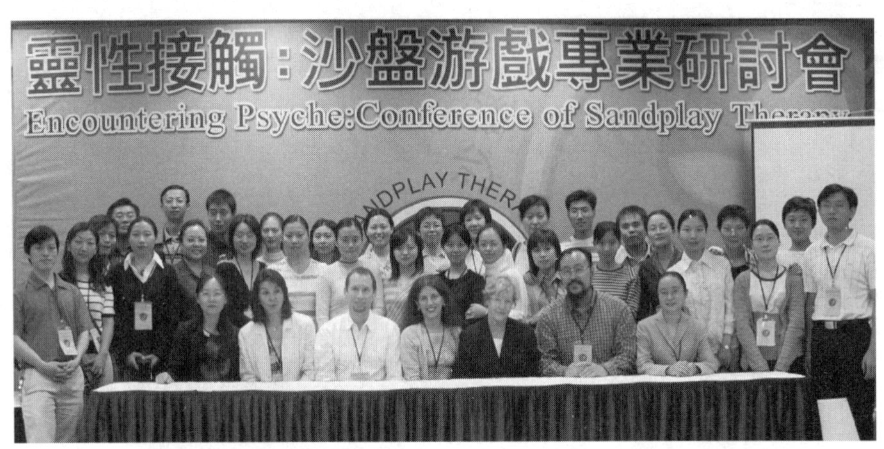

广东东方心理分析研究中心筹办 2004 年“灵性接触：沙盘游戏治疗专业研讨会”的成员（前排左起：高岚、伊娃·帕蒂丝·肇嘉、**Ken Redpath**、乔西·考宁汉、茹思·安曼、申荷永、张敏）

第六章　沙盘游戏的过程与分析

沙盘游戏的过程是沙盘游戏实践的体现，其中包含着沙盘游戏的操作与要求，也包含着沙盘游戏的意义和作用。沙盘游戏的开始、初始沙盘的意义、沙盘游戏的主题、沙盘游戏的阶段，以及沙盘游戏的发展等，将成为我们所讨论与分析的主要内容。沙盘游戏是一个互动与变化的过程，在此过程中，沙盘游戏者与沙盘分析者将获得共同的发展与成长。

一、沙盘游戏的开始

如何开始沙盘游戏，包括应该如何向来访者介绍沙盘游戏，在沙盘游戏的过程中沙盘分析师应该做什么，以及如何结束和拆除沙盘，都是我们沙盘游戏的实践所必然要遇到的最基本的问题。

（一）如何向来访者介绍沙盘

对于大部分来访者来说，当他们走进沙盘游戏治疗室的时候，并不意味着对沙盘游戏已经有多少了解。以下三种情况是最常见的向来访者介绍沙盘游戏的途径和方式。

1. 来访者的自发兴趣

有一些来访者，在刚进入沙盘游戏室的时候，就会被诸多的沙盘游戏模型吸引，情不自禁地询问这么多的“小玩具”是做什么用的。于是这就形成了一个很自然的向来访者介绍沙盘游戏的机会。

作为沙盘游戏分析师，可以这样向来访者介绍沙盘：

这些“小玩具”都是用来做沙盘游戏的模型，你看，有各种各样的动物，也有许多不同种类的植物；有不同民族、不同身份和不同动作的人物，也有各种文化和宗教背景的模型；有各种交通工具，许多建筑材料和家庭用品等等。

然后，可以向来访者介绍“沙盘”：

这里是两个沙盘，一个是干的沙盘，一个是湿的沙盘。湿的沙盘可以放水，这样容易在沙盘上做出城堡等造型。两个沙盘的底面都是天蓝色的。

这时沙盘游戏师可以用手来扒开沙子，露出蓝色的沙盘底面。也可以邀请来访者触摸一下沙子，若是他愿意的话，然后看他有怎样的反应和感觉。

然后，沙盘游戏分析师可以简单地介绍一下沙盘游戏及其治疗的大概背景，然后告诉来访者，若是他愿意的话，也可以做一个沙盘，然后一起来讨论和分析。

有些来访者，在获得分析师的同意之后，就这样自发地开始了其沙盘游戏的过程。尤其是儿童，总是更容易被沙盘游戏室的特殊布置和气氛所吸引，很自然地就开始了其沙盘游戏的过程。

2. 初始访谈中的介绍

同样是在初次访谈中，或许来访者一开始就产生了对沙盘游戏的好奇，但是并没有像第一种情形的来访者那样直接就发出了有关的询问。在这种情况下，沙盘游戏分析师可以在履行心理治疗初次访谈的过程中，向来访者介绍沙盘游戏。

目前国际沙盘游戏治疗学会认可的许多沙盘游戏治疗师，本身都是荣格心理分析家，或具有荣格分析心理学的理论倾向。因而，在初次访谈中，会向来访者介绍自己的理论取向，包括自己对心理治疗和心理分析的理解，以及所要采用的主要治疗方法等，这样自然就会要提出和介绍沙盘游戏。

比如，可以向来访者大致介绍沙盘游戏的背景，卡尔夫所提出的“自由与保护”的特点，以及沙盘游戏之“非言语”和“非导向”的心理治疗特征等。当然，无意识水平的工作，象征性的分析原理以及感应性的转化机制等，也可以针对来访者的个人情况而进行适当的介绍。然后，可以像情形一中所介绍的那样来介绍沙盘游戏模型和沙盘，或让来访者接触与感受沙盘，然后看他是否选择沙盘游戏治疗。

若是来访者表现出了对沙盘游戏治疗的兴趣，很可能当时就会询问分析师是否他现在就可以试一下沙盘游戏。或者，根据当时时间的关系（一般要留出30分钟左右的做沙盘的时间），分析师可以与来访者约定，下次的分析时间就开始做沙盘。

3. 分析过程中的启迪

沙盘游戏是无意识水平上的工作。若是来访者没有“准备好”，那么，即使有分析师的介绍，可能也没有表现出自己要做沙盘游戏的明确信息或态度。在这种情况下，作为分析师可以先采用其他方式和途径进行心理治疗，但是随着治疗与分析的进展，尤其是医患关系的发展，包括其中的移情等因素的介入，来访者可能会重新产生做沙盘游戏的兴趣和愿望。

在我们的沙盘游戏实践中，常会遇到这样的情景，在分析治疗的过程中，来访者可能看到了沙盘游戏架上的某一个模型，或者是受其吸引和影响，于是挑选了用它来表达某种象征的意义。或者是在分析师的启发下，选择了某些沙盘游戏模型来表达自己的一个梦境。甚至是直接开始在沙盘上，用所选择的沙盘游戏模型来表现自己的梦境，或者是童年的记忆和故事。类似的情景都可看作是在分析过程的启发下所开始的沙盘游戏。

来访者一旦开始了其最初的沙盘体验，一般来说也都会经常选择沙盘游戏来作为自己的分析治疗方式。但需要指出的是，分析师不能刻意暗示或迫使来访者去做沙盘，对此我们将在下面有关的注意事项中予以讨论。

4. 开始沙盘游戏的“指导语”

实际上，沙盘游戏治疗并没有任何固定的“指导语”，有经验的沙盘游戏分析师，总是根据不同的情景、不同的个案选用不同的方式甚至是不同的语言和语气来介绍沙盘。也就是说，面对不同的情景，不同的来访者（成年人和儿童，以及不同的人格类型），指导语也会有所不同。但是一般来说，以下的表述可以作为参考：

“你若是愿意，就可以用沙盘游戏玩具架上的任何小玩具，在干的沙盘或湿的沙盘上，摆出自己想要表达的任何内容。”

有的时候，会遇到来访者说：“我想做沙盘，但不知道怎样开始。”这时，我们一般会说：“你可以先用手来感觉一下沙盘，把手放在沙子上，给自己一点时间，比如说 1 分钟或 2 分钟，通过自己的双手来感受一下沙盘，看是否会获得某种感觉，随着这种感觉来形成某种意象，然后，带着这种感觉和意象，去沙盘游戏架上寻找自己所喜欢的玩具模型，来完成自己的意象和感受。”

同时，我们也会向来访者说：“你也可以先从沙盘游戏架开始，去感觉一下那些不同的小玩具模型，选择自己所喜欢的，然后用干的沙盘或湿的沙盘来表现它们，或者是通过它们来呈现自己所想要表达的内容。”

5. 开始沙盘游戏的“注意事项”

在向来访者介绍沙盘游戏，以及在最初开始沙盘游戏的时候，需要特别注意以下事项。

首先是不要“迫使”来访者去做沙盘游戏。沙盘游戏治疗师可以用自己的方式介绍沙盘，但不要让来访者感到非要去做沙盘游戏的压力。每个人都有适合自己的沟通无意识的途径，也都需要有自己接触无意识的内在准备。作为治疗师，需要提供多种的选择与可能，让来访者自己做自由的决定。

其次，有些来访者在某些时候可能不适合做沙盘游戏治疗，比如具有意识发展障碍或意识承受力较弱以及不能控制自己的情绪等。同时，要注意有些来访者，可能会在沙盘游戏的过程中，引发出内在的创伤体验或情结。作为沙盘游戏治疗师，尽管是在无意识水平中进行工作，但对于来访者的意识承受性需要特别的注意。

再者，沙盘游戏被称为“非言语治疗”，尽管并非是指不说话的治疗，但在来访者进行沙盘游戏的过程中，分析师需要尽量保持默默地观望与守护，避免干扰来访者内在的工作与表现。同时，当来访者主动要求语言交流的时候，不管是需要帮助，还是主动提出了问题，分析师则可以根据基本的心理治疗技术来予以回应。

（二）沙盘游戏中的守护与观察

当根据具体的情景，向来访者介绍了沙盘，而来访者也愿意并开始了沙盘游戏的时候，分析师要做什么呢？其中也包含着这样一个问题，即如何理解分析师在沙盘游戏过程中的作用。对此，我们将从以下几个方面来展开分析与讨论。

1. 容纳性的守护

在一般的沙盘游戏专著中，都强调了沙盘游戏的非言语和非引导性特点，因而也就产生了这样一个问题：当来访者开始做沙盘的时候，作为分析师应该做什么？怎样做？根据我们的实践经验，如下的几个方面都是作为分析师所要做到的。

首先是能够“容纳”或“承受”（contain）来访者及其所带来以及表现的问题。从理论上来说，沙盘本身便是一个“容器”（container）。来访者往往是带着许多心理上的问题前来沙盘游戏治疗室寻求帮助的，或许正是由于其所遇到的心理压力或困惑，超出了其原有的承受力，才促使他寻求心理治疗。因而，一旦开始了沙盘游戏的过程，来访者也就很容易将其心理问题表现或投放在沙盘之中。但是，从本质上来说，不是沙盘在承受，或容纳了来访者所呈现的问题，而是分析师。于是，承受和容纳来访者及其问题，是沙盘游戏分析师首先需要做到的。

其次，当来访者开始做其沙盘游戏的时候，作为分析师需要守护住沙盘、沙盘室的气氛，乃至游戏的整个过程。这也是卡尔夫所强调的沙盘游戏之“自由保护”的体现。来访者不仅仅是在沙盘上做轻松的游戏，而且是在呈现其内心深处的存在，包括其所曾受过的伤害，或者是最隐私的秘密。因而，作为沙盘游戏分析师，要用其专业的态度、专业的素养、专业的技能，全神贯注地守护住这沙盘。

再次，作为沙盘游戏分析师，当来访者开始做其沙盘游戏的时候，在承受、容纳和守护的同时，也能起到陪同的作用，发挥共情的力量。正如前面所提到的伊娜娜故事中的启示，当一个人遭遇不幸的时候，能有人陪伴本身便是一种治愈的力量和作用。而这种陪伴是以接受与容纳病人及其病患为前提的。

2. 参与性的观察

对于沙盘游戏的过程和分析治疗来说，分析师的观察十分重要。《易经》中有“观”卦，下坤上巽，有“风行地上”之象。四阴爻以次叠起，二阳爻贯通于下。风行地上，则草木偃然飘摇，隐伏其中的鸟兽亦隐约可见。不管是观卦之象的寓意还是卦名汉字的象征，都包含着一种明察幽隐、内视或透视的意境。如《说文解字》中称观为“谛视”，《老子·一章》曰：“故常无欲以观其妙；常有欲以观其缴……”尽显“观”中的无有妙象。

在佛家用语中，“观”中包含着一种特殊的观察妄惑的智力。《大乘义章》卷二曰：“粗思曰觉，细思曰观。”观与止对，又是修定的法门。《摩诃止观》卷一曰：“法性寂然名止，寂而常照名观。”《心经》开篇亦用了一个“观”字，曰：“观自在菩萨。”心观而能观心，无所住而能生其心。

于是，沙盘游戏中的观察，也应该包含“观”中之深意，透过来访者在沙盘游戏过程中的所有表现与细节，来呈现其中所蕴含的心理、行为乃至无意识生命的意义。称其为“参与性的观察”，是因为分析师本身也是需要观察的沙盘游戏过程中的一部分。比如，当面对来访者进行其沙盘游戏的时候，作为分析师的所有的反应，不管是情绪和情感的，还是认知与行为的，也都在观察之列。

参与性的观察中也包含了“体察”，所有呈现在沙盘游戏过程中的意念或心象，都有可能获得某种实体性的感觉，从而引起来访者以及分析师的身体反应。而这正是沙盘游戏的参与性观察中的重要内容。同时，在我们所使用的“参与性的观察”中，还包含了“观照”的意义。在佛家的用语中，观照包含着用智慧之光来照明真理的寓意。将其美好的意象转化在沙盘游戏的过程中，那么作为分析师的存在，犹如一面镜子，能够为来访者的无意识表现和自我探索提供这种观照的作用。

在这种意义上，参与性的观察与容纳性的守护具有相同的意义。或者说，容纳、守护、陪同和共情的意义和作用，都可以在参与性的观察中体现出来。王弼在研读《易经·观卦》的时候深有感悟，曾发挥出“观”中所包含的“观感化物”的心理学原则。他阐释道：“统说《观》之道，不以刑制使物，而以观感化物。神则无形者也，不见天之使四时，而‘四时不忒’。不见圣人使百姓，而百姓自服也。”[①] 观感而能化物，分析师的容纳性的守护和参与性的观察本身，便包含着治疗与治愈的作用。

3. 陪同性的探索

沙盘游戏同样是自我探索的过程，但是在这探索之中，来访者不是孤军奋战，而是有分析师的容纳、参与和陪同。在这陪同之中，也包含了移情的效能和共情的治愈力量，也就包含着沙盘游戏分析师的作用和意义。

就陪同而言，当来访者在呈现其压力和创伤的时候，分析师是同在的，在与其分担压力和痛苦，陪同他思索创伤与痛苦所具有的象征性作用；当来访者表现其幸福与善良的时候，分析师可以与其分享喜悦，陪同他探索人生所蕴含的意义；当来访者在展现其潜力和智慧的时候，分析师也是同在的，可以见证来访者的发展与变化。在陪同的前提下，来访者可以获得支持其探索的勇气和力量。

陪同性的探索还包含这样一种意义，也即分析师与来访者共同成长，共同探索治疗的意义和治愈的作用，共同经历自性的觉醒与自性化的过程。当然，在陪同的前提下，分析师可以发挥其共情的能力和作用，促成感应的出现与发展，从而产生治愈和转化的效果。

（三）沙盘游戏的结束与拆除

一般的个别沙盘游戏治疗，仍然是采用50分钟的工作时间。大部分来

---

① 楼宇烈：《王弼集校释》，315页，北京，中华书局，1980。

访者在 15～30 分钟内可以完成其沙盘游戏的操作。采用湿沙盘的来访者，一般要比用干沙盘的来访者需要多一些时间。关于沙盘游戏的结束和拆除，我们可以做如下的分析和讨论。

1.“自然”的结束

正常的情况下，来访者自己会告诉我们，不管是用语言的表达还是非言语的行为，他已经完成了他的沙盘。常出现的表达往往是：“嗯，好了。”“好吧，就这样吧。”“你看，我做完了。”对此我们称之为“自然的结束”。

这个时候，一直坐在沙盘旁边守护与观望着来访者的一举一动，观望着整个沙盘游戏过程的分析师，仍然会与来访者一起，再仔细地“阅读”沙盘，呈现体察与观照的作用，与来访者一起感受和体验沙盘中的意义，而不是马上就去询问、解释或评价。

尽管沙盘游戏被称为“非言语治疗”，但并非意味着彼此没有语言的交流。当沙盘游戏自然结束的时候，来访者往往会描述他的感受，讲述沙盘中所包含的故事，或者是询问分析师一些他想进一步了解的象征或意义。

若是来访者没有说话，或者是来访者直接向分析师提出了问题，那么根据当时具体的情况，分析师也会给予适当的回应。比如，若是来访者很久没有说话，而分析师认为已经可以做语言的交流了，一般会说：“怎么样，感觉如何?”（一起看着沙盘）“你想对这沙盘说些什么吗?”

若是来访者直接提出了问题，比如，来访者想让分析师解释某一个沙盘模型的象征或意义，或者是让分析师来评价沙盘，那么，面对类似的情景，分析师多是用专业的态度来予以回应。比如，来访者指着某一个沙盘模型问分析师是什么意思，那么分析师一般会说，“你对它的感觉如何?”“它让你想到什么了吗?”

在这样回答的背后，包含着分析师陪同来访者做自我探索的原则。不是把自己的理解或看法给予来访者，而是让来访者获得其自己的感受和理解。

2.“非自然”的结束

有两种情况，会导致沙盘游戏的“非自然”的结束。一是时间的因素。若是来访者在约定时间的前 5 分钟还没有结束其沙盘游戏的迹象的时候，分析师就要用适当的方式来“提醒”来访者，让他知道这次的沙盘游戏在 5 分钟之内需要结束。另外一种情况，是分析师觉察到了来访者在沙盘游戏过程中的“过激”反应，或者是被引发了尚不能承受的创伤或无意识内容，这时同样需要用适当的方式来中止来访者的沙盘游戏。

即使是采取适当的方式，沙盘游戏的非自然结束都可能会带给来访者某种挫败或挫折感，因而需要分析师更加敏感和细心地来应付和处理。比如，来访者沙盘游戏活动的延迟，若是由“移情”因素引起的，即来访者不想离开沙盘游戏室，想与分析师多一些时间相处，那么，就可以在适当的时候，针对移情本身来做分析治疗的工作。面对在沙盘游戏过程中出现过激反应的来访者，则需要考虑加强医患的关系，增加来访者的现实感，提高来访者的意识承受力等方式来获得有效的进展。

即使是非自然的结束，但是在来访者和分析师彼此都接受了“结束”或“完成”了沙盘游戏，尤其是沙盘游戏中的“工作”或“作品”的时候，那么我们在自然的结束中所提出的分析与讨论，包括彼此交流的方式等，都同样具有参考的意义。

3. 沙盘的拆除

在沙盘游戏的过程中，以及在沙盘游戏的教学中，“沙盘的拆除”往往是一个容易被忽视的内容。若是处理不当，则可能会给来访者造成心理上的阴影，给整个沙盘游戏治疗带来负面的影响。

有这样一个真实的例子。在广州某幼儿园的沙盘游戏室，老师在陪同孩子做沙盘游戏。孩子玩得很认真，在沙盘上搭建着她心中的想象……但是这孩子的动作慢了一些，几乎是到了下课的时间，才在沙盘中放入了似乎是最后一件小玩具。陪同她的老师看时间到了，就忙着去收起摆在沙盘里的玩具……但就在这时，这位平时温顺的小女孩，用尽力气吼叫了起来：“你不要动我的沙盘。”当时在场的所有的人都被此情景深深地震动。

在沙盘游戏的过程中，沙盘之于来访者，是源自其内心深处的表白，是他/她心目中的世界。因而，看似一个不甚起眼的玩具或模型，实际上已经包含了或者是被注入了深刻的意义和价值。所以，作为分析师，以及沙盘游戏治疗的学生，尤其需要尊重这沙盘的特殊意义和象征。正是考虑到来访者在沙盘中所倾注的心力和感情，所表达的属于其自己的内在世界，作为分析师，一般是不当着来访者的面拆除沙盘的。

在沙盘拆除之前，需要拍照记录。可以告诉来访者，若是他愿意，也可以将拍下的沙盘照片送给他。记录下来的沙盘图片，在整个沙盘游戏过程中具有十分重要的作用，它们不仅是分析师工作的需要，也是来访者沙盘游戏心路历程的纪念。

等来访者离开之后，完成了拍照和记录，沙盘拆除的工作一般由分析师自己来做，把所用过的沙盘模型放回原处，尤其需要注意的是，不要把任何物件遗留在沙盘之中。然后抚平沙盘中的沙子，以备下一个来访者使用。

二、初始沙盘及其意义

在沙盘游戏及其分析治疗的过程中，初始沙盘（来访者所完成的第一次沙盘）就像心理分析中初始的梦，具有十分重要的意义。卡尔夫在构建沙盘游戏治疗体系的早期，便注重初始沙盘的意义和作用。她认为通过初始沙盘能够反映出来访者所带来问题的本质，能提供治疗的方向以及治愈的可能等重要信息，能够启发沙盘游戏分析师的工作，能够促进整个沙盘游戏过程的发展。

（一）面对与理解初始沙盘

初始沙盘之所以重要，是因为其中包含着许多特殊的意义。任何的初始经历总是具有令人尤其难忘的体验，比如像“初恋”，或者是宗教的“洗礼”。由于是初次体验，也总是能引起当事者直接与本能的反应。就初始沙盘而言，它不仅像卡尔夫所提出的能够呈现来访者的问题及其本质性的线索，能提供治疗的方向以及治愈的可能，而且，它也是一次心灵旅程的开始，因而，初始沙盘也包含了某种“仪式”或“洗礼”的含义。

卡尔夫认为，在面对初始沙盘的时候，需要注重这样几个方面的要点：

（1）来访者对于沙盘游戏治疗的感觉和态度；

（2）来访者的意识和其无意识之间的关系；

（3）来访者所面对的个人的问题和困难；

（4）帮助来访者解决其问题的可能途径。

在卡尔夫所强调的初始沙盘的意义的基础上，哈里特·弗里德曼发展了有关初始沙盘的理论，对于我们理解和面对初始沙盘都有帮助。

哈里特·弗里德曼提出，当我们面对来访者的初始沙盘的时候，需要反复思考这样一些问题。对于这些问题的思考与探索，也是启发我们理解来访者，了解初始沙盘的基本思路和途径。

（1）沙盘的能量点在哪里，哪里是来访者能量聚集的地方，或者是沙盘的哪一个地方显得比较有生气。

(2) 来访者的问题表现在哪里，是通过什么呈现的，沙盘的哪一部分最让来访者显得局促不安。

(3) 沙盘中表现出了什么样的分组和组合。俗话说物以类聚，人以群分，很多时候沙盘中所呈现的便是一个社会场景。

(4) 沙盘中表现了什么类型的问题。沙盘尤其是初始沙盘，可以帮助我们了解来访者的问题，并且可以起到诊断的作用。

(5) 沙盘中呈现了能够提供帮助的资源或能量的来源吗？即使是在初始沙盘中，来访者的移情都可能会表现出来，包括其无意识的自发涌现，都可能成为其沙盘游戏过程的能量来源。

提出以上基本的问题与思路之后，哈里特·弗里德曼说，作为沙盘游戏分析师，在面对来访者的初始沙盘，并且做了以上的思索之后，我们还要问自己这样三个问题，看我们是否完成了初始沙盘的工作任务：

(1) 来访者的问题是什么？也就是说，你在初始沙盘中发现了来访者的问题吗？

(2) 来访者的无意识是否有表现，他的意识与无意识的关系怎样？

(3) 来访者可能用什么样的方法来解决他所面对的问题和困难？

在卡尔夫和哈里特·弗里德曼所提出的初始沙盘所包含的意义，以及面对初始沙盘所应做的思考和探索的基础上，我们侧重初始沙盘所反映的问题，以及初始沙盘所包含的治愈，做进一步的分析与讨论。

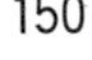

(二) 初始沙盘所反映的问题

一般来说，来访者走进我们的心理治疗室，总是会带来某些问题，这也是其寻求心理治疗的理由。卡尔夫告诉我们，在面对来访者初始沙盘的时候，要能够觉察“来访者所面对的个人的问题和困难”。哈里特·弗里德曼提出了同样的思路：“来访者的问题是什么？也就是说，你在初始沙盘中发现了来访者的问题吗?”接下来，我们用一个实际的个案，来讨论其初始沙盘所反映出的问题及其分析的线索。

下面的沙画是一位5岁男孩的初始沙盘，他在一所全托幼儿园读中班，1年来仍然表现出很大的焦虑、孤独和不安，经常发生打人和咬人等行为。在老师的带领下，前来做沙盘游戏，这是他第一次摆出的沙盘。

来访者是从面对沙画的位置做的沙盘，治疗师坐在沙盘的右边。他在玩了几分钟后，留下了这初始沙盘。

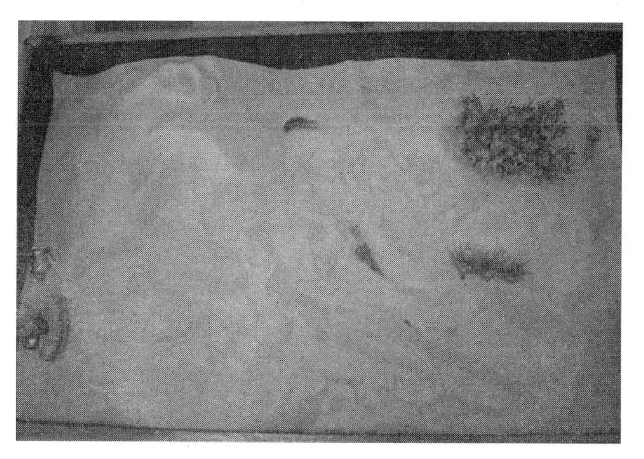

一位 5 岁儿童的初始沙盘

他在沙盘的左下角，摆放了一个“圣斗士”、一辆小汽车和一架桥，但都是摔倒的姿势。沙盘的右上角有留下的浅浅的“底印”，有一簇灌木；中间的右边是一小片的花草；沙盘的中间是浅浅露底的痕迹。

来访者的“问题”，集中表现在了沙盘的左下角：摔倒的“圣斗士”、翻倒的“汽车”和倒着的“桥”。从沙盘的左边到中间的，呈现的是“坎坷”与“空荡”，同样反映着来访者“焦虑与孤独”的问题。

于是，从初始沙盘的“诊断”的意义来说，来访者所面对的是“坎坷”与“空荡”的环境，以及“受伤”和不能“站立”的自己。

（三）初始沙盘所包含的治愈线索

初始沙盘在反映“问题”的同时，也会呈现出解决问题的潜在机会和线索，这是沙盘中所包含的智慧所在，也是中国哲学思想的体现：“祸兮福之所倚；福兮祸之所伏。熟知其极？”（《老子·五十八章》）太极图所呈现的正是一种彼此包容、相辅相成、转化与超越的意象。

仍然以上面 5 岁儿童的初始沙盘为例，让我们在分析其所反映的问题的同时，觉察与把握其治愈的思路与线索。

首先，来访者通过沙盘反映其问题的同时，也就包含了其寻求问题解决的努力。沙盘的右边呈现出的绿色的灌木和花草，不仅仅是具有生命和生长的象征性意义，而且是直接的对治疗师的积极表示，同样也是其“主动”寻求帮助的表示，因为沙盘的右边正是其治疗师所坐的位置。

其次，尽管是浅露的沙盘“蓝色底面”，但呈现出了“水”的潜在的意义，尤其是对需要由水来促进生长的植物和花草而言。同时，拨开沙面所呈现的水的感觉，也呈现出在需要治疗师帮助的同时，也需要来访者内在动力或资源的配合。

再次，即使是在来访者聚焦的“问题”中，摔倒的“圣斗士”、翻倒的“汽车”和倒着的“桥”，也同样包含了潜在的治愈线索。比如，帮助摔倒的“圣斗士”站立起来，让翻倒的汽车能够重新启动，以及使倒着的“桥”直立起来，发挥其沟通与连接的作用；都将是极具参考价值的治愈线索和工作思路。

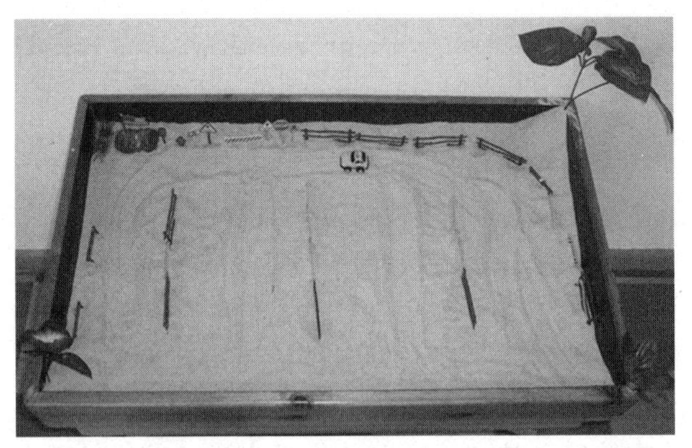

该儿童在第 7 次沙盘游戏时做的沙盘，初始沙盘中倒着的汽车在行走，沙盘平整而有秩序

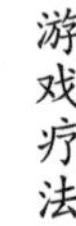

接下来，我们将对沙盘游戏中“受伤”、“治愈”和“转化”的三大主题进行分析与讨论，通过这三大主题及其表现，以及表现背后的象征意义，我们可以更好地认识与理解初始沙盘以及整个沙盘游戏过程中所反映的问题、所呈现的治愈线索，以及所获得的整合、转化与自性化体验。

三、沙盘游戏的主题与分析

沙盘游戏的主题，是对沙盘游戏模型所表现的象征性意义的总结。“主题”会告诉我们来访者在沙盘游戏中表现或传达的基本意义。“主题”也是沙盘游戏分析治疗过程的晴雨表，会告诉我们来访者内在心路历程的变化。

瑞·米切尔（Rie Mitchell）曾归纳了两类大的主题：受伤的主题和治愈的主题。根据沙盘游戏治疗以及心理分析的实际经验，我们扩展出“转化的主题”作为补充。

（一）受伤的主题及其表现

如同我们在初始沙盘中的介绍，来访者往往在沙盘游戏的过程反映出自己所遇到的问题，所承受的压力，以及内心深处的困难。在瑞·米切尔所列举的10类受伤主题的表现中，诸如“混乱”、“空洞”、“分裂”、“隐藏”等，都是经常在初始沙盘中的象征。在这些象征性表现的背后，都可能具有某种实际的创伤性体验或经历。于是，受伤的主题及其表现，也是我们在面对初始沙盘，以及分析来访者沙盘游戏过程的重要参考指标。

1. 混乱的表现

沙盘中呈现了混乱的主题，表现为分散与分裂，没有形状和规则，任意和随意性较大。比如，来访者把各种不同的沙盘模型胡乱地放入沙盘中，没有任何界限也忽视了外在的现实；尽管来访者细心地挑选了各个物件，但是放置却没有任何联系。

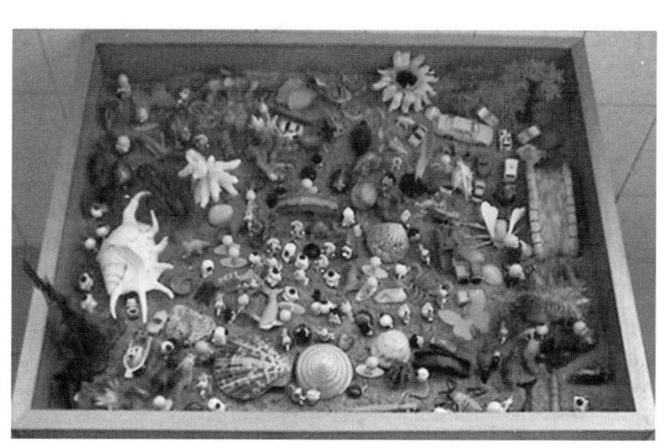

沙盘中所表现的混乱的主题

资料来源：广东东方心理分析研究中心。

2. 空洞的表现

来访者使用极少的沙具，或者是只使用那些没有生命感觉的沙盘游戏物件，给人一种沉默抑郁，对任何事物都失去了兴趣的感觉。比如，几乎是全部空洞的沙盘，只是在一个角落放置了一棵枯树。

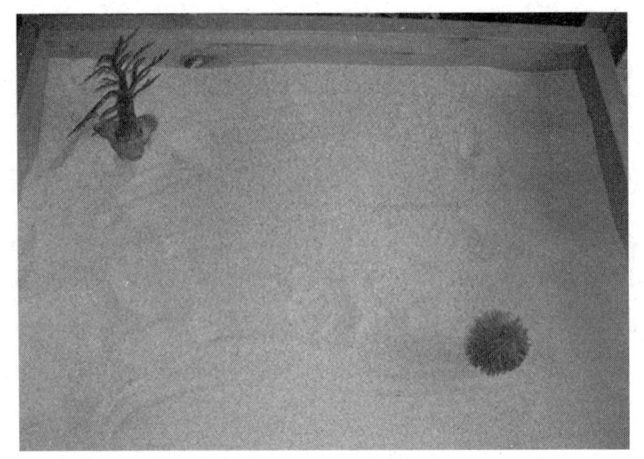

沙盘游戏中“空洞的表现”

资料来源：广东东方心理分析研究中心。

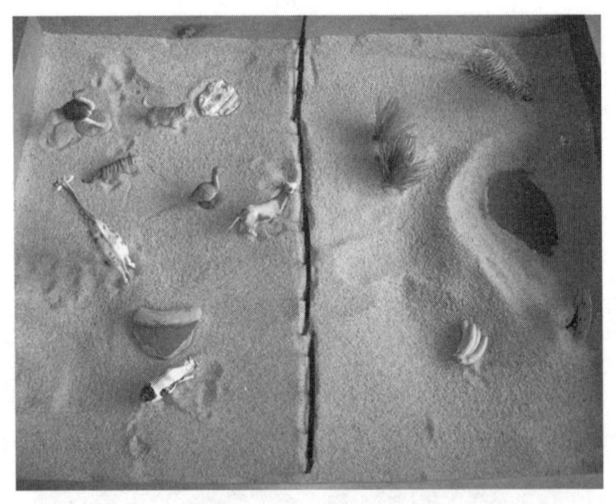

沙盘游戏中“分裂的表现”

资料来源：广东东方心理分析研究中心。

3. 分裂的表现

整个沙盘显得分散，各部分之间没有任何连接，呈现出分裂的迹象。比如，来访者从沙盘的底部往上摆放了一辆汽车、一个棺材、一只鸟笼、一头大象；似乎是各自分隔了沙盘的一部分空间，在所使用的沙盘游戏物件之间几乎不存在任何联系。

4. 限制的表现

受伤主题中限制的表现，一般是本来表现为自由形象的沙盘游戏模型，在沙盘中显得陷入了困境，或者是被关押了起来。比如，鸟被关在了鸟笼里面，沙盘中的人物被圈起的沙墙四周围了起来。

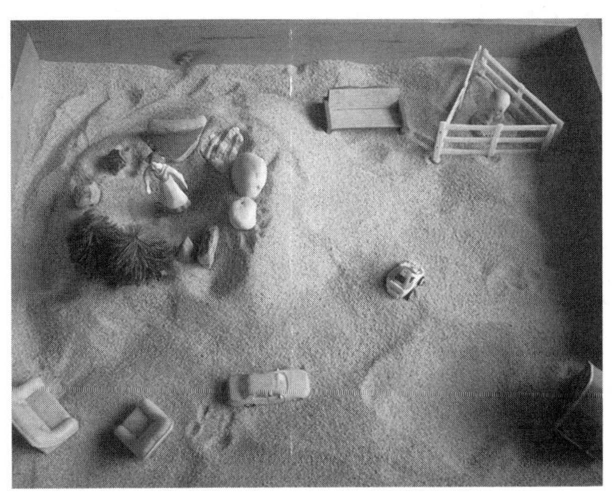

沙盘游戏中“限制的表现”

资料来源：广东东方心理分析研究中心。

5. 忽视的表现

沙盘中所呈现的被忽视的感觉，可以有许多不同的表现形式。一般来说，沙盘中的角色显得孤独和孤立，失去了本来可以获得的帮助和支援。比如，一个婴儿被放在高高的椅子上，而母亲却在隔壁的房间里睡觉。

6. 隐藏的表现

沙盘游戏主题中“隐藏的表现”，一般指来访者把沙盘游戏中的物件隐藏在某一物件的背后，或者是直接把某些物件用沙子掩埋了起来。比如，把一只手枪隐藏在了一座房屋的背后；或者把一个巫婆埋在了树下的沙子里面。

7. 倾斜的表现

“倾斜的表现”，是通常直立或站立的沙盘游戏模型与物件，被来访者有意地摆放成倾斜或者是坠落的姿势。比如，本来是站立的一个怀孕妇女的沙盘模型，被面朝下俯卧似的放置在沙盘里。

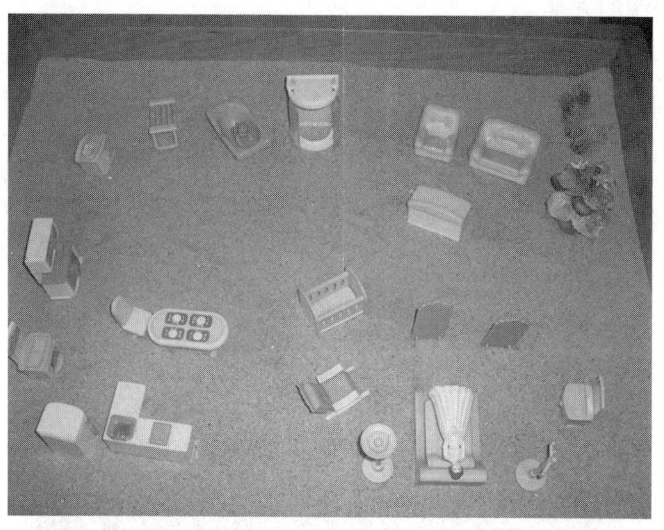

沙盘游戏中“忽视的表现”

资料来源：广东东方心理分析研究中心。

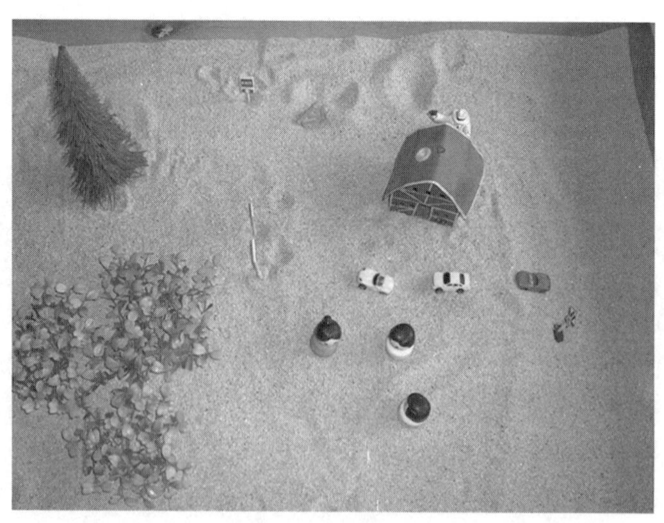

沙盘游戏中“隐藏的表现”

资料来源：广东东方心理分析研究中心。

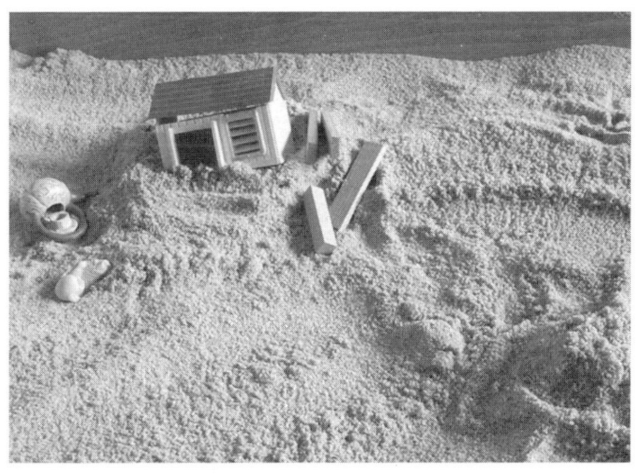

沙盘游戏中“倾斜的表现”

资料来源：广东东方心理分析研究中心。

8. 受伤的表现

沙盘中呈现出来的“受伤表现”指已经受伤的形象或正在受到伤害的形象。比如，一个身缠绷带的人躺在了担架上，表明是已经受伤；一个牛仔人物被放在了恐龙的嘴里，表明他很可能受到伤害。

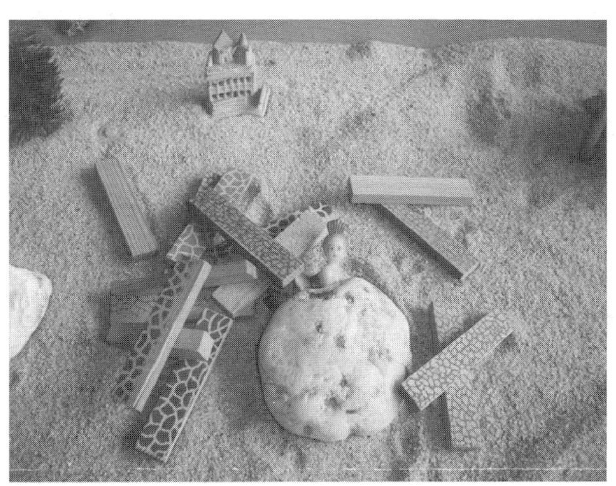

沙盘游戏中“受伤的表现”

资料来源：广东东方心理分析研究中心。

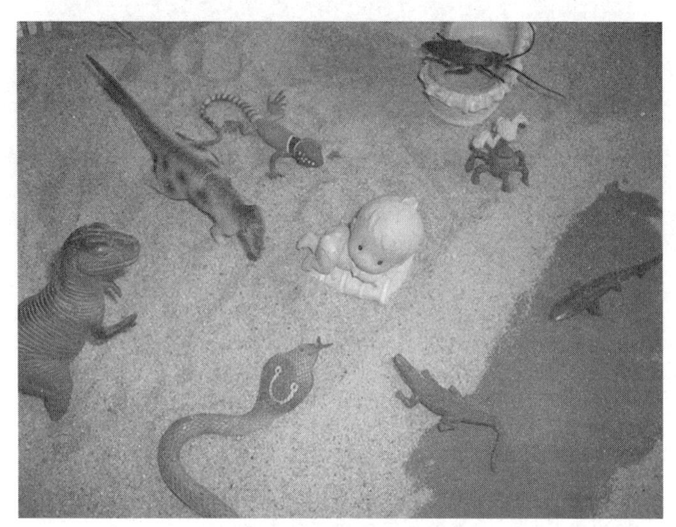

沙盘游戏中“威胁的表现”

资料来源：广东东方心理分析研究中心。

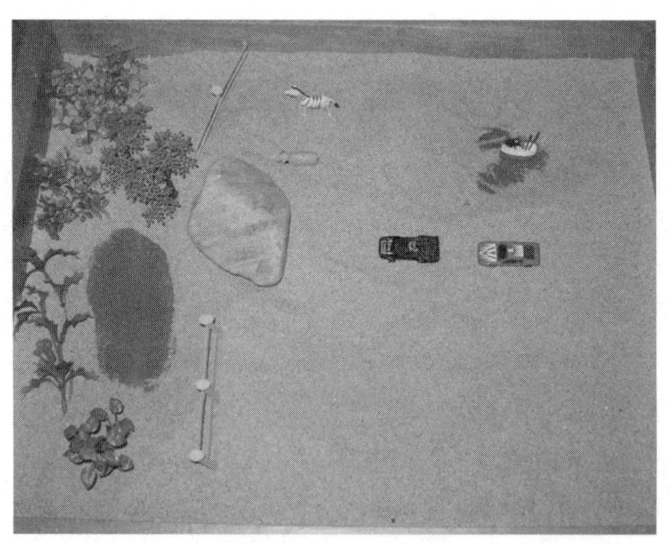

沙盘游戏中“受阻的表现”

资料来源：广东东方心理分析研究中心。

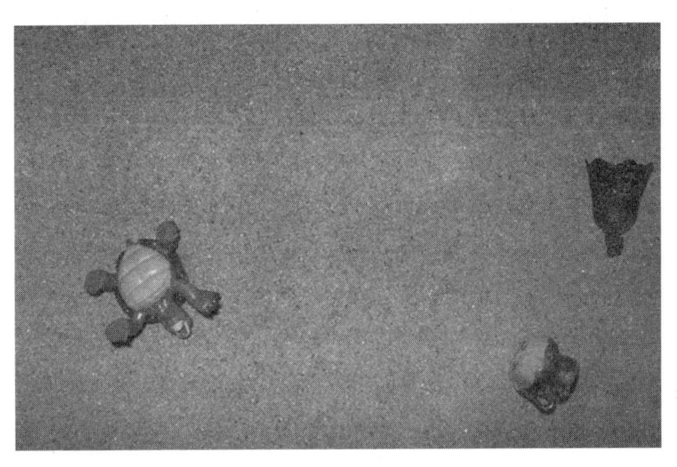

沙盘游戏中“倒置的表现”

资料来源：广东东方心理分析研究中心。

9. 威胁的表现

沙盘中所呈现的险恶情景或者是可怕事件，以及沙盘中的角色在受到威胁时的无力和无助感，都是沙盘游戏受伤主题中的“威胁的表现”。比如，一群凶猛的野兽包围着一个无力与无助的小孩。

10. 受阻的表现

沙盘中本来表现出了一些新的生长和发展的机会与可能，但是这种机会与可能受到了明显的阻碍，甚至是出现了危险或潜在的威胁。比如，沙盘中的一艘小船在驶向一片新的水域，但却被一支军队包围，有可能受到围攻。

11. 倒置的表现

沙盘中的“倒置”有两种表现方式，一种是明显地把所使用的沙盘模型头脚或上下颠倒放置；另外一种是在摆放或搭建某种造型的时候，有意或无意中使用了倒置的物件，或者是把物件倒置。比如，使用沙盘积木搭建楼房的时候，其中出现了颠倒的顺序。

12. 残缺的表现

沙盘游戏中的“残缺的表现”，包括沙盘作为整体的残缺或缺失，比如，沙盘中摆放了一些鱼，但没有任何水的痕迹，以及使用残缺的物件，比如，破损的汽车，断裂的桥梁，或人物的部分肢体等。

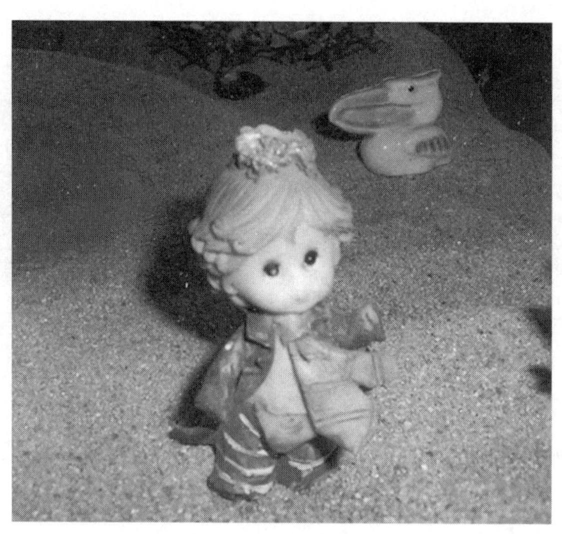

来访者无意中使用了断缺了手臂的小女孩，属于“残缺的表现”

资料来源：广东东方心理分析研究中心。

13. 陷入的表现

来访者把所使用的沙盘游戏模型，尤其是动物类或交通类的模型，都深深地插入沙子中，呈现出很难行动与受困的感觉。比如，马的四条腿都深陷在沙子中；或者是沙子把汽车掩埋了一半。

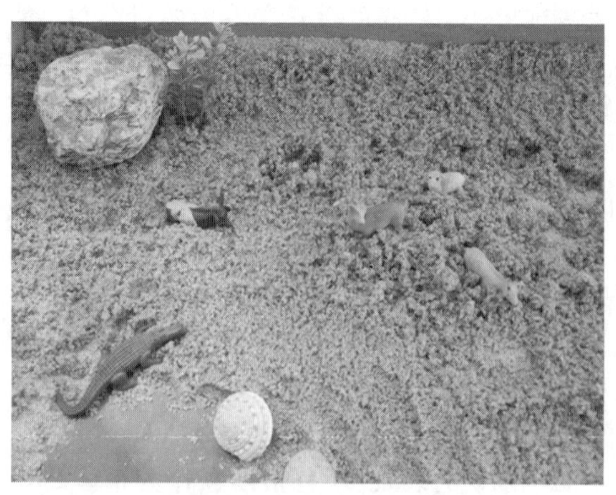

沙盘游戏中“陷入的表现”

资料来源：广东东方心理分析研究中心。

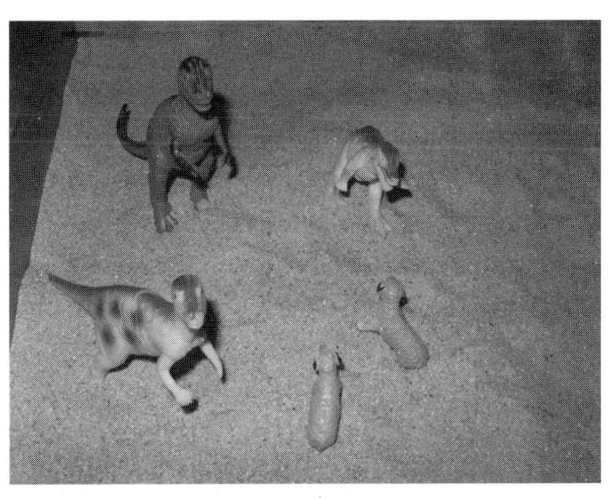

沙盘游戏中“攻击的表现”

资料来源：广东东方心理分析研究中心。

14. 攻击的表现

沙盘中所反映出来的攻击性，往往也属于受伤的主题，涉及来访者自己曾受攻击的经验。“攻击”可以表现为打斗或打仗的场面，或者是明显的破坏行为。比如，厮打在一起的恐龙或恐龙大战的场面。

在沙盘游戏治疗的实践过程中，以上所描述的受伤的主题及其表现，往往更多地出现在初始沙盘以及沙盘游戏治疗的早期。随着有效的沙盘游戏过程的进展，受伤的主题逐渐减少，取而代之的则是治愈的主题及其表现的增加。

（二）治愈的主题及其表现

沙盘游戏中的治愈主题及其表现，往往反映着来访者内在的积极变化。比如，聚集的能量、开始的旅程、生长的树木、沟通的桥梁等，都是典型的沙盘游戏治愈主题的表现。作为沙盘游戏分析师，不仅仅是要能够觉察、认识与理解治愈主题的表现及其象征性的意义，而且，在实际的沙盘游戏实践过程中，也要能够与来访者一起，去感受治愈主题及其象征所传达的消息，吸收治愈主题及其象征所具有的积极意义。

1. 旅程的表现

沙盘中出现明显的运动迹象或线索，比如顺着某一道路或者是围绕某一个中心的运动，都是沙盘游戏治愈主题的“旅程的表现”。比如，在沙盘中，一个土著印第安人，划着一只独木舟顺流而下。

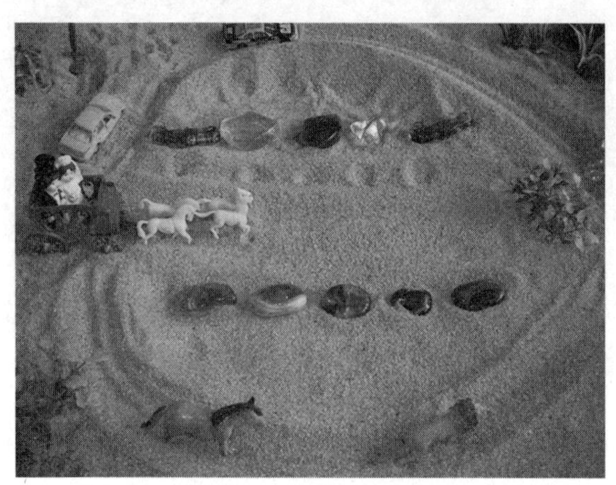

沙盘游戏中“旅程的表现”

资料来源：广东东方心理分析研究中心。

2. 能量的表现

沙盘中呈现出活力、生气和运动等，都属于能量的表现。比如，树木、作物或有机体开始生长，建筑工地开工，机器开始运作，汽车呈现出启动或运动，轮船开始航行或飞机从跑道上起飞等。

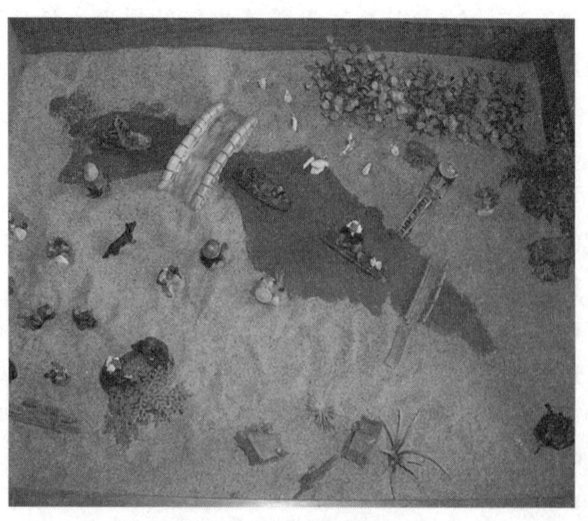

沙盘游戏中“能量的表现”

资料来源：广东东方心理分析研究中心。

3. 连接的表现

沙盘中治愈主题的“连接的表现”，反映在各物件之间的连接，或者是对立物件的结合上。比如，在地面和一棵大树的旁边所出现的梯子，便属于这种连接的表现。或者是在象征天使和魔鬼的物件之间出现的桥梁，便属于对立双方沟通与结合的可能。

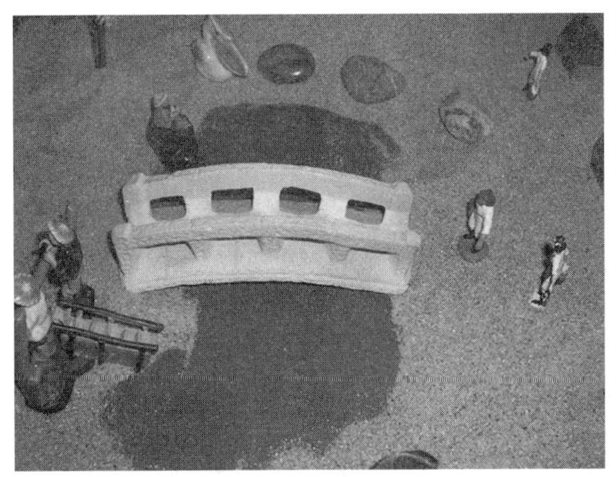

沙盘游戏中“连接的表现”

资料来源：广东东方心理分析研究中心。

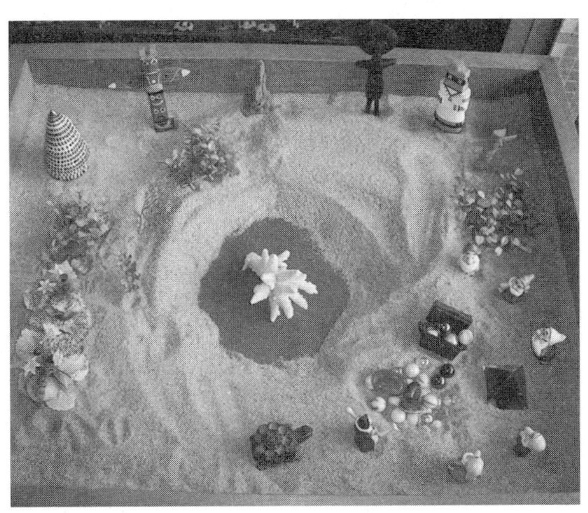

沙盘游戏中“深入的表现”

资料来源：广东东方心理分析研究中心。

4. 深入的表现

沙盘游戏中呈现出的“深入”属于治愈的主题表现。所谓的“深入”，意味着一种深层的探索或发现。比如，发现了掩埋的宝藏，清理与挖掘河道，与水井有关的物件和工作，甚至更为直接地往深处探索等。

5. 诞生的表现

在沙盘游戏过程中，“诞生”是明显的治愈和转化的主题。这种主题可以有许多不同的表现形式：如婴儿的出生、鸟类的孵化，或者是花儿的开放等等。就来访者的心理成长而言，诞生的主题及其表现，也与其内在儿童的发展与成长有关。

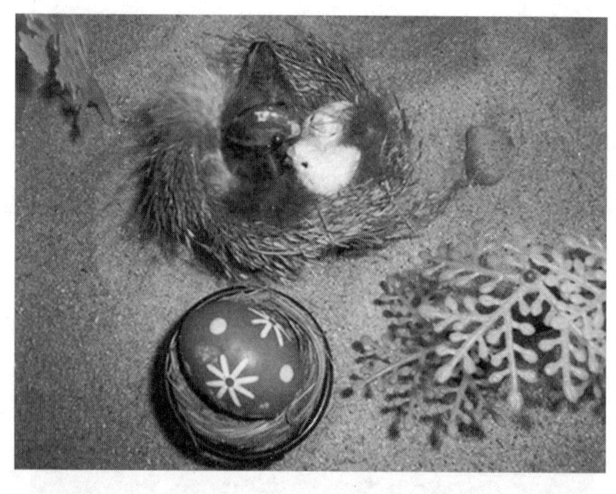

孵化作为诞生的表现，属于沙盘游戏中典型的治愈与转化主题

资料来源：广东东方心理分析研究中心。

6. 培育的表现

“培育”包含着孕育，以及为新的生命与生长提供滋养或帮助。在沙盘游戏中，若是出现像母亲哺育孩子、护士照顾病人、相互支持的家庭成员、和谐的团体的聚会、提供食物的车辆或者是食物的出现等，都是“培育”的主题表现。

7. 变化的表现

沙盘游戏中“变化”的主题，可以有很多不同的呈现方式。比如，任何创造性地使用沙子和物件，都可能预示着积极的变化。像用沙子建筑的城堡或桥梁，富有创意地使用物件搭建房屋或营地等。

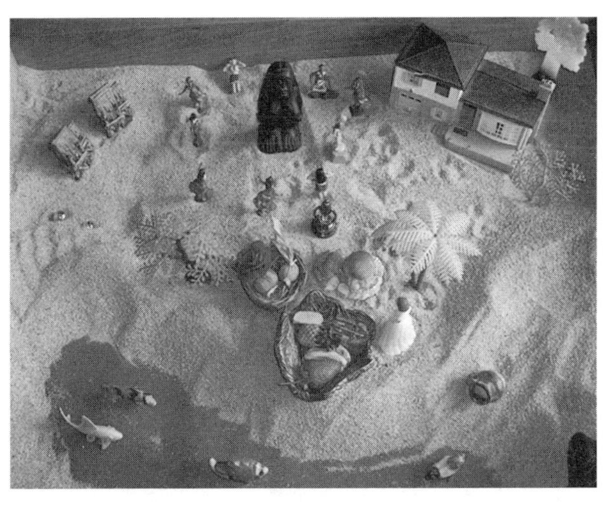

沙盘游戏中“培育与营养的表现”

资料来源：广东东方心理分析研究中心。

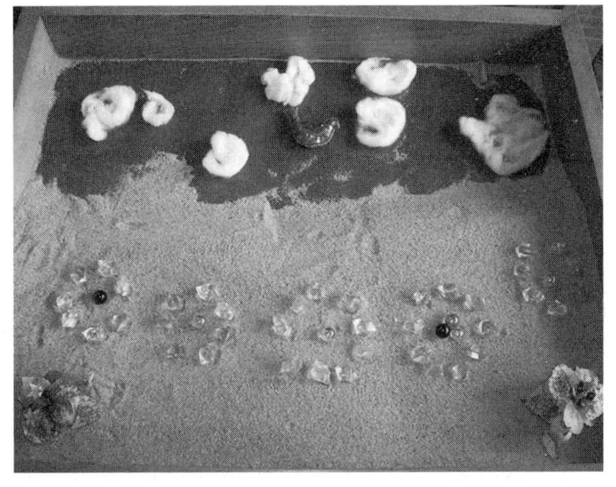

沙盘游戏中“变化的表现与主题”

资料来源：广东东方心理分析研究中心。

8. 灵性的表现

沙盘游戏中所出现的带有宗教和精神性质的象征，都可被看作是灵性或心灵属性的表现，如超自然的生物、神像或神灵等。若是沙盘中出现佛或观音，正在关注一对新婚的年轻人，那么也包含着灵性和精神的意义。

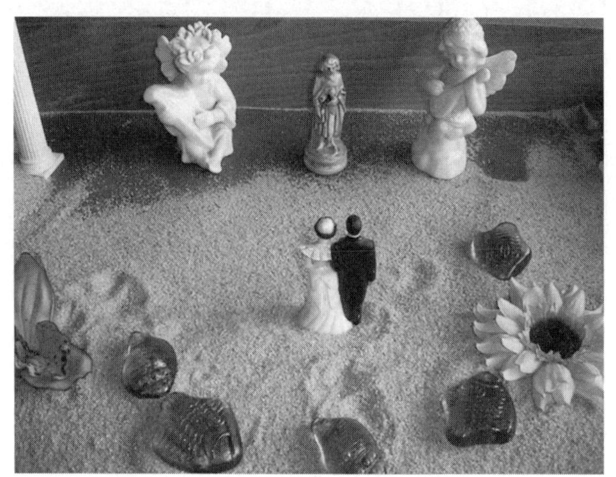

沙盘游戏中“灵性与精神层面的表现”

资料来源：广东东方心理分析研究中心。

9. 趋中的表现

沙盘游戏中的“趋中”，指的是在沙盘的中心或中间区域，出现了一些整合的倾向，呈现出协调、平衡与和谐的感觉。比如，男女的结合，对立面的统一。曼荼罗的圆形轨迹，也是典型的趋中的表现。

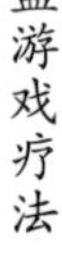

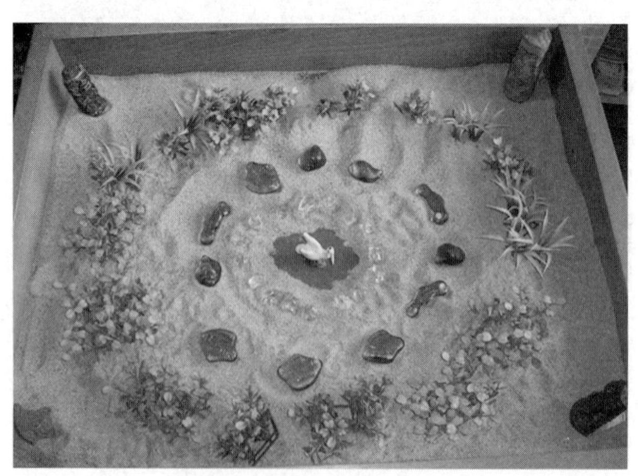

沙盘游戏中“趋中的表现”

资料来源：广东东方心理分析研究中心。

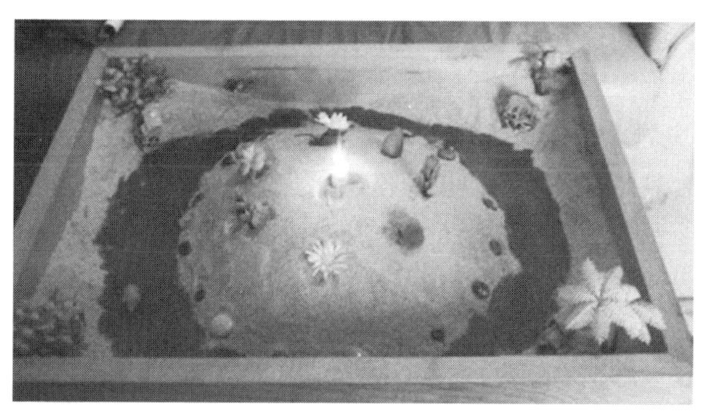

趋中与整合，都是沙盘游戏中治愈主题的表现，同时也包含着转化的意义

资料来源：广东东方心理分析研究中心。

10. 整合的表现

在趋中的表现和曼荼罗的圆形之外，沙盘中出现的有组织的结构，用各种不同的物件搭建起来的整体性的建筑，呈现的主题性的故事，以及沙盘中所呈现出来的整体性剧情或情境等，都属于整合性的表现。

（三）转化的主题及其象征

我们提出“转化的主题”的时候，基于这样两种考虑：(1) 转化可以是受伤与治愈之间的联系，对此，也可用“变化”或“转机”来表示；(2) 转化可以是心理分析或沙盘游戏的根本目的，许多“结束沙盘”往往都能反映出这种“转化”的意义。此外，治愈的主题中也包含了转化的内容，比如旅程、趋中和整合等。

1. 受伤与治愈之间的转化

正如我们在“初始沙盘”中所做的分析，在其呈现问题的同时，往往是受伤的主题，也会包含着潜在的治愈的线索。因而，我们可以这样理解，若是一个沙盘中受伤主题十分突出的时候，那么他的治愈主题必然是被深深地掩藏了起来。

对立双方的包容性与共存性是中国哲学中的重要思想。在《易经》中有“几”（幾）的概念，《说文》注“几”为“微”；《易经·系辞》中有“几者，动之微，吉之先见者也。”“夫《易》，圣人之所以极深而研几也。”我们可以把“几”理解为变化的先迹，将其纳入转化主题中所包含的“变化”与“转机”的意义。

因而，“混乱”中的所包含的“联系”，“空洞”中的所包含的“线索”，“限制”中所包含的“保护”，都可能预示着沙盘意象的变化，以及治疗过程的转化。

2. 治愈主题中的转化意义

归之于治愈主题中的一些内容，比如，“诞生”、“变化”和“整合”等，也都包含着心理分析中转化的意义，既能表现沙盘游戏过程中的变化与转机，也能表现作为沙盘游戏治疗目的的转化。

心理分析的治愈观强调来访者内在治愈机制的作用，于是，植物的发芽与生长也都意味着内在治愈力量的出现。尤其是能够表现“内在儿童”的象征，更是治愈主题中重要的表现形式。

同时，沙盘游戏中的治愈力量也来自于无意识，或者是“道”。因而，灵性的表现，包括表现为宗教内容的象征性的出现，如观音或佛像，也都能够表现治愈主题中的转化意义和作用。

3. 转化主题中的动态内涵

就转化主题的表现而言，不仅仅是局限于某种具体的沙具或其形状，比如像治愈主题中呈现的“诞生”、“变化”和“整合”等，而且可以是包含在沙盘中的态势或发展的可能性。比如，蛇经过某种“洗礼”或特殊的经历，在沙盘的另一位置“转化为龙”，那么就可以把这一过程，蛇与洗礼的经历和龙的出现，看作是转化主题中所包含的动态的内涵和意义。

易卦之六爻，往往是在六个不同的位置上描述同一主题的不同意义与变化。如乾卦之初九，“潜龙勿用”；九二之“见龙在田，利见大人”；九三之“君子终日乾乾，夕惕若，厉无咎”；九四之“或跃在渊，无咎”；九五之“飞龙在天，利见大人”；上九之“亢龙有悔”……于是，在沙盘游戏中，《易经》的规则同样可以发挥作用，帮助我们来理解转化主题中的动态内涵。

在这一沙盘中，两条蛇朝向右边，其运动的方向是进入布满龙珠的海水；然后在沙盘右边出现了两条龙，可看作是转化主题的动态表现。

4. 仪式作为转化的表现

“仪式”与“仪礼”包含着深刻的心理意义，尤其是关于转化中的治疗与治愈的意义。就人生最重要的四种仪式或“仪礼”来说，“出生礼”（仪式）、“成人礼”、“婚礼”和“葬礼”，也概括了人生所必然需要的最重要的转折或转化。于是，在任何一种仪式或仪礼中，也就包含了转化的意义。仪式可以是转化的开始，而转化的过程中，也往往会表现出“仪式”的形式。

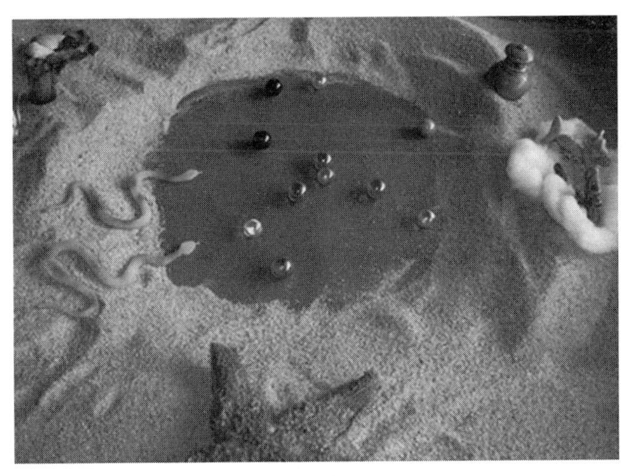

转化主题中的动态内涵

资料来源：广东东方心理分析研究中心。

中国被称为“礼仪之邦”，一向重视“礼仪”与“仪式”的作用，有“礼学”的传统。孔子曾说“礼乐成人”(《论语·宪问》)，“礼也者，合于天时……合于人心，理万物者也。”(《礼记·礼器》)古代的先哲们在仪式和礼仪中注入了深刻的心理学的意义。

沙盘游戏中经常会出现“仪式”的主题，典型的如表现“出生”、“成人”、“结婚”和“死亡”四种主要仪式，以及祭天、祭地和各种“节日活动”等等，同时，也会出现一些与仪式密切相关的沙具，如祭坛、火炬、篝火和礼物等等。

5. 四种主要的转化象征

蝴蝶、青蛙、蝉和蛇被称为四大转化的象征。蝴蝶从虫卵到幼虫，然后从幼虫到虫蛹，经过结茧与破茧的过程，蜕变为蝴蝶，获得一种全新的生命形态，常被用来比喻或形容心理的转化。

青蛙也有类似的生命形态的转化，从水中的蝌蚪，转化为水陆两栖的青蛙；蛇则是由于其蜕皮的过程而呈现出转化的意义。蝉往往也被称为中国的象征，虫蛹落入地中，往往会经历几年乃至十几年的地下生活，然后破土而出，等待蝉变，生出飞翔的翅膀，常被誉为“羽化成仙”。

蝴蝶、青蛙、蝉和蛇也都在远古先民的生活中留下了极其重要的意义，也是古代饰物或器皿中最常出现的图案。在中国古代，死者口中往往被放入玉蝉，称为“含玉”，寄托着某种生命转化或再生的期望。

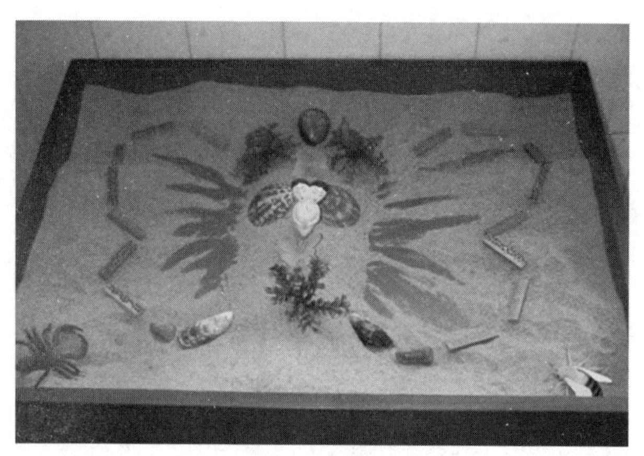

被称为“蝴蝶梦”的沙盘

资料来源：广东东方心理分析研究中心。

被称为“蝴蝶梦”的沙盘，呈现着治愈与转化的意义。沙盘中间的上下有两只蝴蝶，正中间的一体双头也生出了蝴蝶般的翅膀，整体的沙盘形状也像是翩翩起舞的蝴蝶……

6. 转化主题中的连续作用

“转化的主题”往往包含着一种内在的连续性，或者说，转化是一种过程，在这过程中积累与酝酿着转化的可能。就沙盘游戏中的分析而言，对于转化主题的把握，往往也是通过来访者个人故事的连续性及其发展，或者是当把不同阶段的沙盘放在一起的时候，所呈现出来的那种过程中的转化。因而，在这种意义上，沙盘游戏中转化的主题，也就不仅仅是一次沙盘的呈现，而是包含了几次沙盘或系列沙盘中的连续性表现。

7. 结束沙盘中的转化意义

结束沙盘本身能够反映出整个沙盘游戏过程的结果，往往会呈现或表现出“转化的主题”。同时，若是把来访者的结束沙盘与其初始沙盘，以及其整个沙盘游戏过程中的阶段沙盘相比较的话，则更能反映出沙盘游戏治疗之转化的意义。

在实际的沙盘游戏治疗实践中，许多来访者往往是带着实际的问题、其心理的困惑与病患来寻求专业帮助的。于是，其沙盘游戏过程的结束，可能只是其遭遇的困难得到了解决，或者是受困的病患得到了治愈。但是，就来访者脱离了困境，心理疾病得到了医治，或者是重新获得了生活的信心与动力而言，其沙盘游戏过程的结束，也就意味着新的生活的开始，其中同样包含着转化的意义。

卡尔夫所相信的，不管是儿童还是成年人，都会在沙盘中呈现自性的意义和作用；而自性及其象征的出现，都可看作是与转化主题有关的内容。自性的呈现往往也意味着自性化过程的开始，在许多沙盘游戏个案的结束沙盘中，也都能够在不同的程度上表现出自性化过程的开始及其进展。

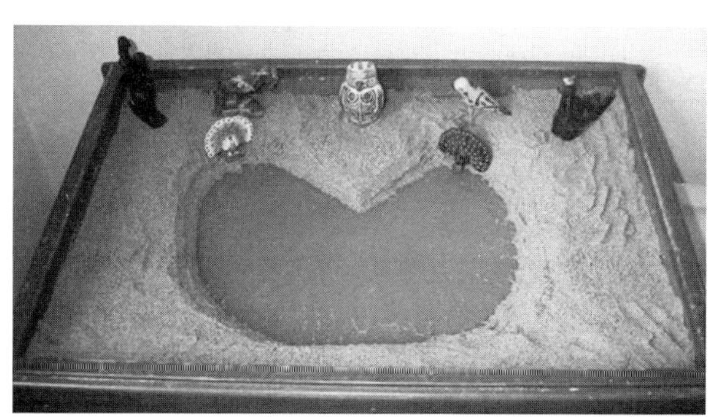

结束沙盘

这是一位来访者经历了近 1 年的沙盘游戏过程之后，所完成的结束沙盘，呈现了其心理发展与心性成长的真实体验。我们将通过这位来访者的系列沙盘，来阐述沙盘游戏的实践与体验。

第七章　沙盘游戏治疗的实践与体验

沙盘游戏治疗是一种技术，需要在实践中体现其心理分析的意义；对于沙盘游戏治疗的学习，也需要在实践中获得体验，在体验中加深理解。我们用“安其不安”、“安其所安”和“安之若命”来阐释心理分析所包含的三种水平的意义，相对应于心理治疗、心理教育和心性发展。实际上，这三者又是统一的整体，分析与治疗相辅相成，并且包含着心性发展的意义和作用。而这种整体的心理分析的意义，也能在沙盘游戏治疗中获得体现。

一、初始沙盘：求其放心

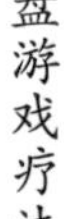

正如我们在前面所介绍的，初始沙盘对于任何进行游戏体验的人来说，往往都具有十分重要的意义。下面所介绍的是“艾伦”所做的初始沙盘。艾伦40岁，旅居国外多年，在某大学任教，具有博士学位。这是真实的个案，但并非来访者的真实姓名。

艾伦前来做心理分析的理由是“求其放心”。旅居国外多年深感漂泊不定，内心也充满矛盾和冲突，深具文化情结的艾伦常萌发“出家”的念头，带有愤世嫉俗的态度和厌世与抑郁的特征，常感孤独且加强了其自恋的倾向。孟子曾说：“仁，人心也；义，人路也。舍其路而弗由，放其心而不知求，哀哉！人有鸡犬放，则知求之；有放心，而不知求。学问之道无他，求其放心而已矣。”（《孟子·告子上》）因而，艾伦从“求其放心”开始沙盘游戏也正是一种特殊的机缘。

程颢、程颐曾发挥孟子“求放心”的主张，认为：“放心谓心本善，而流于不善，是放也。”（《二程遗书·卷十八》）于是，“放心”，多为流于不善，为心疾，为弊端；而求放心，也便是为了把善心寻找回来。李颙在其《二曲集》中，曾列举并分析“放心”之不同表现。“放心”不一，如放于名利、放于声色、放于闲谈、放于骄矜……而内多游思，外多惰气，虚明寂定之体，一有昏昧渗漏，便会落入“放心”之列。而“求其放心”之要，则在于识得本心，能识本心，自然不放，以便能够达到“明心见性”或“惟精惟一，允执厥中”的境界，这也正是心理分析自性化的内涵，也是沙盘游戏分析与治疗的根本目的。

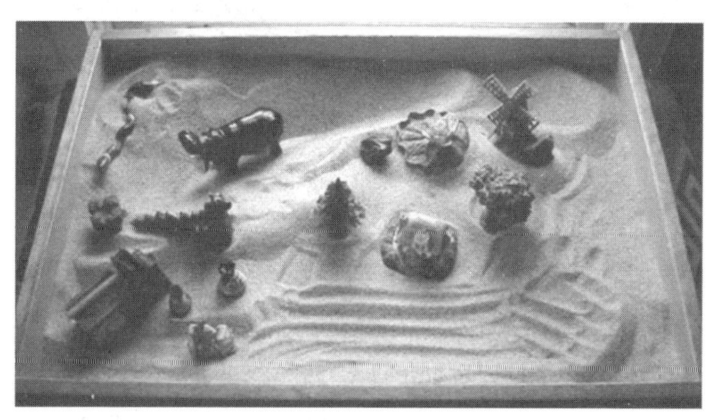

艾伦的初始沙盘

在艾伦的初始沙盘中，出现了这样一些主要的沙盘游戏模型：蛇（左上角）、河马（左上）、祭坛（左中）、幸运龙（左中）、水车（左下角）、两个陶罐（左靠下）、劈柴（左下）、松树（中间）、房子（中偏右）、果树（右中）、风车（右上角）、莲花（右上）和青蛙（中上）。我们还可以看到，庞大的河马所占据的浅水，以及右下方留下的一些印痕。

做沙盘的时候，艾伦通常是面对我们所看到的沙盘，沙盘的左边是分析师坐的位置。

从艾伦的初始沙盘中我们可以看到以下表现：

（1）有所焦虑：庞大的河马身居狭小浅水之中，表现出了某种不协调。

（2）有所冲突：焦虑的河马，张开大口朝向蠢蠢欲动的蛇。

（3）有所牺牲：艾伦在左边摆放了一个祭坛，可能代表了某种童年或以往的创伤性经历。

以上都可看作是艾伦在其初始沙盘中所表现出来的“受伤的主题”，反映着促使艾伦开始其沙盘游戏分析时的基本心理状态。

同时，我们也可以从艾伦的初始沙盘中看到这样的象征与表现。

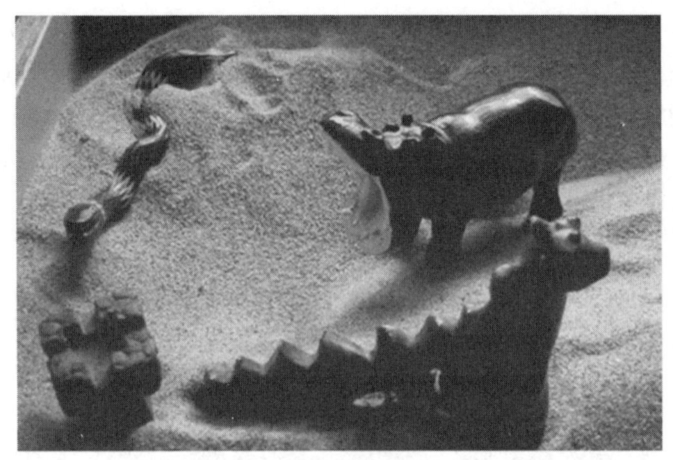

艾伦初始沙盘的左上方

（4）有所期待：左下角的水车，期待着“水”；右上角的风车，期待着“风”；同时，艾伦在右下方留下了明显的印痕，也留下了右面（靠近沙盘游戏分析师）可利用的空间，实际上这也是留给其沙盘游戏心理分析的空间和机会。

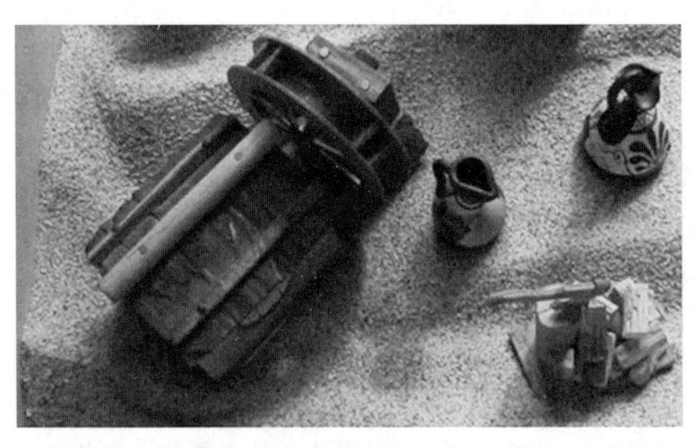

艾伦初始沙盘的左下方

（5）转化的契机：左上角蠢蠢欲动的蛇与张开大口的河马是有冲突的；但蛇的运行方向，经过“祭坛”之后，成为与河马没有冲突的幸运龙。

（6）转化的象征：艾伦初始沙盘中的青蛙和莲花，位于整个沙盘的中上方，松树和果树之间，都是积极的转化的象征。

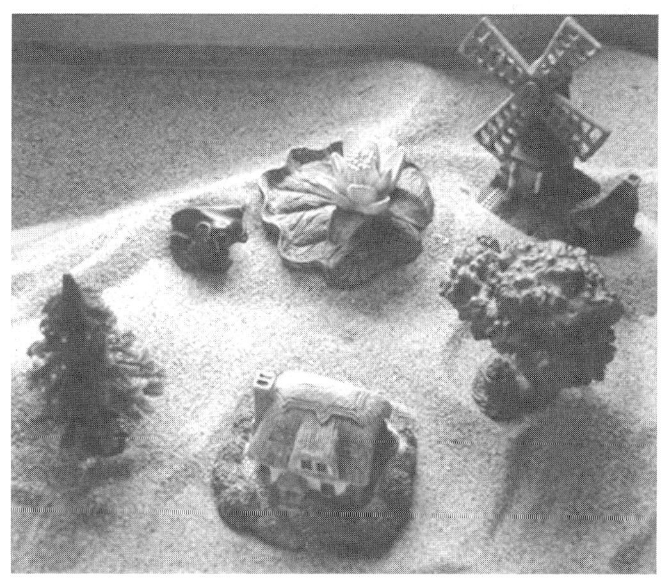

艾伦初始沙盘的右上方

从初始沙盘中，我们还可以看到，对于艾伦来说，“水”及其象征具有重要的意义和作用。河马的焦虑，或许是由于蛇的威胁所引发的冲突，但也可能是由于小河中缺少足够的水。没有足够的水，左下角的水车是不能发挥作用的，甚至可能会影响左下角“工作场景”（取水的陶罐和待劈的木材等）之功能的发挥。

沙盘中间的房子，应该是艾伦对其现实生活的感受，房子左边的松树表现的是父性及其影响，右边的果树是母性及其影响。松树包含着冬天的严厉，果树包含着夏日的温暖。因而，这也可看作是艾伦所具有的父亲情结和母亲情结。

在这初始沙盘中，艾伦与其分析师的关系还有待建立。整个沙盘的“重力”是偏向左下方，在靠近分析师的右边显出了一些空地和距离。但沙盘左边的“幸运龙”遥遥地看向分析师，而预示转化象征的青蛙，也躲在莲花的后面观望着分析师。艾伦无意中在右下方留下的手印及其痕迹，似乎是“有意”推给分析师的“问题”。

完成了这初始沙盘之后，艾伦显得若有所思。我们讨论了由沙盘所引起的一些联想和记忆，艾伦表示他愿意继续沙盘游戏分析的历程。

二、分析与治疗：脚踏实地

艾伦的沙盘游戏分析是每周一次，每次50分钟。在第2次沙盘游戏开始的时候，艾伦先讲述了他关于“出家”的一些想法，对世俗生活的不满情绪，对生活意义的追求与彷徨；然后做了他的第2次沙盘。

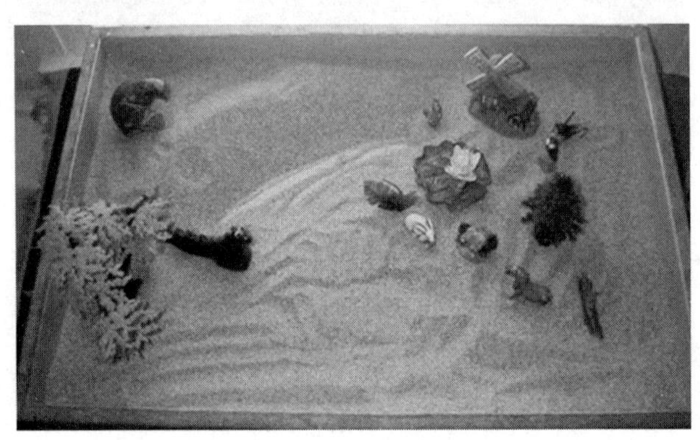

艾伦的第2次沙盘

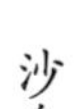

艾伦的第2次沙盘与其初始沙盘有很多相似的地方，尤其是整个的沙盘画面，左上方的浅水，几乎与初始沙盘一模一样。而左面的幸运龙、右上方的风车、右面的莲花和中间偏右的房子，也与初始沙盘基本一致。

第2次沙盘出现了这样一些新的沙盘模型：左上角新出现了一只石鸟，左下角出现了一株大树。松树的位置从房子的左边移向了右边，于是，左下角新出现的大树，也可看作是初始沙盘中“果树”的移动。房子的左边，新出现了兔子；右边出现了蓝色的马，以及兔子和蓝马背后的灌木。右上方风车的周围，左边出现了海马，右边出现了蟋蟀，右下方出现了猫头鹰。

艾伦将左上角的石鸟称为“孤独石鸟”。我问艾伦为什么叫它孤独石鸟呢？艾伦说只是自己的感觉。于是，我对艾伦说：“静下心来，再去感觉这孤独石鸟给你带来的感觉。”艾伦看起来很配合。他似乎也低下了头，认真地去感受。

过了一会，我问艾伦：“感觉怎样，想到了什么吗？”

艾伦说：“你看它低垂下来的头，像是沉思，也像是忏悔……”艾伦接着说：“实际上这孤独石鸟很像我自己。”

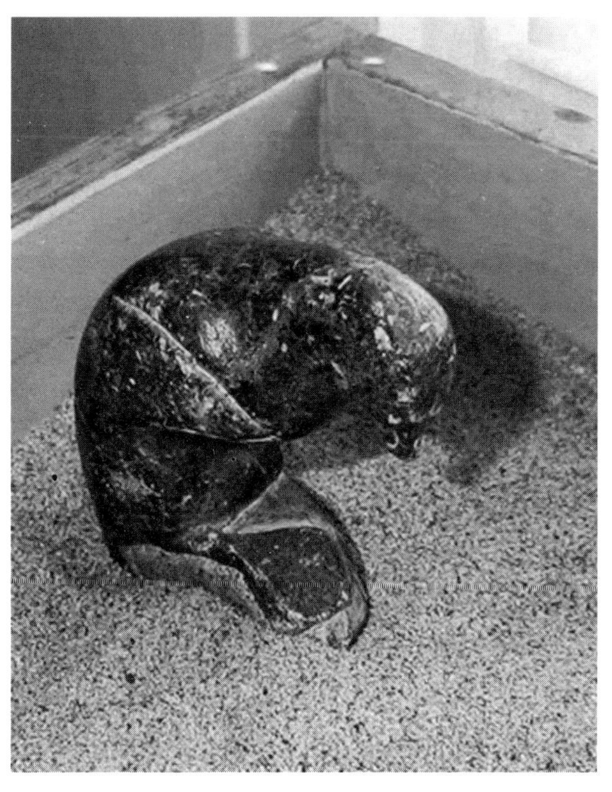
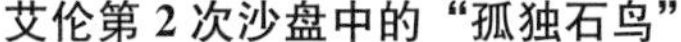

艾伦第2次沙盘中的“孤独石鸟”

孤独、低沉，被称作孤独的石鸟，但看不到伸展的翅膀，似乎是很难起飞和飞行的，这些也都能反映艾伦当时的状态。

新出现的沙盘模型多在右上方。对于风车附近的“海马”，艾伦说或许与初始沙盘中的“河马”有关。在初始沙盘中，庞大的河马在很少的浅水中，张开大口显出的是不满与怒气；但这第2次沙盘中出现的海马，轻巧灵活，当初的怒气似乎是消解了许多。海马与蟋蟀对应，而“蟋蟀”包含着“悉”之采心的意象，以及“率”之直率和率性的主题。

猫头鹰的习性是夜间活动，适应黑暗，具有探索无意识的象征。房子两边的兔子和马，艾伦将其与现实生活联系在一起，联想到了他的母亲和妻子。以此为线索，我们讨论了女性在其生活中所起的作用。但是艾伦似乎是有所顾忌，也多有回避。作为沙盘游戏分析师，我知道对于深层的分析来说，艾伦似乎还需要时间和准备，包括我们之间彼此的接受、理解与信任。

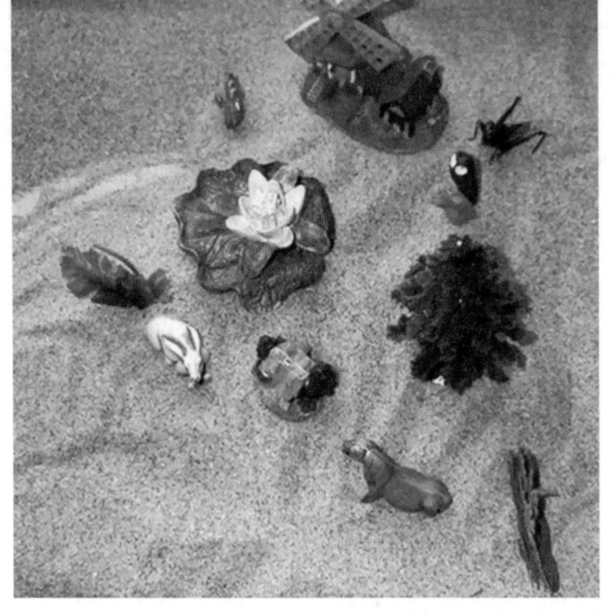

艾伦第2次沙盘中的右上方

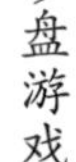

与其初始沙盘相比，在这第2次沙盘中，一个明显的特点是艾伦将其“工作的重点”从初始沙盘中的左下方，移向了右上方。初始沙盘中左下方本来有5件沙盘模型：祭坛、水车、2个陶罐和一堆劈柴，而现在只有一棵大树。相反，第2次沙盘的右上方，则新出现了5件主要的沙盘模型：海马、蟋蟀、猫头鹰和兔子与蓝色的马。这种变化包含着两个层面的象征意义：一是“移情”，艾伦在逐渐转向其沙盘游戏分析师，因为右边也是靠近其分析师的位置；二是现实感，艾伦从愤世嫉俗留恋过去转向以房屋为中心的现实生活。

对于沙盘游戏的分析与治疗来说，移情和建立现实感这两者都具有十分重要的意义。自恋与孤独的艾伦，或艾伦的自恋与孤独倾向，以及由此所带来的焦虑和抑郁，通过移情的效应，在逐渐接受其分析师的同时，也意味着分析和治疗的实际效果。现实感的增加，包含着帮助艾伦在现实生活找到属于他自己的立足之地。

过了三周之后，在第6次沙盘中，以上的分析都获得了有效的支持。

与前两次沙盘相比，艾伦的第6次沙盘有了比较大的变化。最为突出的是沙盘中间由水环绕的孤岛。左上角新出现的是一件仿古的陶艺品，女

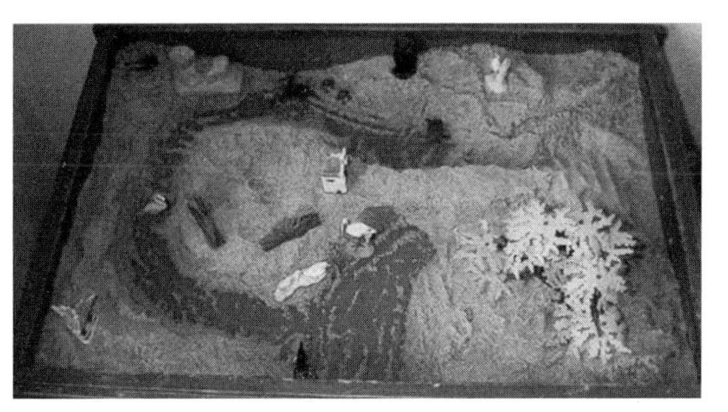

艾伦的第 6 次沙盘

性的头和半卧的身体。第 2 次沙盘中右上角的蟋蟀，转移到了左上角；初始沙盘中出现过的青蛙，现在一半在水中，一半在陆地，旁边多出了两只小青蛙，附近的水中还有一只小乌龟。沙盘中间的上方，是一只猫头鹰，旁边靠右，是一只啄木鸟。

在第 6 次沙盘的左下角，是一个中式风格的三角亭；中间下方是一只鸭子；右下角是一棵大树。中间的孤岛上，有一个敞开的大门、两株灌木、一只白鹳、一只火烈鸟、一只母鸭带着三只小鸭。

从沙盘中我们可以看出，艾伦的工作重点是在这由水环绕起来的孤岛上。两株灌木和几只鸭子，表现的是具有现实感的普通生活；左右两边的白鹳和火烈鸟，其长长的脖子和细长的嘴，都说明它们是要从水里寻觅食物，具有看穿水下游鱼的能力。因而，正如汉字的“觀”取意鹳鸟，所表现的是一种洞察和内视的能力，包含着对于内在事物或无意识的探索。沙盘中间上方的猫头鹰，也正面注视着这岛屿上的活动。新出现的啄木鸟，更是衬托出无意识的治愈力量。

在这第 6 次沙盘中，艾伦把第 2 次沙盘中在左边的大树，移到了右边，正是初始沙盘中留出空地与手印的地方。这表明我们之间的关系在逐渐加强。从沙盘游戏分析师的角度来看这沙盘，也即从沙盘的左边来看这沙盘，不但有一条引向孤岛的道路，而且，进入孤岛的大门是敞开的。这都说明艾伦在“邀请”分析师进入他的内心世界，或者说艾伦已经向其分析师敞开了内心世界的大门。而一旦敞开了这孤岛的大门，那么也就意味着孤岛的开放。

在这次沙盘游戏的过程中，艾伦确实也谈起他的一些往事，包括其童年的记忆，尤其是在 7 岁左右的时候，常会萌发对死亡的恐惧；每当想起最终难免一死，而死后烟消云散，万事俱空，就会在其幼小的心灵中产生一种难以承受的痛楚。由对死亡的恐惧，联想到他在两岁左右与父母分离的记忆，以及在其现实的生活中的依赖，同时忍受着内心深处的孤独。这是由沙盘游戏的场景，以及我们沙盘游戏治疗室的气氛所引起的回忆和思考，艾伦在倾诉其童年生活的时候，也在梳理着其现实生活中的压力和困难。在随后的两周中，艾伦都有对其童年生活经历的回忆，以及对其现实生活问题的思考。从下图第 9 次沙盘的图画，我们可以更加清晰地看到这一阶段分析与治疗主题的延续和变化。

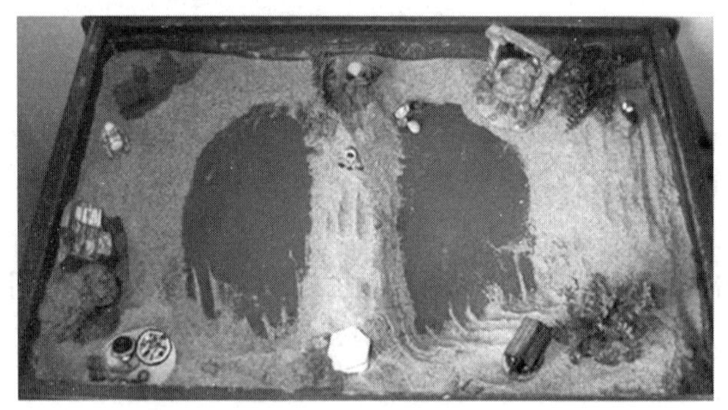

艾伦的第 9 次沙盘

艾伦的第 9 次沙盘同样产生了很大的变化，沙盘的形状左右对称，有效地利用了整个沙盘的大部分空间但又不显得拥挤。左右两个水面也在整个沙盘的布局中显得十分协调，中间的道路也显得稳固且具有力度。

沙盘的左上角是一个古朴的小木屋，旁边站着一尊弥勒佛；沙盘的左下方也有一个木屋，木屋的旁边是一棵果树，然后是一个提供食物的人坐在那里。沙盘的右上角新出现了一口古井，古井后有一株灌木，旁边是猫头鹰。与古井对应的沙盘的右下角是一架水车屋，水车屋旁边是一株灌木。沙盘的正上方是新出现的“木鸟”，艾伦称其为“精卫鸟”，说让他联想到中国古代精卫填海的故事。精卫鸟旁边是一株灌木，左下水边是一些贝壳。在沙盘中间的道路上，是新出现的一个小孩；小孩的对面，是靠近沙盘正下方的一个神坛。

房屋的增加，可看作是艾伦意识承受力的提升。左上角古朴木屋的旁边，出现了弥勒佛。弥勒佛住兜率天内院，是中国寺院中常见的佛像。在北京潭柘寺和扬州平山堂的弥勒佛像旁，都有这样的一副对联：“大肚能

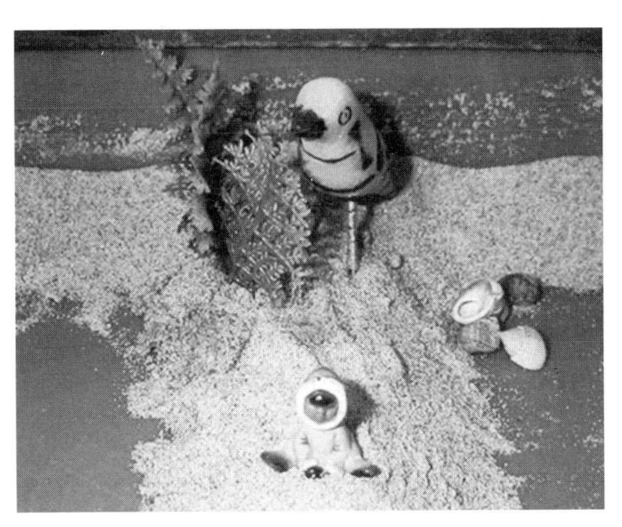

艾伦的第 9 次沙盘中的精卫鸟和小孩

容容天下难容之事，开口便笑笑世间可笑之人”。在四川峨眉山和南京多保寺的弥勒佛旁，也有类似的对联：“开口便笑，笑古笑今，凡事付之一笑；大肚能容，容天容地，于己无所不容”。“容量”和“容器”（contain，container）本来就是心理分析中形容意识承受力的术语，而意识的扩展与承受力的提升，也是沙盘游戏分析与治疗的重要目标。

左下方的房屋，不但伴有初始沙盘出现过的果树，而且新出现了一个坐在那里提供食物的人。在初始沙盘中，这左下方是水车、陶罐和劈柴，包含着生火做饭的意象。经历了五周沙盘游戏分析与治疗的过程，已经出现了可供使用的食物。

在沙盘游戏的过程中，食物的出现是一种积极的意象，包含孕育与滋养的意义。沙盘右下方的水车，与初始沙盘也有所联系。但是，在初始沙盘中，水车只是有所期待的象征。但是在这第五次沙盘中，从左边移向了右边的水车，已经有充足的水源可以利用。与此有关并且相对应的右上方的水井，象征着发自地下的泉水，寓意着可以从深远的无意识中汲取资源和营养。而水井旁边的猫头鹰，也以其洞察黑暗的眼睛观望与注视着。

沙盘正上方新出现的“精卫鸟”，根据艾伦自己的联想，涉及其心性或心灵的象征。而出现在沙盘中间道路上的小孩，便可看作是其“内在儿童”的意象。在荣格的分析心理学理论中，治愈和发展是相辅相成的，而内在儿童意象的出现，以及其随后的成长，都将成为分析与治疗的重要内容。沙盘中小孩背后的贝壳，可看作是伴随着艾伦内在儿童意象出现的童年记忆。而沙盘中的小孩，正面对艾伦自己，生动地呈现出艾伦在体验与其内在生命的沟通与交流。

沙盘正面下方的神坛或祭坛，包含着某种神性的存在与影响。子曰“祭如在，祭神如神在。”（《论语·八佾》）所寓意的是虔诚与崇敬。正如心诚则灵，精诚所至金石为开，也是沙盘游戏分析与治疗的根本所在。

这些也都是内在儿童的发展与成长所需要的：诚心诚意、力量和源泉、神性的保佑及其孕育和滋养。

三、孕育与培养：内在感召

随着沙盘游戏分析与治疗过程的进展，我与艾伦也增加着彼此的理解与接受，建立起了诚挚与信任的关系。艾伦变得畅所欲言，不再像开始的时候总是有所顾虑，每每欲言又止。他说在经历了 9 次沙盘游戏和分析之后，感受到了一种内在的生活信心与力量，现实中的生活与工作关系也获得了改善。他带来寻求沙盘游戏分析与治疗的问题、冲突与不安、孤独与自恋，以及焦虑和抑郁等症状，也都得到了明显的缓解。但是他决定仍然继续我们的沙盘游戏过程，他感觉到有一种内在的声音和力量，召唤或鼓励他继续我们的工作。

在第 12 次分析治疗的时候，艾伦做了如下的沙盘：

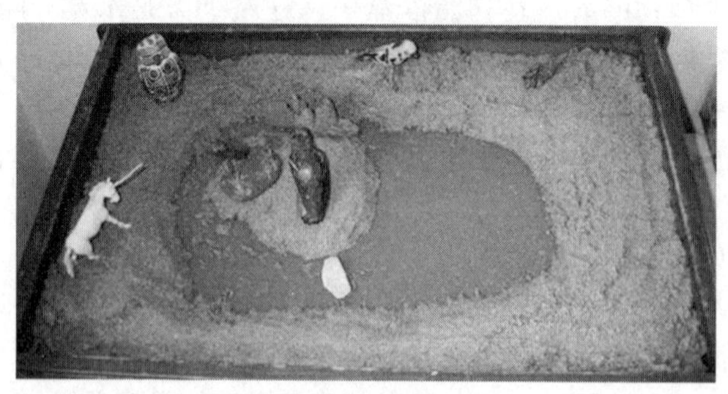

艾伦的第 12 次沙盘

与前几次沙盘相比，艾伦的这次沙盘有着明显的变化，但也表现出了其内在的连续性。中间的岛屿由水环绕，第 2 次沙盘出现过的孤独石鸟正处其间，面向一栋古朴的木屋，旁边有一棵树。在沙盘的左上角，是新出现的“图腾神鸟”；左边下方还有一匹“独角天马”。沙盘的上方，是第5次沙盘中出现过的“精卫鸟”，右边是第2次沙盘中出现过的海马。在沙盘的正下方，有一只“佛手”沟通着岛屿和陆地。在沙盘游戏治疗的理论中，这些都是接近于治愈主题的象征。

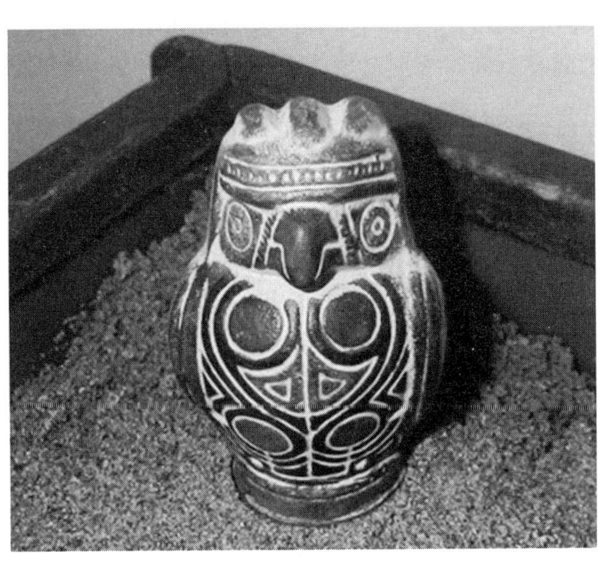

艾伦第12次沙盘中出现的“图腾神鸟”

当问及沟通岛屿和陆地的“佛手”的时候，艾伦说，他感觉到了一种内在导师的指引，似乎是某种感召的声音，引导他穿越海水，投入于一种内在精神世界的探索。我与艾伦一起面对沙盘，沉浸于当时的气氛之中。艾伦仍然认同于伫立在岛屿上的孤独石鸟，感觉似乎是身处某种巨大的能量场中，引发出自己周身的激动。

从沙盘图片上来看，尤其是与第9次沙盘联系起来，这“岛屿”似乎是太极图运作的漩涡。第9次沙盘中的“阴阳两边”，在这第6次沙盘中旋转了起来，形成了一个趋中或整合的形状。此外，独角天马，尤其是图腾神鸟的出现，都可能是让艾伦感受到召唤和能量的重要因素。在我们的分析过程中，更多的是把这召唤与能量，以及沙盘中出现的所有象征，都做内在意义的理解。也就是说，沙盘中出现的所有象征，都可能是内在品性的唤醒，都意味着是自我与自性的沟通与交流。实际上，沙盘游戏过程本身的根本意义所在，便包含了来访者自性与自我的沟通和交流。心理分析从本质来说是一种自我探索的过程，沙盘游戏亦复如此。这是我从一开始就告诉了艾伦的。

在做完第12次沙盘之后，艾伦告诉我他要去一个禅院退隐一段时间。当时正是12月份，圣诞节将近，本来也是许多人安排休假的时候。同时，我也感觉到我们的沙盘游戏分析似乎是进展太快了一些，接触到了太强的能量和影响，或许艾伦正需要一些时间来吸收和适应。任何发展都需要孕育，都需要准备和培养。三周之后艾伦回来，摆了他的第13次沙盘。

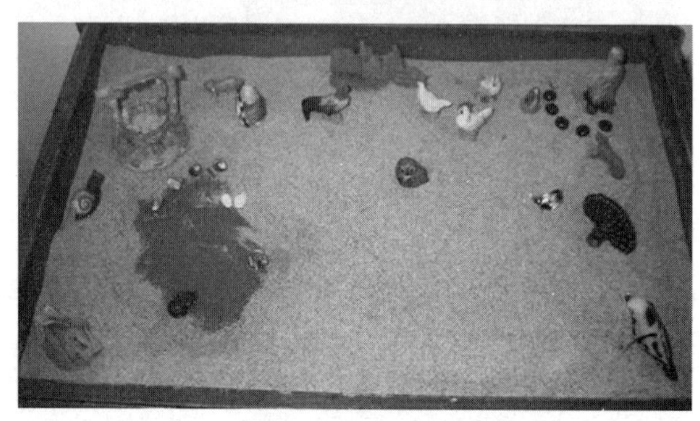

艾伦的第13次沙盘

艾伦的第12次沙盘似乎是前几次沙盘的自然延续，但第13次沙盘却发生了较大的变化，给人一种从激动复归于平静的感觉。沙盘基本是平整的，左边有一片湖水，但比起前几次的沙盘来说，水面减少了许多。湖水靠下的边上，有两只青蛙；上面是一些贝壳。在湖水的左边，新出现了一只蜗牛。左下角是新出现的原始帐篷，左上角是曾出现过的古井；在古井的右边，是一个中国文化中的寿星，其背后是一只红色的狐狸。中间上方，是第12次沙盘中置于岛上的古朴木屋，木屋的前面是一只公鸡和三只母鸡。

沙盘的右上角是新出现的观音像，观音的前面放置了五颗绿宝石，左边是一只母鸡，右边是另外一只红色的狐狸。中间靠右是一只翠鸟，翠鸟的旁边是一只孔雀，沙盘的右下角是出现过几次的精卫鸟。沙盘中间的上方，是一只猫头鹰。

这是艾伦第一次使用观音像。从其在观音像前细心摆放的5颗绿宝石来看，以及把观音放置于沙盘的右上角，从而可以俯视整个沙盘来说，观音的出现对艾伦有着重要的意义。在中国文化中，观世音菩萨慈悲为怀，救苦救难，一般是右手持水瓶，左手拈柳枝，疗世人疾苦，救万物生灵。

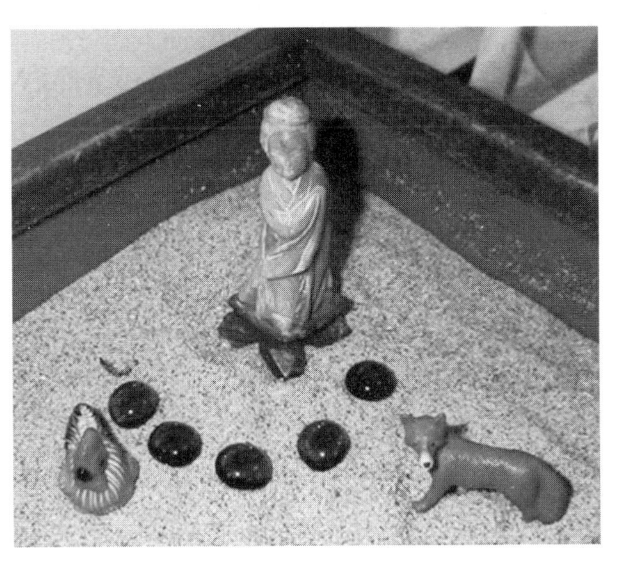

艾伦的第 13 次沙盘的右上角

在观音像的前面，尽管有狐狸在旁但那母鸡却显得安然自在，而那红色的狐狸也显得格外的温顺，其中所包含的正是一种孕育转化的象征及其意义。

翠鸟和孔雀，也都具有转化的象征和意义。荣格首次遇到其内在导师斐乐蒙（Philemon），便与翠鸟有关。在荣格的梦中，斐乐蒙带着翠鸟的羽翼，从蔚蓝海水的上空出现，那也是无意识向荣格的召唤。荣格把这梦中的意象画了下来，但也在自己的花园里发现了罕见的翠鸟。

孔雀是一种吉祥鸟，具有阴阳和谐美轮美奂的象征，许多文化中都赋予其“不死”与“复活”的能力。李时珍在其《本草纲目》中盛赞孔雀能辟除恶毒，能将恶性与毒性转化为益物和滋养。

尽管在这第 13 次沙盘出现了许多新的模型象征，但是，也给人留下一种“心理退潮”的感觉。与前几次沙盘相比，不仅是水退缩了，退缩为左边的一小片湖面，甚至还留下了许多贝壳（退潮后的遗留物），旁边还出现了一只“蜗牛”；而且，精卫鸟从上面退去了右下角，而且在左下角还出现了一顶原始的帐篷。

但是“退潮”或许也有其积极的意义和必要的理由。任何心理分析的进程都并非是由心理分析师制定的，而是要听从来访者内在生命的感召，跟随其内在生命的节奏，正如播下的种子需要孕育和滋养，需要时间来萌发和成长。这孕育和培养的主题，也呈现在第 16 次的沙盘中。

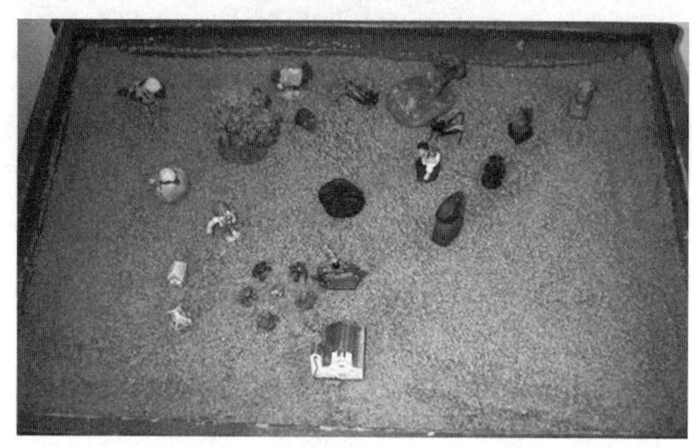

艾伦的第 16 次沙盘

在艾伦的第 16 次沙盘中，可见的“水”已经是完全消失，沙面归于一种特殊的平静。在前几次沙盘多次出现的精卫鸟，似乎是绕着整个沙盘转了一圈，这次重新出现在左上角的位置。那里也是孤独石鸟和图腾神鸟出现过的地方。

精卫鸟的下面也是曾出现过几次的果树，果树上面一些是一栋房子，旁边有一只乌龟。中间的上方是第 6 次沙盘中出现在孤岛上的树，树左右有两只蟋蟀。右边是一只老鼠，右上角是一尊埃及的神狗雕像。老鼠的下面是一只木刻的小熊，小熊的左边是一个肩上趴着猴子的怪人，下方是一个木刻的人头像。

在沙盘的正中，是一幅面具或头像；其下面是一个镶有蓝宝石的葡萄藤架或花环，再下面是一栋蓝色的楼房。沙盘的左边，精卫鸟的下方，是新出现的“妈妈鸟”，艾伦这样称呼她。在妈妈鸟的下面，是一个看上去显得很兴奋的小孩。小孩的左下方，是两栋楼房；右下方，则是围绕青蛙妈妈的 5 只绿色小青蛙。

从正面看上去，以蓝色楼房为起点，艾伦的沙盘呈现出整齐的倒置三角。沙盘中几乎所有的东西都是朝向这蓝色楼房的。右边从埃及神狗开始，经由老鼠、木熊、木刻头像，以及蟋蟀和肩负猴子的怪人，让艾伦所联想到的多是属于其“阴影”层面的内容。而左边从精卫鸟开始，经由妈妈鸟、兴奋的小孩和围绕青蛙妈妈的 5 只小青蛙，让艾伦联想到的多是心性和灵性层面的内容。兴奋的小孩与内在儿童的成长是有所联系的，而青蛙数量的增加，也在加强着其所包含的转化的象征意义。于是，中间的面具或头像，艾伦说有些像达摩的感觉，似乎是在起到一种整合性的作用。而这种整合，通过镶有蓝宝石的葡萄藤架，归之于蓝色楼房之中。

镶有蓝宝石的葡萄藤架带有某种仪式或仪礼的感觉，艾伦说让他所联想的是酒神狄奥尼索斯（Dionysos）。在希腊的神话传说中，狄奥尼索斯是宙斯与凡间女子塞墨勒（Semele）所生的孩子，但是其出生却不同凡响。首先是母亲的孕育，然后是从父亲的大腿里获得第二次出生，与森林的精灵们度过了童年。据说，狄奥尼索斯不仅仅是酒神，而且也提供给我们蜂蜜。他的父亲宙斯出生于克里特一个蜜蜂的洞穴，也正是受蜂蜜的滋养长大的。若是能够比较的话，狄奥尼索斯也具有中国传说中神农一样的风范，也可称为植物之神，并且具有自然治愈的能力。于是，在艾伦的第 13 次和第 16 次两次看似平静，看似退潮的沙盘中，也包含着孕育和滋养，以及转化和发展的象征及其意义。

孕育和培养的主题，以及内在的感召的意义，都在艾伦的第 19 次沙盘中有了新的表现。

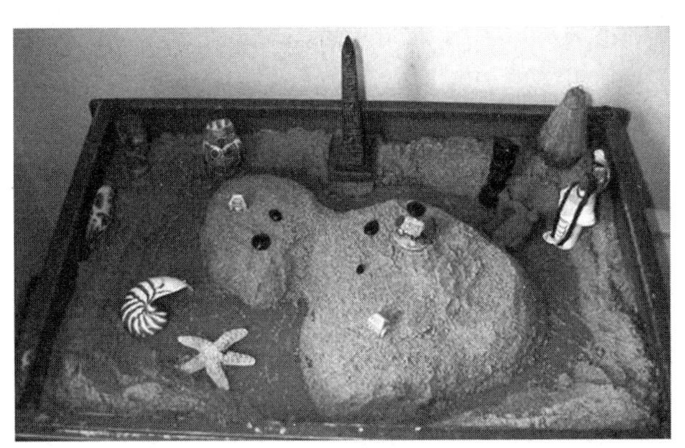

艾伦的第 19 次沙盘

艾伦在经历了现实生活中的退隐，以及表现退潮，同时也包含着孕育和滋养的沙盘之后，重新体验到感召的意义，完成了他的第 19 次沙盘。

艾伦的第 19 次沙盘有了新的形状，也出现了许多新的内容。沙盘的中间，是一个近似孤独石鸟或半跪人形的岛屿，岛屿的左上方，像是微微低垂的头；右下方则像是半跪的躯体。在这貌似人形的岛屿上，有三栋房屋，以及点缀的几块石子。

岛屿有水环绕着，但在右上方有一架古朴的桥通往右上角的原始帐篷。桥的右边站着一位土著装束的印第安人，桥的左边立着一个图腾神像，似乎是通往那原始帐篷的守护者。

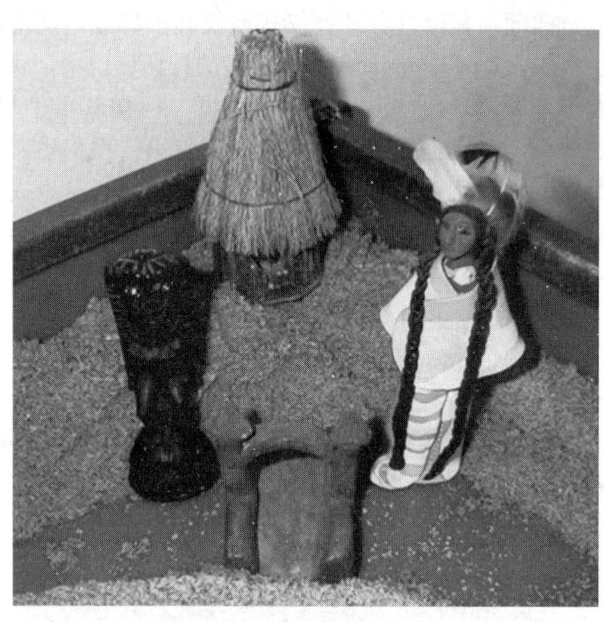

艾伦的第 19 次沙盘中的右上角

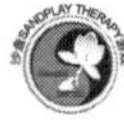

当把艾伦第 19 次沙盘的右上角独立起来看的时候，那原始的帐篷，活像一个人头上戴的帽子，帐篷的下面也像是遮盖着的脸，并且可以看到像是伸出的双臂，拥抱着守卫的印第安人和图腾像，而那沟通的桥梁，也像是身体的一部分。桥梁象征着沟通，在这里也突出了所包含的呼唤，以及铺好了的路。

酷似半跪人形的岛屿，从其低垂的头和半跪的躯体，反映出一种虔诚与尊敬的神态。图腾神鸟似乎是贴近其耳边轻声说着什么，这也是艾伦称其为感召体验的生动体现。孤独石鸟与精卫鸟在守望着，它们在艾伦的沙盘反复出现，呈现着孕育与培养的意义。

在左下角的水面，人形岛屿低垂的头的下方，是一只海螺和一只海星。艾伦把那只海螺与“聆听”联系了起来，似乎听到了图腾神鸟的话语；而把海星与滋养联系了起来，说它本来靠近了他的嘴边。实际上，在荣格的分析心理学以及沙盘游戏的理论中，海螺和海星，都可看作是来自无意识的礼物。艾伦在这次沙盘使用了相对大型的海螺与海星，可说明他感到了更多的无意识的意义。

沙盘正中上方的图腾神柱，可看作是艾伦寻找心中目标的表示。实际上，这不仅是艾伦逐渐体验的一种内在需要和追求，也是其内在生命觉醒的需要，也是其内在儿童发展所要寻找的目标。

在沙盘游戏分析与治疗的过程中，孕育与培养具有十分重要的意义。来访者带着问题前来寻求心理的帮助，通过倾诉和宣泄，往往也能获得心理治疗的效果，尤其是当移情出现或产生的时候，来访者也能感受到某种活力的唤醒或焕发，我们称其为安其不安。但是，心理分析所重视的治愈，不仅仅是意识层面的工作，不仅仅是针对外在问题的解决，而是注重无意识的作用，注重内在心性和人格的发展，这正是安其所安的工作。而内在心性和人格的发展，则需要孕育和培养。在此基础上，才可能获得分析与转化的效果，也正是安之若命或明心见性的目标。

四、治愈与转化：心神感应

在我的理解中，沙盘游戏治疗与心理分析一样，都把治愈与发展、发展与转化作为根本的目的。与单纯把病症为医治目的的心理治疗体系不同，沙盘游戏和心理分析更接近于中医的理念，医病与医人相辅相成，始终把症状的治疗与人格的发展相结合，把人格的发展与自性的整合作融会贯通。真正的治愈要以病人心理、人格和自性的发展为基础，发展中包含了治愈的意义和效果。

这也是我所主张的心理分析安其所安的基本观点，缓解病人的痛苦与深层分析是相辅相成的，而治疗与治愈的效果往往也存在于内在的转化与超越之中。可以做这样一个比喻，若是把我们所遇到的心理问题比喻为“障碍”，那么我们可以考虑如何“搬走”这障碍，也可以考虑如何通过发展而获得跨越或穿越这障碍的能力，两者同样具有治疗的效果与作用。

荣格曾把心理分析的过程描述为四个阶段：倾诉（confession）、阐释（elucidation）、辅导（education）和转化（transformation）。这既是整个心理分析发展历史的写照，也反映着具体的心理分析过程的实际。从历史的角度来看，布罗伊尔的工作可以代表“倾诉”的疗效，包括其宣泄疗法的使用；弗洛伊德可以代表“阐释”的效果，包括其中对移情的发现和梦的解析；阿德勒的工作可以表现“辅导”的意义，其中包含着早期的心理教育的努力。而荣格自己的工作重点，则集中在“转化”上，其中包含着其分析心理学中的“分析”的意义和作用。

在荣格分析心理学的意义上，心理分析的实践不仅仅是对被分析者的医治，同时也包含着心理分析家本人的心理成长，以及整个心理分析过程中的相互影响，这是一种双向的动力过程。荣格曾经这样说：“（医生与病人）两个人格的相遇，就像两种化学物质的接触一样，只要这种接触引起了任何反应，那么双方便都被改变了。”[①] 决定分析者与被分析者这种相互影响的力量，从本质上说来自于无意识，以及由无意识的气氛所触发的共情和感应。

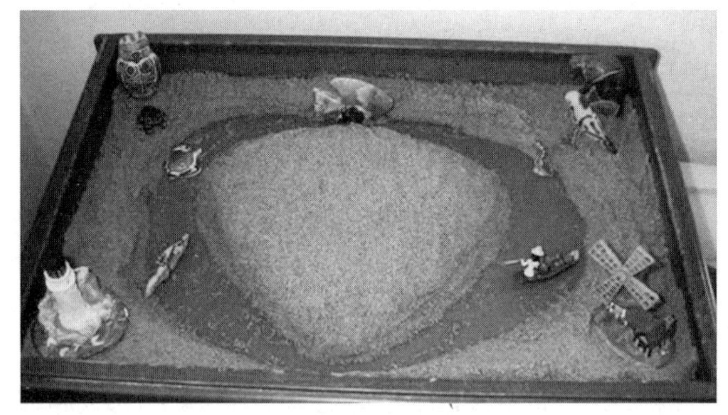

艾伦的第 24 次沙盘

我们把“感应”理解为中国文化心理学的第一原理，并且认为感应也是心理分析的关键；有感应就会有转化，就会有心理分析治愈与发展的效果。《易经·咸卦》彖辞曰：“天地感而万物化生，圣人感人心而天下和平，观其所感，而天地万物之情可见矣。”其中便包含了由感应而生转化，以及由感应而产生治愈和发展的意境。

经历了孕育与发展的主题之后，艾伦在其第 24 次分析治疗的时候，完成了第 24 次沙盘。

在这沙盘的正中，赫然展现了一个心的形状。从整个沙面的印象来看，艾伦非常投入于他的工作，将中间的心形做得是如此的仔细，包括环绕这心形的湖泊。从前几次沙盘中出现的孤独岛屿，到一个完整的心形的表现，便是艾伦沙盘游戏过程中转化主题的开始。

① 荣格：《寻求灵魂的现代人》，56 页，贵阳，贵州人民出版社，1987。

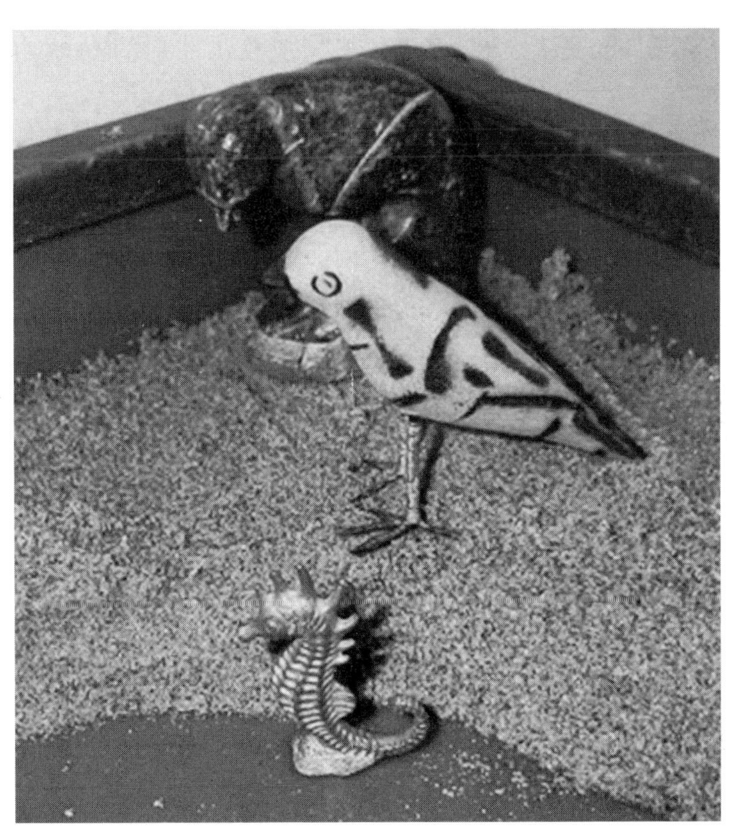

艾伦的第 24 次沙盘中的右上角

尽管我们说当你的双手接触沙盘的时候，便包含了“得之于心应之于手”的意义，但是对于艾伦来说，这意义是逐渐丰富起来，逐渐体验到的。

在沙盘的左上角，是曾出现过的图腾神鸟；其下方是一只青蛙。沙盘的右上角，是孤独石鸟和精卫鸟，这都是反复出现在艾伦沙盘中的象征。但是，在这次沙盘游戏分析的过程中，艾伦说，他感到右上角的孤独石鸟和精卫鸟，像是他的魂魄在对话。似乎是担心我不太明白，艾伦注视着孤独石鸟和精卫鸟许久，说，“你看呢，你看它们两个的神态，不是在说话吗?”我说那我们就用心来倾听与感受它们的对话吧。过了一会儿，艾伦说，那海马也在听呢。

与孤独石鸟和精卫鸟遥遥相对的是左下角的灯塔。一般来说，灯塔具有“光明”和“指引航向”的作用。艾伦的联想是其“意识层面”的作用。沙盘的右下角是多次出现的“风车”，艾伦认为带给他一种自然和舒服的感觉。

在环绕“心形”的水中，左边是玉石龙和乌龟；右边是海马和撑船人，船上有许多果实。正上方，则是一只醒目的玉石鱼。

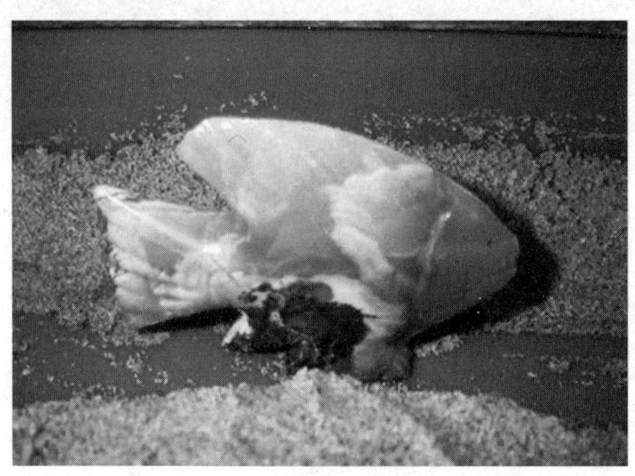

艾伦的第 24 次沙盘中出现的“玉石鱼”

艾伦曾把这“玉石鱼”在手中握了许久，然后把他放在了这么一个醒目的位置，居中而置顶。艾伦问我他象征着什么？我说你对他有什么感觉呢？

艾伦：“我感觉用她（she）比较合适，不过，中文中的他，本来也包含了 she 和 he 的。”

分析师：“那么说这玉石鱼是包容了阴阳了。”

艾伦：“是的，我感觉是这样。”

分析师：“我们再好好地看看他，再来体会一下他的感觉。”

艾伦：“你看她的颜色，碧绿透青，素而不妖，这是我喜欢的样子。我知道这是块石头，但确实有玉的感觉（艾伦又伸手去抚摸这玉石鱼），有一种生命的感觉……”

分析师：“这生命的感觉是很重要的，不用说话，让自己去感受玉石鱼所传达的生命的感觉……”

可以看得出，艾伦完全沉浸在对玉石鱼的感受之中。我能感受到他的感受，甚至有一种奇妙的感觉，在我们两人之间沟通与交流的背后，似乎存在着某种东西，当然可能是来自无意识的消息，而有的时候，我则是通过艾伦，来感受这种来自无意识的信息和内容的。

在艾伦的第 25 次沙盘中，玉石鱼仍然出现，并且在同样的位置。但是与上次相比，整个沙盘发生了许多的变化。

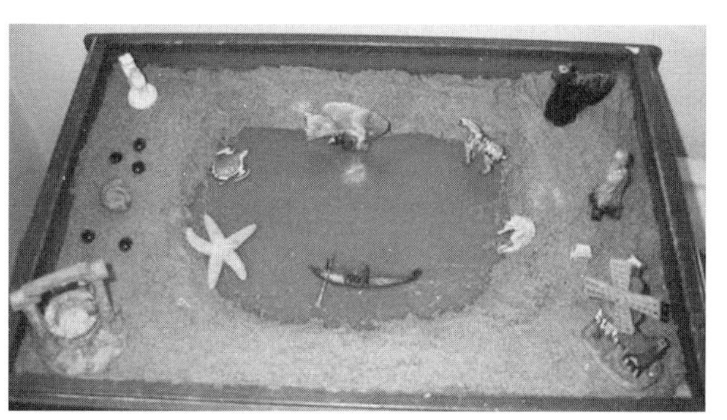

艾伦的第 25 次沙盘

在这次的沙盘中，艾伦仍然是把那玉石鱼拿在手里好久，最后仍然是放在了与上次沙盘几乎同样的位置。

但是，第 24 次沙盘中最醒目的“心形”不见了，在沙盘的正中呈现的是更多的水，或更大的空间。围绕心形乌龟仍然在其原来的位置，但其下方的玉石龙不见了，换上的是海星；船的位置稍微移动了一些，并且是没有人的空船；海马也向下移动了一些，在原来海马的位置出现了一匹威武的马。

沙盘的左上角，是一尊斯芬克斯雕像，与其相对的沙盘的右上角，则是出现了多次的幸运龙。在上次的沙盘中，左下角是灯塔，那么现在呈现的是一口古井。右下角则是与上次沙盘一样的风车。左边的中间，是一只蜗牛和 5 颗黑色的小石头；右边的中间，则是出现过的观音菩萨和两栋小的房子。

艾伦告诉我，对他来说，斯芬克斯代表的是他所追求的西方的意义；而幸运龙代表了东方的意义。于是，在对左下角的风车做自由联想的时候，艾伦说，他感觉这从初始沙盘便开始出现的风车，是他所寻找的西方文化中的力量所在与象征。而对于左下角的古井，在分析过程中我们有这样的对话：

分析师：“……那么这古井呢，你对它的感觉如何？”

艾伦：“我很喜欢它……很高兴看到它。实际上，在我小的时候，一直都是饮用井里的水。感觉水井很神秘的，总想知道为什么那么多人每天去打水，而井水却一点都不少……”

分析师：“那么现在呢，现在面对水井的时候，你会有什么样的感觉呢？”

艾伦：“我觉得对我来说，这水井是无意识的象征，包含着深刻的意义。”

分析师：“是怎样的深刻意义呢？”

艾伦：“一种沟通了某种内在源泉的感觉，感觉接触到了一种源源不断的内在力量。”

分析师：“这是很重要的感觉，你可以让自己再沉浸于这种接触与沟通了内在力量的感觉……”

艾伦：“嗯……”

在艾伦的这次沙盘中，所呈现的一个潜在主题，便是从意识层面的整合深入于无意识层面。比如，用水井取代上次沙盘中的灯塔。灯塔可看作是意识的指引，而水井，正如艾伦自己的联想与感觉，则是来自无意识的引领和力量。在第24次沙盘中，呈现的是有人在撑船，而这次沙盘中，船在但不见了人。而撑船的人也可表现为意识层面的努力，没有了撑船的人而船依然行走，表现的则是无意识的心理学意义，或者说，正如荣格所崇尚的道家无为的无意识心理学意义。

海星往往被看作是来自海底的生物，其完美协调的形状，与自性整合的象征有关。过了三周之后，艾伦完成了其第29幅沙盘。

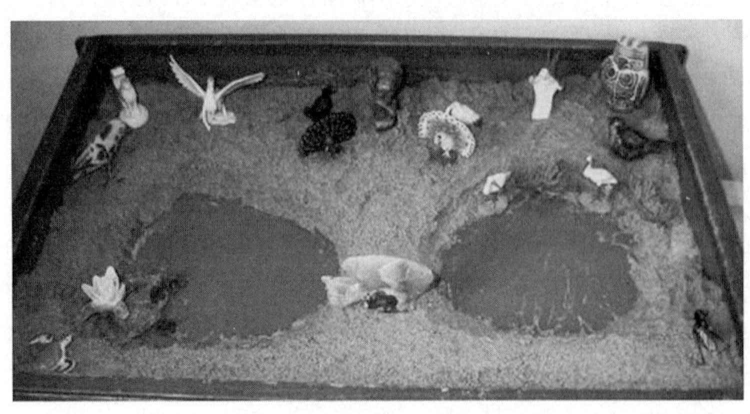

艾伦的第29次沙盘

从这次沙盘的整体形状来看，似乎是一种“重复”，接近于第 9 次沙盘；而沙盘中所使用的模型，也给人一种“重演”的感觉，初始沙盘中的莲花和青蛙，第 2 次沙盘中出现的孤独石鸟和蟋蟀，第 6 次沙盘中出现的鹤鸟和乌龟，第 9 次沙盘中出现的精卫鸟，第 12 次沙盘中出现的图腾鸟和天马，第 15 次沙盘中出现的孔雀和翠鸟，以及第 24 次沙盘中开始出现的玉石鱼，第 25 次沙盘中出现的斯芬克斯等。

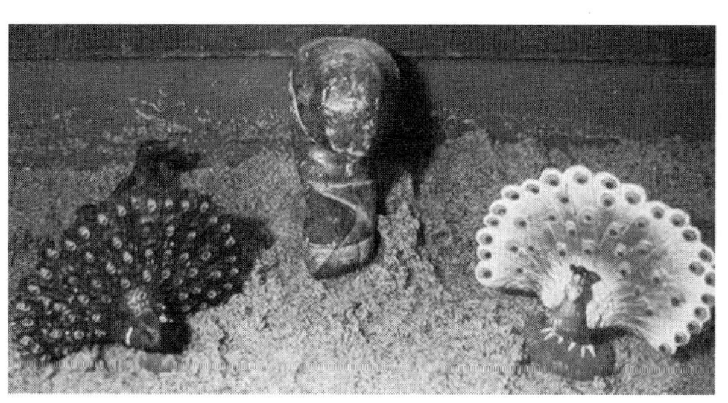

艾伦的第 29 次沙盘的中上方

新出现的沙盘模型，集中在沙盘中间的上方：两只色彩各异的栩栩如生的孔雀，一左一右，似乎是在守护孤独石鸟。孔雀的背后，是一只白色的鹳鸟和一只黑色的乌鸦，如同色彩各异的孔雀，也给人以阴阳相辅相成的感觉。延伸出去是左边张开了翅膀的天马，和右边带有翅膀的天使。

对于孤独石鸟，艾伦一向有“自我的认同感”。他知道那是一只鸟的形状，但常觉得像是垂下了头的人。其石头的质感、重量，甚至颜色，都给他自我认同的感觉。于是，很明显，在这次沙盘中，艾伦是想以其“我”来整合他的沙盘经历和过程。

正如我们在前面曾分析过的，孔雀是一种吉祥鸟，俗称凤凰，本身具有阴阳和谐的象征，具有转化的象征和意义。许多文化中都赋予其“不死”与“复活”的能力。李时珍在其《本草纲目》中盛赞孔雀能辟除恶毒，能将恶性与毒性转化为益物和滋养。

乌鸦具有许多象征性的意义，比如，传说中的三足乌又被称为阳鸟或太阳鸟，包含了可以给人带来光明的含义。《说文解字》中有“乌，孝鸟也”的说法。传说当老乌鸦不能捕食的时候，儿女们会给父母喂食，以报答父母哺育之恩。晋代成公绥在其《乌赋序》中说：“夫乌之为瑞久矣。以其反哺识养，故为吉鸟。是以周书神其流变，诗人寻其所集。国有道则见，国无道则隐。斯凤凰之德何以加焉。”

艾伦说沙盘中的乌鸦是陪伴孤独石鸟的，因而也给人一种“孤独”的气氛。艾伦认为，乌鸦可以引领亡魂，实际上也具有一种灵魂使者的象征性意义。当产生了这样的联想的时候，艾伦激动地说，我们一起经历的沙盘游戏，使他获得丰富的内在体验，化解了他所承受的心理压力和危机，充实了他的内在感受，使其获得生活与发展的力量。

这是一种心性的追求与感悟。本来，促使艾伦寻求心理分析的外在因素并没有太大的变化，但是在他的内心深处，早已酝酿着转化的机遇。在这第29次沙盘游戏的过程中，我与艾伦讨论了庄子的《逍遥游》：

> 北冥有鱼，其名为鲲。鲲之大，不知其几千里也。化而为鸟，其名为鹏。鹏之背，不知其几千里也；怒而飞，其翼若垂天之云。是鸟也，海运则将徙于南冥。南冥者，天池也。

艾伦说，真的是十分的巧合，在最近的几次沙盘中都出现了玉石鱼，而他对此也多有感受，又总觉意犹未尽。玉石鱼开始的时候是在“北面”的，而在这第29次沙盘中移向了“南面”，而沙盘中同时也出现了伸展翅膀的天马，和带有翅膀的天使，以及孤独石鸟、精卫鸟和图腾神鸟等，衬托出一种展翅飞翔的意境。

作为《庄子》第一篇的《逍遥游》，寓言之中包含着心理的转化和心性的超越。我们每个人都有自己的局限，不管是身体，还是所遇到的生活环境。但是，心是无限的，心性的发展可以带给我们超越性的感受。这也是沙盘游戏治疗和心理分析的目标，为了心理的充实、自我的开阔与心性的发展。庄子说：“且夫水之积也不厚，则其负大舟也无力。覆杯水于坳堂之上，则芥为之舟；置杯焉则胶，水浅而舟大也。风之积也不厚，则其负大翼也无力。故九万里，则风斯在下矣，而后乃今掊风；背负青天而莫之夭阏者，而后乃今将图南。”心理分析亦然，若是“覆杯水于坳堂之上，则芥为之舟；置杯焉则胶，水浅而舟大也”可以比喻诸多“心理疾病”以及所受心理病患的困惑，那么，为负大舟，就需要有深厚之积蕴；不仅要安其不安，而且要安其所安。

五、结束沙盘：明心与见性

艾伦知道我们的工作时间，在第23次分析治疗的时候，我们便对所经历的沙盘游戏过程进行了总结，彼此都感觉到我们的工作在接近完满和结束。艾伦十分自信地可以把他在沙盘游戏过程中的收获，所获得的感受和力量发挥在其现实的生活与工作中。艾伦的第 24 次沙盘，赫然出现的心形，似乎已经是在表达这种接近结束的意象。但同时，我们也都感觉到，在那完满的沙盘意象的背后，仍然存在某种意犹未尽的内容。

心理分析对无意识的尊重，包含着这样一种思想和观点，无意识以及无意识的意象，都是具有生命意义的存在，具有生命或心灵的自主性。感受、接触与沟通这种具有自主性的生命和心灵，从中获得启发和力量，获得内在的治愈与发展，转化与超越，获得心理与人格的完整与整合，正是沙盘游戏分析与治疗的根本目的。

艾伦在其第 29 次沙盘之后，完成了他的结束沙盘。

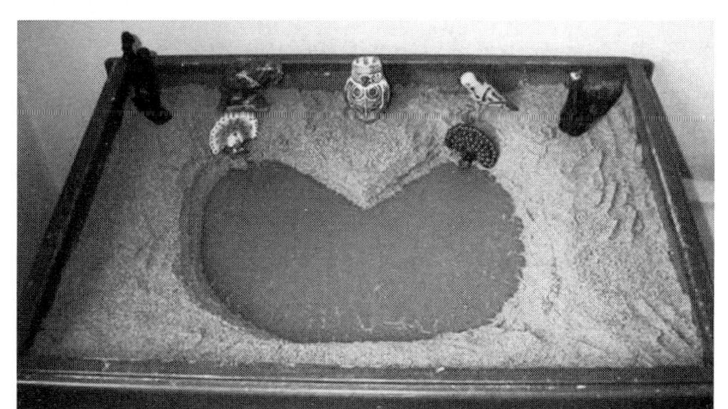

艾伦的结束沙盘

沙盘上都是曾出现过的模型，中间正上方是图腾神鸟，其左边是孤独石鸟，右边是精卫鸟；靠下一些是左右两只孔雀；左上角是斯芬克斯，右上角是幸运龙。但是，艾伦的第 30 次沙盘，也呈现了一个全新的形状：与第 24 次沙盘相比，可以称之为没有“心”的心形，或是一面镜子，一只睁开了的眼睛。

完成这沙盘之后，艾伦安静地坐在沙盘面前，凝神于沙盘之中很久；我也没有说话，静静地陪着他，一起观望着这沙盘。

然后，艾伦告诉我们，他在沙盘中看到了自己。

艾伦说话的时候，是充满感情的，眼眶中含着泪水。

艾伦激动地说，开始的时候，他发现沙盘的下面，靠近他自己的地方都是空的，没有放置任何东西。然后，恍惚之间，他感觉自己早已置身于沙盘之中，自己是在沙盘之中的。于是，他真的透过沙盘正中的“心镜”，看到了“自己”。顿时，由内心深处生发一种情感，一种特殊的感觉，让他流出了眼泪。

我们能感觉艾伦的感受，他的情感也影响与触动了我们。我们相视而笑，一种会心的笑容。

对于这面“心镜”，我们与艾伦一起分享了整个沙盘游戏过程中的一些感觉与变化。实际上，这面“心镜”的形状，也涉及整个沙盘所聚集的能量的变化，是逐渐形成的。即使是在初始沙盘中，那左上方的一条小溪，便已经包含了某种变化的萌芽。在我们所呈现的主要的沙盘图画中，比如第 6 次、第 9 次和第 12 次，便可以看到或感觉到透过“河水”所表现的能量的分布和聚集。经过第 19 次沙盘之后，有了第 24 次沙盘中所出现的位于正中的“心形”；而此有心之形，又经过第 25 次和第 29 次的沙盘变化之后，最终形成了这面让艾伦能够看到自己的心镜。

艾伦说，回顾这整个沙盘游戏的过程，包括我们所分享的这心镜的变化与形成，让他感到在这沙盘游戏的过程中，也是在体验一种太极的能量和变化。艾伦说，尤其是第 6 次和第 9 次沙盘，真的像是太极图中的“阴阳鱼”的动态变化，而在第 12 次的沙盘中，那沙盘中水的形状，以及由水所围起来的孤岛，很像是太极图中的一个“眼”；而这沙盘中所内含的太极图，在以后的沙盘游戏过程中，比如像第 24 次和第 25 次，第 29 次和这结束沙盘中，都在持续地运作和发挥作用。

我们告诉艾伦，创立沙盘游戏治疗的卡尔夫，正是把中国的太极图作为其沙盘游戏治疗最重要的理论基础。而艾伦从自己的沙盘游戏过程中，所感受到的这种太极图的运作，正是所触发的内在能量和动力的表现，或许，是沟通了某种内在的动力源泉。

艾伦说：在前几次的沙盘中，他所看到的仍然是“代替的自己”，比如说居中的孤独石鸟。但是在这次沙盘中，他看到了真正的自己，透过那居中的“心镜”。艾伦问我们，这是荣格所叙述的“自性化”过程的开始吗？

我们对艾伦说：这是属于你的自性化过程。自性化不仅仅是理论，而是非常具体的现实和实践。我们每个人的沙盘游戏心理分析过程，实际上我们每个人的现实生活，都在不同的程度上表现着我们各自的自性化过程，都有机会获得对内在生命的感触。像我们所经历的沙盘游戏过程，从“求其放心”、安其不安；到孕育和培养，安其所安；到分析与转化，从

"心镜"中发现内在的自己，感受内在的生命，便是生动的自性化过程和发展。

艾伦感觉"图腾神鸟"在这次的沙盘中呈现了十分特殊的意义。最初的时候，大约是在第十几次的沙盘中，图腾神鸟是在沙盘的左角；后来又移去了右角。那么最后，图腾神鸟是位于整个沙盘正中的上方……于是，艾伦说，或许这自性，本身也具有了某种神性。

我们很欣赏艾伦的观点。自性也是人自然本性中的生命意识，自然本身是具有神性的。正如万物众生皆具有佛性，佛性也存在于每个人的内心深处。在荣格的分析心理学理论中，自性是一种完整的包容阴阳，整合意识与无意识的人格主体，自性的成长与发展可以把人格面具和阴影整合起来，甚至可以把阿尼玛和阿尼姆斯整合起来。

艾伦说，看着图腾神鸟两边的孤独石鸟和精卫鸟，似乎有一种男魂和女魄的感觉，也许就是荣格所说的阿尼玛和阿尼姆斯。而对于图腾神鸟，确实有一种包容和整合的完整性感觉，从中能够感受到一种内在力量的生发。

在沙盘游戏的过程中，作为被分析者的艾伦，既是心理分析的实践者，也是心理分析目的的实现者。有了求其放心的内在需要，也就开始了沙盘游戏心理分析的历程；经过自我的努力与探索，经过沙盘游戏中那充满挑战、困惑、新奇与美妙的体验与感受之后，最终所发现的，仍然是内在的心性。

艾伦告诉我们，中国宋代曾流传这样一首"无名尼"的禅诗："尽日寻春不见春，芒鞋踏遍陇头云。归来笑拈梅花嗅，春在枝头已十分。"在熟知禅理的艾伦看来，他所经历的沙盘游戏心理分析的实践，以及在此过程中所获得的心理分析目的的实现，多有近似的禅意。

在这禅意中，包含着一种境界。慧能的弟子青原行思，曾用山水之变换形容参禅的三种境界："参禅前，看山是山，看水是水；参禅时，看山不是山，看水不是水；参禅后，看山仍是山，看水仍是水。"而在我们的沙盘游戏过程中，不管是艾伦所形容的内在太极的变化，还是我们对沙盘象征及其主题的逐渐理解，都有类似的参禅体验。

辛弃疾之《青玉案》中的诗句："东风夜放花千树，更吹落，星如雨……众里寻他千百度，蓦然回首，那人却在，灯火阑珊处"曾被王国维用来形容实践成就的第三境界。王国维先生说有境界自成高格，"古今之成大事业、大学问者，必经过三种之境界：'昨夜西风凋碧树。独上高楼，望尽天涯路。’此第一境也。‘衣带渐宽终不悔，为伊消得人憔悴。’此第二境也。‘众里寻他千百度，蓦然回首，那人却在，灯火阑珊处。’此第三境也。”诗词如是，心理分析亦然。境界本身是一种超越，是对我们自身心性的感悟。

我们与艾伦也分享了宋代茶陵郁的悟道歌：“我有明珠一颗，久被尘劳封锁，今朝尘尽光生，照破山河万朵。”在心镜中看到了自己，感受到自性化的过程，也便是艾伦从求其放心开始的沙盘游戏心路历程，所获得的明心而见性与心性超越的体验。

后　记

对于“沙盘游戏”，初次接触便受其吸引。那是1995年的秋天，在瑞士苏黎世听了哈里特·弗里德曼（Harriet Friedman）的讲座，读了茹思·安曼（Ruth Ammann）的《沙盘游戏中心灵的治愈与转化：创造过程的呈现》，前往其沙盘游戏室感受了沙盘世界的真实气氛，也为此书的撰写播下了种子。

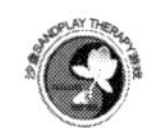

在将近10年的历程中，我们在完成国际分析心理学会对于心理分析师的要求与训练的同时，也完成了国际沙盘游戏治疗学会对于沙盘游戏分析师的要求和训练。感谢我们的沙盘游戏老师：凯·布莱德威（Kay Bradway）、哈里特·弗里德曼、劳伦·考宁汉（Lauren Cunningham）、格瑞·黑格曼（Gretchen Hegeman）和伊娃·帕蒂丝·肇嘉（Eva Pattis Zoja），我们将此书献给她们。是她们一直在引导与帮助我们对于沙盘游戏治疗的理解与实践。

我从凯·布莱德威那里开始了沙盘游戏的正式课程，那时她已经是90岁的高龄。作为国际沙盘游戏治疗学会奠基者之一的她，数十年如一日，视沙盘游戏为自己的事业，赋予其生命的意义。她的专业素养，她的敬业精神，她的善良与智慧，都注入了我们对于沙盘游戏治疗的理解。

劳伦·考宁汉帮助我完成了个人沙盘游戏的过程，格瑞·黑格曼是我沙盘游戏治疗的顾问与督导。高岚的个人沙盘游戏过程是与哈里特·弗里德曼完成的，伊娃·肇嘉是其顾问与督导。哈里特和伊娃也都指导过我的沙盘游戏个案。她们都是我们的良师益友。此外我们还要特别感谢：乔伊丝·考宁汉（Joyce Cunningham）、李茹思（Ruth Ledergerber）、莎丽·考夫曼（Sally Kauffman），她们都曾为我们的沙盘游戏学习和训练提供了最需要的帮助。瑞士苏黎世荣格研究院、美国洛杉矶荣格研究院和美国旧金山荣格研究院是我们从事沙盘游戏治疗学习与实习的地方，对于那里的老师和同学，我们都充满感谢。

我们对于沙盘游戏的理解和理论，是建立在实际的沙盘游戏体验以及专业的沙盘游戏实践基础上的。书中使用了许多真实的个案及其沙盘图片，它们帮助了我们来阐述有关沙盘游戏治疗的理论和原则，以及方法和技术，我们感谢允许我们使用其资料的来访者，包括与我们一起探索沙盘世界的学生，也正是他们帮助我们在实践中获得了对于沙盘游戏的理解。

长期以来，我们把沙盘游戏作为心理分析的方法与技术，我们的研究与工作一直受到国际分析心理学会和国际沙盘游戏治疗学会的资助与支持，在此表示特别的感谢。

申荷永
于天麓湖洗心岛
2010 年 5 月

致　谢

在本书的写作过程中，我们引用了其他学者和专业人士的部分文字和图片，在此表示诚挚的感谢！由于无法与部分权利人取得联系，为了尊重著作权，我们请这些文字和图片的著作权所有者与我们直接联系，以便寄上样书和支付稿酬。联系方式如下：

联系人：李雅萍
广东东方心理分析研究中心
华南师范大学教师新村B座2705室
邮编：510631
电话：(020) 85215270

图书在版编目（CIP）数据

沙盘游戏疗法/高岚，申荷永著. —北京：中国人民大学出版社，2011.8
（心灵花园·沙盘游戏与艺术心理治疗丛书）
ISBN 978-7-300-14004-9

Ⅰ. 沙… Ⅱ. ①高…②申… Ⅲ. ①精神疗法—研究 Ⅳ. ①R749.055

中国版本图书馆 CIP 数据核字（2011）第 139814 号

心灵花园：沙盘游戏与艺术心理治疗丛书
主编 申荷永
沙盘游戏疗法
高 岚 申荷永 著
Shapan Youxi Liaofa

出版发行	中国人民大学出版社		
社 址	北京中关村大街 31 号	**邮政编码**	100080
电 话	010－62511242（总编室）		010－62511770（质管部）
	010－82501766（邮购部）		010－62514148（门市部）
	010－62515195（发行公司）		010－62515275（盗版举报）
网 址	http://www.crup.com.cn		
经 销	新华书店		
印 刷	唐山玺诚印务有限公司		
开 本	720 mm×1000 mm 1/16	**版 次**	2012 年 1 月第 1 版
印 张	13.5 插页 1	**印 次**	2024 年 8 月第 22 次印刷
字 数	200 000	**定 价**	48.00 元